암, 의사에게 자세히 묻다

일러두기

본문에서 설명하는 장기 위치는 우리 몸이 기준임을 밝힘(해부도의 반대 반향)

본문에서는 편의상 '서울대학교병원, 부산대학교병원, 국립대학병원' 등 풀네임을 쓰는
대신 '서울대병원, 부산대병원, 국립대병원' 등으로 줄여서 사용

출처를 별도 표기하지 않은 이미지는 셔터스톡, 위키피디아 등 무료 이미지를 사용함

3분 진료로는 알 수 없는 암의 모든 것

암, 의사에게
자세히 묻다

최준석 지음

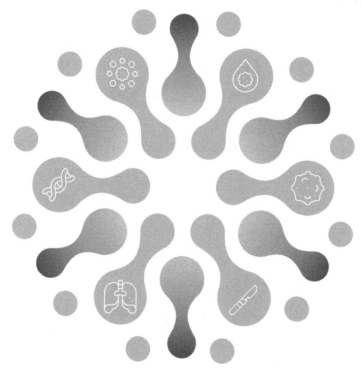

암 환자가 무척 많다. 보건복지부의 최근 발표에 따르면, 2022년에 새로 암으로 진단받은 사람은 28만 2,047명이고, 암을 앓고 있는 사람은 2023년 1월 1일 기준 258만 8,079명이니 우리나라 전체 인구의 5%나 된다. 우리나라 국민이 기대수명(남자 79.9세, 여자 85.6세)까지 생존하는 경우 남자는 5명 중 2명, 여자는 3명 중 1명이 암에 걸린다. 이제 암은 운이 나빠서 걸리는 병이 아니라 운이 좋아야 걸리지 않는 병이라고 할 수 있을 정도다.

이렇게 암이 흔하니 암에 대한 책들은 넘쳐난다. 그렇지만 암을 경험한 사람들의 자전적 에세이거나 신뢰할 수 없는 기적의 치료법을 소개하는 책들이 주를 이룬다. 암을 전공하는 의사들이 펴낸 좋은 책들도 있지만, 역시 암 환자들을 진료하며 깨달은 지혜나 말기 환자들에 대한 안타까움을 모아 펴낸 것들이 많다. 정작 암에 대해 정확하게 일반인에게 설명해주는 책은 드물다. 그러니 병원에서 제공하는 간략한 책자에 만족하지 못하는 환자들은 웹사이트를 통해 직접 찾아보는 수밖에 없다. 그러다 보면 의학적인 근거가 부족한 검증되지 않은 정보나 상업적인 목적의 거짓 정보에 현혹되는 경우가 생긴다. 안타까운 일이다.

《암, 의사에게 자세히 묻다》를 집필한 최준석 기자와의 인연은 국립대병원협회와 스마트헬스케어협회에서 함께 발간하던 보건의료 정책 월간 신문 〈더메디컬〉의 편집위원장을 맡으며 시작되었다. 저자는 〈더메디컬〉 창간 때부터 편집국장을 맡아 신문 콘텐츠 전반을 책임지는 한편, 다양한 전공 분야의 국립대병원 교수들을 취재한 인터뷰 기사들을 매달 몇 편씩 썼다. 부산, 대구, 광주는 물론 제주도까지 부지런히 다니며 진료와 연구로 바쁜 교수들을 만나 묻고 또 물어가며 완성한 인터뷰의 수준은 대단했다.

저자는 3년 가까운 기간 동안 진행한 인터뷰 내용을 바탕으로 책을 펴낸다며 추천사 작성을 부탁했고 당연히 승낙했다. 며칠 후 저자가 보내준 원고를 읽고는 기분 좋게 흥분했다. 멋진 책이었다. 10대 암의 원인, 진단, 치료에 관해 교수들과의 대담 형식으로 이야기를 이끌어 가는데, 우선 인터뷰 대상의 선정이 탁월했다. 왕성한 사회활동으로 유명한 의사보다 오랜 기간 노력하여 자신의 분야에서 최고 전문가로 인정받는 국립대병원 교수들을 정확히 골라냈다. 그러니 책 내용의 신뢰성은 저절로 확보된 셈이다. 저자의 경험들도 중간중간 짤막하게 소개해가며 독자가 지루해하지 않도록 배려했다. 특히 각 장 뒤에 나오는 암과 관련된 의학 지식 소개가 매우 인상적이었는데, 복잡한 내용에 대한 정확한 이해와 명쾌한 정리는 저자의 의학 이해 수준이 범상치 않음을 보여준다.

중앙 일간지 기자와 특파원, 시사주간지 편집장을 지낸 화려한 경력의 언론인이지만 의학에는 문외한일 저자가 어떻게 이런 수준의 책을 쓸 수 있었을지 궁금했다. 그렇지만 10년도 더 전부터 과학 공부에 빠져들어 《나는 과학책으로 세상을 다시 배웠다》,《물리열전》,《천문열전》을 펴낸 과학 전문 저술가라는 사실을 알게 된 후 저자의 내공을 이해하게 되었다. 안경 너머로 반짝이는 눈에 담긴 저자의 호기심이 최고 수준의 과학 저술가, 의학 저술가가 될 수 있었던 원동력이었을 것이라고 생각한다.

그렇지만 《암, 의사에게 자세히 묻다》는 저자 혼자 쓴 책은 아니다. 수술하랴, 진료하랴, 연구하랴, 하루 종일 숨 돌릴 틈 없이 뛰어다녀야 하는 상황에서도 시간을 내어 저자에게 설명하고 또 설명한 교수들도 함께 쓴 책이라고 생각한다. 그래서 더욱 소중한 책이다.

누가 이 책을 읽으면 좋을까? 암 환자와 가족들이 읽기에 조금 어려울 수도 있지만, 꼼꼼히 읽고 자신의 상황을 정확히 이해하면 좋겠다. 의대, 간호대 학생들이 종양학을 배우기 전에 읽는다면 공부가 쉽고 재미있어질 테다. 암을 이해해야 하는 약학, 생물학은 물론 보건학, 사회복지학을 전공하는 연구자들에게도 큰 도움이 될 듯하다. 의료 관련 창업을 계획하는 젊은이들에게도 필독서다.

이토록 멋진 책을 펴낸 최준석 저자의 성취를 진심으로 축하한다. 다음 책이 벌써 기다려진다.

임재준 서울대학교 의과대학 내과학교실 교수, 서울대병원 공공부원장

암,모르면 더 두려워한다

나와 동갑인 그는 암으로 몇 년 전 세상을 떠났다. 암에 걸렸다는 이야기를 전해 듣고 초기에 통화만 했다. 지금도 그의 음성이 귓전에 맴돈다. 그는 찾아오지 말라고 했고, 나는 환자인 그의 말을 존중한다며 병원에 가지 않았다. 통화하고 나서 6개월 후에 그는 숨졌다. 암에 걸린 그를 병문안 가지 않았던 게 후회스럽다. 지금 생각하면 생전에 찾아가지 않은 건, 암이 두려웠기 때문이다. 다시 그때로 돌아갈 수 있다면 그렇게 행동하지 않을 것이다.

나는 나를 위해 이 책을 썼다. 암에 걸린 건 아니다. 암에 걸려도 원망할 수 없는 나이에 근접한 건 사실이다. 주위에 암에 걸린 사람

투성이다. 친구가 그렇고 또래들이 그렇다. 그럼에도 나는 괜찮겠지, 하는 근거 없는 자신감을 갖고, 보호막을 치고 산다. 드라마 주인공이 잘 쓰러지지 않듯이, 내 인생극장의 주인공인 나도 잘 버틸 것이라는 '무대뽀' 심리다. 그렇다고 암이 나를 피해 가겠는가? 마음 한구석에 암에 대한 두려움이 있는 걸 부인할 수 없다. 만나면 잘 싸우거나 잘 달래거나 해야 한다.

싸움에서 상대를 모르면 불안하다. 경기장에 나가는 사람이 상대방을 미리 연구하는 건 그 때문이다. 복면을 쓴 악당이 공포심을 더 자극한다. 어두운 골목에서 누군가 뒤따라오는 듯한 발소리가 들려오면 공포가 증폭된다. 실제 모습보다 그림자에 우리는 더 겁먹는다. 이런 심리를 거꾸로 이용한 것이 소설이고 드라마다. 악당의 얼굴을 보여주지 않으면서 독자의 궁금증을 최대한 끌고 간다. 이탈리아 작가 움베르토 에코의 벽돌책 소설《장미의 이름》역시 수도원에서의 연쇄 살인 사건을 추적해가는 과정이 흥미진진해 읽는 사람이 긴장의 끈을 늦추지 못한다. 범인이 누군지 궁금해서 책을 놓지 못하다가 눈먼 장서관 호르헤 노인이 악당이라는 게 드러나면, 곧 엔딩이다. 음악 예능 프로그램〈복면가왕〉은 복면이 가진 미스터리 효과를 이용해 성공한 경우다.

암 역시 마찬가지다. 대부분 사람은 '암'이라는 말을 들으면 끔찍하다고 느낀다. 그 정체를 잘 모르기에 암에 대한 두려움부터 갖는다. 자신이 암에 걸렸을까 봐 불안해하는 사람들도 많다. 무서운 놈이기에 입에 올리려 하지 않는다. 어쩔 수 없는 상황, 즉 '누가 암에 걸렸고, 병기가 몇 기래' 하는 얘기를 들으면 병이 마치 전염되는 듯 몸서리친다. 누가 큰돈 벌었다는 얘기에는 귀가 솔깃해지고 관심을 보이는 것과는 딴판이다. 이 책 원고를 위한 취재를 시작했을 때 나역시 마찬가지였다. 1년 가까이 글쓰기에 바친 지금은, 사뭇 다르다. 차분해졌다. 복면 뒤에 가려진 암의 맨얼굴을 본 느낌이다. 암이 내 앞에 나타나면 '음~ 너구나' 하며 정면으로 바라볼 수 있을 것 같다.

이 책을 쓸 수 있었던 건, 의사들을 만나 질문할 수 있는 생업 덕분이다. 삶이란 한 치 앞을 예상할 수 없어서, 내가 대학병원에 다니며 의사를 취재하게 되리라는 것 또한 예상 밖의 일이었다. 〈더메디컬〉이라는 보건의료정책 월간 신문에서 내가 할 일 중 하나는 10개 국립대병원에 다니며 의사를 만나 그들의 진료와 연구에 관해 묻는 것이었다. 국립대병원들이 만든 신문이기에, 전국에 흩어져 있는 국립대병원들과 5개 분원(분당서울대병원 등)을 찾아갔다. 덕분에 철도를 많이 탔고, 한국철도의 VVIP 회원 대우를 받는다.

'3분 진료'는 한국 병원 진료의 극단적인 얼굴을 드러낸다. 3분 이상 의사와 얘기하기 힘들다. 한국인은 자신의 병에 대해 의사에게 충분히 묻고 들을 수 없다며 불만이 가득하다. 외래 환자가 되어 찾으면 3분 이상 보기 힘든 의사들을, 나는 매번 1시간 15분 이상 만날 수 있었다. 2년 8개월에 걸쳐 300명 가까운 의사를 만났고 특히 암에 관해서는 50여 명에게 집중적으로 물었다. 그들 대부분이 진료와 연구로 정신없는 와중에도 친절하게 답해줬다. 일부 의사들은 꼬리를 무는 나의 질문에 당황했다. 이렇게까지 깊이 있게 묻느냐며, 글을 읽는 독자가 누구냐고 내게 물었다. 일반인에게 전달하려는 수준이 아니라고 생각한 듯하다. 나처럼 꼬치꼬치 묻는 기자가 없었나 보다.

의사라는 직업이 얼마나 극한의 직업인지 그들을 만나면서 깨달았다. 내가 만난 많은 외과 의사는 수술을 몇 시간 하고 수술장에서 바로 달려 나왔다. 수술 모자를 쓰고 얼굴에 땀범벅인 모습일 때도 있었다. 때로는 '수술이 늦어지고 있다. 30분 더 기다려 달라', '1시간 더 기다려 달라'는 사람도 있었다. 또한 지난 24시간 동안 당직 근무를 하느라, 제대로 쉬지 못한 채 응급실에서 나를 맞이한 사람도 있었다. 그런 일이 그들에게는 그다지 예외적인 경우가 아니었다. 일상 다반사였다. 외래 환자를 보고, 입원해 있는 환자를 챙기고, 중환자실 환자를 살펴보고, 또 자신의 방에 와서는 소속 학회 일도 챙겨야 하고, 연구를 위해 논문을 읽는다. 연구를 해야 의사도 직업인으로 버틸 수 있는 세상이다. "돈 많이 벌잖아요"라며 내 말에 동의하지 못하겠다고 말하는 사람도 있을지 모르겠다. 그들이 돈을 많이 버는 건 사실이다. 하지만 열심히 번 돈을 쓸 시간이 있나 모르겠다. 배우자 좋은 일 시킨다는 말이 그래서 나왔을 거다. 기자라는 내 직업도 극한의 직업이지만, 의사란 직업이 더하면 더했지 결코 덜하지 않다.

이 책에서 '10대 암'은 한국인이 많이 걸리는 10가지 암을 말한다. 국가암정보센터 사이트에 나와 있는 10대 암이 나의 취재 기준이 되었다. 우선 발병자와 사망자가 많은 폐암부터 취재했다. 서울대병원 폐암진료센터장을 찾아가 폐암 진료의 최전선을 물었다. 이어 대장암, 위암, 유방암 순으로 취재했으며, 전립선암, 간암 등에 관해 의사들을 찾아가 질문했다. 암은 다학제 진료라는 걸 한다. 한 진료과 소속 의사가 혼자서 환자를 다 챙기는 게 아니고, 여러 과에 있는 의사들이 협력해서 치료한다. 내과, 외과, 종양내과, 방사선종양학과 등이 같이 진료한다. 특정 환자를 위한 최선의 치료책을 찾아내기 위해서다. 그렇기에 나는 한 가지 종양 치료의 여러 측면을 이해하기 위해 몇 명의 의사를 만나야 했다. 내과 의사가 환자를 진단하고, 수술은 외과 의사가 한다. 종양내과 의사는 항암제 등 약을 써서 치료하고, 방사선종양학과 의사는 방사선을 쪼여 암 덩어리를 죽인다.

3년 가까이 시간이 지나면서 한국인 10대 암 관련 취재는 끝났고, 만난 암 치료 의사 수는 50명이 훨씬 넘는다. 이 책에 등장하는 사람만 해도 30명이 넘는다. 의대 교수들을 만날수록 암에 대한 이해가 깊어졌고, 이후 의학 교과서와 관련 논문을 찾아 읽으며 그동안 궁금했던 점들에 대한 답을 발견할 수 있었다. 과학 기사를 십 년 넘게 써오고 과학책도 쓰긴 했지만 비의료인인 내가 의학 논문을 읽을 수 있었던 것은 달라진 세상 덕분이다. AI(인공지능)의 도움이 있었기에 논문을 직접 읽을 수 있었고, 챗GPT를 활용해 자료를 찾거나 질문거리를 추리는 것이 가능했다. 이를 통해 내가 배운 값진 지식을 다른 이와 공유하고 싶어 책을 쓰게 되었다. 의사가 아니기에, 환자인 일반인의 입장에서 궁금한 점을 끄집어낼 수 있었다.

출근길에 서울 163번 버스는 서울 신촌 세브란스병원 앞을 지났다. '연세암병원'이라고 이름 붙은 대형 건물이 우뚝 서 있다. 암 병원을 대형병원들이 앞다퉈 지은 게 1990년대부터다. 1970년대까지는 결핵이 한국인 사망 원인 1위였으나, 박정희 시대 이후에는 암이 결핵을 대신했다. 1980년대 대형병원들은 암 치료에서 새로운 시장을 발견했고, 이후 암 환자를 유치하기 위해 경쟁을 벌이고 있다. 요즘은 중입자치료센터 건립 경쟁이 치열하다. 연세대학교 세브란스병원이 수천 억대의 중입자치료기를 도입했고, 서울대병원도 부산 기장에 중입자치료센터를 2027년까지 오픈할 예정이다.

암을 정복할 수 있다는 자신감을 의사들은 포기한 적이 없다. 일반인들도 새로운 항암치료제가 나왔다는 뉴스를 접할 때면 '암이 정복되는 건가' 하며 매번 큰 관심을 보였다. 어제오늘 얘기가 아니고, 100년 전 한국인도 그랬다. 1920년대 〈동아일보〉 기사를 찾아볼 일이 있었는데, 일제 강점기 한국인들이 암 정복에 대한 높은 기대감을 가졌음을 기사들에서 쉽게 확인할 수 있었다. 최근에는 '암은 만성질환'이라는 말이 크게 주목받았다. 미국 MD앤더슨암센터의 한국인 종양학자가 "미국 환자들은 암을 고혈압, 당뇨와 같은 만성질환이라고 생각한다. 암을 대할 때 대수롭지 않게 생각하는 특징이 있다"라며 "한국인은 마치 자기만 암에 걸리고, 또 암에 걸리면 사형선고를 받은 것처럼 느낀다"라고 말했다.[1]

그는 이어 "미국 사람들은 멀쩡한데 한국인은 치료를 시작하고 나서 한 달이 지나면 다 죽어간다. (그러면 안 되고) 이 병과 싸워서 이기겠다는 각오가 있어야 한다”라고 말했다. 그의 말이 옳다고 생각한다. 그의 말대로 많은 암이 만성질환에 가까워졌다. 췌장암을 제외하면 폐암, 위암, 간암, 유방암, 전립선암 등은 관리하면서 사는 만성질환으로 볼 수 있다. 잘 알려진 것처럼 암은 조기에 발견해야 치료 가능성이 올라가므로, 정기 검진을 하고 의사들의 권고에 귀 기울이고 따라야 한다.

암 정복을 향한 인류의 역사에서 가장 유명한 이정표 중 하나는 1971년 미국 닉슨 행정부가 선언한 ‘암과의 전쟁’이었다. 닉슨 행정부는 어마어마한 돈을 써서, 암과의 싸움에서 승리하고자 했다. 제2차 세계대전에서 승리한 자신감을 바탕으로, 인류를 가장 위협하는 질병과 맞붙어 이기려 했다. 성과는 대단하지 않았다. 당시에는 암의 정체도 잘 모르고 있었다. 암은 유전자 질환이라는, 지금은 누구나 알고 있는 지식이 당시에는 보편적이지 않았다. 암이 주로 바이러스 감염으로 일어나는 질환이라고 잘못 알고 있었다. 이로부터 50년 하고도 한참이 지났다. 그때와 지금은 차원이 다르다. 인류는 암을 공략하기 위해 많은 도구와 무기를 비축하고 있다.

수술 치료도 개복 수술을 지나 복강경 수술로, 또 요즘은 로봇 수술이 수술의 표준으로 급속도로 자리 잡고 있다. 의사가 수술대에 누운 환자를 내려다보면서 수술하지 않고, 수술방 저편에 있는 콘솔 박스에 혼자 앉아 컴퓨터 게임을 하듯 조이스틱을 움직여 수술한다. 수술할 때 몸을 절개하는 크기가 줄어들었고, 수술이 매우 정교해졌다. 회복도 빠르다. 항암제 개발에서는 대단히 놀라운 혁신들이 착착 진행되고 있다. 보통 항암치료 하면 부작용으로 악명 높은 세포독성항암제 말고도, 새로운 개념의 항암제가 등장했다. 종양내과 의사들은 표적치료제, 면역항암제와 같은 신약들로 자신들의 무기고를 가득 채워가고 있다. 대사항암제라는 차세대 항암제도 개발이 한창이고, mRNA로 만든 암백신의 등장은 초읽기에 들어갔다. 표적치료제의 경우 처음 항암치료를 시작할 때 쓰는 1세대 치료제가 약발을 다 하면 그다음에 투입할 2세대, 그리고 3세대 치료제들이 창고에 들어 있다. 또한 AI는 항암치료를 바꿀 새로운 혁신으로 큰 기대를 받고 있다. 알파폴드와 같은 AI는 신약 개발의 문법을 바꾸고 있다. 새로운 약물을 발견하고, 빨리 개발해낼 기술로 주목받고 있다.

진료와 치료 알고리듬이라는 게 있다. 알고리듬은 컴퓨터과학자들이 사용하는 줄 알았는데, 의사들도 알고리듬을 만들고 있었다. 진료와 치료 알고리듬은 달리 말하면 진료 매뉴얼, 즉 진료 가이드라인이다. 많은 종양 학회가 진료 가이드라인을 개발해놓았다. 환자가 어떤 증상으로 왔을 때 CT를 찍어야 하는지, 어떤 때 MRI를 촬영해야 하는지를 명시하고 있다. 또 어떤 환자의 경우에는 특정 치료를 해야 한다고 순서를 정해놓았다. 이처럼 진료 가이드라인은 의사들에게 알고리듬에 따라 진단하고 치료하도록 권고한다. 현대 의학이 이렇게 체계화되어 있나 해서 놀랐다. 특정 질병에 대해 광범위한 지식과 깊은 이해가 없으면 할 수 없는 작업이다.

이 책은 폐암, 대장암, 위암, 간암, 전립선암, 유방암, 부인암, 췌담도암, 혈액암, 갑상선암 등 한국인이 흔히 걸리는 10대 암에 대해 취재한 내용을 담았다. 나는 서울대병원, 부산대병원 등 국립대병원에서 종양 치료를 하는 의사들을 만나 각자가 치료하는 종양 치료의 최전선과 그들의 분투를 담았다. 일반인을 위한 종양 관련 책으로 이 정도 깊이와 폭으로 설명한 책은 없을 거라고 자부한다.

암 환자와 가족은 물론이고, 특히 암을 막연히 두려워하는 나와 같은 보통 사람을 위해 이 책을 썼다. 우리는 실감하지 못하고 있지만, 암 쓰나미가 몰려오고 있다. 한국은 2024년 말 초고령사회에 접어들었고, 초고령사회의 특징 중 하나가 암의 만연이다. 암은 노인병이다. 그뿐만 아니라 한국의 30, 40대도 암의 위협에 노출되어 있다. 특히 비만이 암 발병으로 이어지는 사례가 많다. 30대 한국인 남자의 절반 이상이 비만이다. 이 같은 배경에서 한국 사회를 덮치고 있는 암 쓰나미를 피하려면 암의 얼굴을 정면으로 대면할 필요가 있다.

암이라고 다 똑같은 암이 아니다. 환자 개개인의 상태와 증상은 다양하며, 의학 기술의 발전으로 정밀 의료와 표적치료제가 개발되어 각 환자에게 맞는 맞춤형 치료가 가능해졌다. 암에 대해 아무런 지식 없이 의사의 진단을 수동적으로 따르기보다는, 암의 특성과 치료법을 이해함으로써 희망을 갖고 치료 결정 과정에 능동적으로 참여할 수 있다. 그것이 이 책을 읽는 이유다.

이제 암과의 싸움이 벌어지고 있는 종양학의 최전선으로 떠나자.

의학자들이 어떻게 분투하고 있는지 확인할 수 있을 것이다. 우리를 먹이 삼아 끝없이 제 배를 채우려 하는 이기적인 존재가 암세포다. 암의 얼굴을 당신도 정면으로 바라볼 수 있기를 바란다. 우리 함께 암의 복면을 벗겨보자.

2025년 1월

최 준 석

1장

폐암
흡연 인구는 줄어드는데
왜 환자 수는 여전할까?

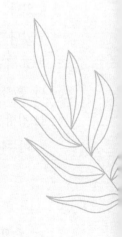

　　　　　1990년대 중반의 일이다. 다른 신문사에 다니
는 선배 기자가 있었다. 감기가 잘 낫지 않고 오래 갔다. 동네 병원에
다녀왔는데도 감기가 가라앉지 않아 다른 병원을 찾았다. 그곳에서
큰 병원에 가보라는 얘기를 들었고, 대학병원에 갔다가 폐암 진단을
받았다. 수술을 받을 수 없을 정도로 악화됐다고, 말기라는 선고를
받았다. 전혀 준비가 안 된 상태에서 '사망 선고'를 받은 그는 충격을
받고 극단적인 선택을 했다. 자신의 승용차를 몰고 저수지로 들어갔
다. 혼자도 아니고 부인과 함께 생을 마감했다. 그가 일하던 신문에
는 지병으로 숨졌다고 사망 기사가 나왔다.

　　이 때문인지 폐암은 예고 없이 찾아오는 무서운 질환으로 내 기

억 속에 남아 있다. 시간이 꽤 지난 지금은 어떨까? 폐암 취재를 하려고 자료를 미리 찾아보니, 암 중에서 사망률 최상위이다. 여전하구나 싶어 한숨이 나왔다. 그런데 의사들을 찾아가 보니, 자료로 접한 것과 현장 분위기가 완전히 달랐다. 내가 만난 현장의 의사들은 자신감에 차 있었다. 김영태 서울대병원 폐암센터장(현 병원장)은 "폐암과의 전쟁은 거의 전면전 양상이다. 그리고 그 싸움에서 의료진이 우위를 점하기 시작했다"고 말했다. 그 말을 들으니 춤이라도 추고 싶다.

오늘날 의학계는 폐암을 극복하기 위한 눈부신 발전을 이루고 있다. 과거에는 사형 선고나 다름없던 폐암이 이제는 새로운 치료제의 발견으로 생존율을 높이고, 심지어 4기에서도 희망을 찾을 수 있는 질환이 되었다. 그럼에도 여전히 어떤 부분이 숙제로 남아 있는지 차근차근 살펴보자.

담배를 피우면 수십 년 후, 청구서가 날아온다

폐암, 담배와 관련해 서울대병원 박영식 교수(호흡기내과)가 한 재치 있는 말이 있다. "폐암 위험 요인 10가지를 말하자면, 첫 번째는 흡연이다. 두 번째도 흡연이고 세 번째도 흡연이다. 그렇게 해서 일곱 번째까지가 흡연이다. 여덟 번째 요인은 간접흡연이다. 이 말은 직접흡연과 간접흡연이 폐암 요인의 80% 이상을 차지한다는 의미이다."[1]

나도 한때 담배를 피웠다. 많이 피우지는 않았으나, 삶이 내게 친절하지 않을 때 늦은 밤 아파트 복도에 나가서 피웠다. 이번 세기 들어와서는 한 대도 안 피운 것 같다. 그러니 흡연 욕구를 잊을 만한 시간이 경과했을 법도 한데, 그렇지 않다. 꿈에서 나는 가끔 담배를 피운다. 그러다 '안 돼!' 하면서 꿈속에서 화들짝 놀란다. 담배는 몹쓸 유혹이다. 손아귀에 한 번 쥐면 사람을 놓아주지 않는다. 니코틴 탐닉의 대가는 혹독하다. 담배를 피우고 수십 년이 지나면 저승사자가 '수금'하러 온다. 흡연의 즐거움을 얻은 대가로 목숨을 내놓으라고 손을 내민다.

한국인의 흡연율(19세 이상)은 2023년 현재 19.6%다.[2] 다행히도 계속 떨어지고 있다. 2020년까지 20%대를 유지하다가, 2021년에 처음으로 10%대로 떨어졌다. 청소년 흡연율도 내려가고 있다. 올라가는 줄 알았으나, 통계를 찾아보니 그렇지 않다. 남자 청소년의 흡연율은 2015년 11.9%였으나, 2022년에는 6.2%다. 흡연율이 줄어들고 있으니, 일정한 시기를 두고 폐암 발병률도 떨어질 것이다.

현재 한국인은 폐암 전쟁터에서 가장 많이 희생되고 있다. 발병과 사망 피해가 암 중에서 1위를 오르락내리락한다. 달리 말하면, 우리는 폐암과의 싸움에서 계속 밀려왔다. 폐암과 싸우다 얼마나 많이 쓰러지고 있는지는, 통계에 다 나와 있다. 국가암정보센터 통계를 보면, 2023년에 폐암 사망자는 1만 8,646명이다. 가장 최근 통계인 2021년 자료를 보면 폐암 발생자는 3만 1,616명이다. 발생자가 갑상선암, 대장암에 이어 많다.

주요 암 발병자 수와 사망자 수

(단위: 명)

	폐암	대장암	위암
발병자 수(2021년 통계)	31,616명	32,751명	29,361명
사망자 수(2023년 통계)	18,646명	9,348명	7,229명

ⓒ 국가암정보센터

암에 걸려도 순한 암이라면 오래 살 수 있다. 하지만 폐암은 그렇지 않다. 발병자 수가 많은 갑상선암, 대장암, 위암에 비교할 수 없을 정도로 치명률이 높다. 예를 들어 발병자 수는 대장암과 엇비슷하나 사망자는 두 배 많다. 한국만 그런 건 아니다. 다른 나라도 비슷하다. 미국의 폐암 사망률이 대장암, 유방암, 췌장암 사망률을 합한 것보다 높다. 폐암을 진단받으면 환자 절반은 1년 안에 사망하고, 5년 생존율은 17.8%다.[3] 다만 한국과 다른 게 있다. 미국은 사망률이 꼭지를 찍고 내려가고 있다. 미국 남자의 폐암 사망률은 1980년대 중반이 정점이었다.[4] 반면, 한국은 계속 올라가고 있다. 아직까지는 과거 흡연 이력의 청구서를 받고 있는 셈이다.

폐에 혹이 있다고
다 수술하는 건 아니다

내가 폐암에 관해 자세히 묻기 위해 찾아간 의사는 서울대병원

흉부외과 김영태 교수다. 당시 그는 서울대병원 폐암센터장이었고, 대한폐암학회 이사장으로도 일했으며, 이후 서울대병원장이 되었다. 김영태 교수는 흉부외과에서 '심장'이 아니라 '폐'를 택한 이유에 대해 "종양학이 흥미로웠다. 암을 포기하고 싶지 않았다"라고 말했다. 암이 이 시대 의사에게 최고의 도전 과제라는 뜻으로 들렸다. 그에게 폐암과의 싸움이 벌어지고 있는 최전선 풍경을 물었다. 김영태 교수는 차분한 목소리로 "초기 폐암부터 진행성 폐암까지 모든 병기에 걸쳐 치료법이 빠른 속도로 발전하고 있다. 매우 고무적이다"라고 말했다. 그의 말을 듣는 내 입에서 "와~ 그래요?" 하는 감탄사가 나왔다. 사망률 1, 2위인 폐암을 극복하려는 인류의 노력이 여기까지 왔다면, 암과의 싸움에서 인류는 굉장한 성취를 올리고 있을 것 같다. 그런 걸 왜 모르고 있었나, 싶기도 하다.

사람들은 폐암을 두려워한다. 김영태 교수에 따르면, 폐암 여부를 확인하기 위해 많은 사람이 저선량 CTlow-dose CT를 찍는다. 저선량 CT는 방사선 노출이 적은 CT다. 담배를 피운 적이 없는 사람도 찍는다. 그러고는 폐에서 결절, 즉 혹이 발견됐다며 서울대병원에 많이 찾아온다. 김 교수는 "하지만 폐에 혹이 있다고 모두 수술하지는 않는다. 의료진이 보고 필요한 경우에만 한다"라고 말했다. 그 역시 폐에 결절이 있지만, 크기가 작아 별로 신경 쓰지 않는다.

나이가 60을 넘어가면 폐 CT를 찍어봐야 하는 게 아닐까 싶다. 이 말을 듣고 김영태 교수는 "저선량 CT를 찍으면 결절이 나오는데 대부분 별 거 아니다. 별 거 아닌데 놀라서들 오신다"라고 말했다. 사람들이 정기적으로 방문하는 건강검진센터는 조금이라도 이상이 있어 보이면 잡아낸다. 그것이 건강검진의 목표다. 치료하는 의사들은 그중에서 진짜 문제가 될 만한 것을 선별한다. 김 교수는 "건강검진에서 나온 결과와, 치료해야 할 결절과의 사이에는 굉장히 큰 간극이 있다. 환자들이 걱정을 많이 하며 오는데, 치료하는 의료진을 믿고 따르기만 하면 된다"라고 말했다. 그는 "요즘에는 폐 결절을 비교적 쉽게 발견하고, 그러면 다 죽는 줄 알고 걱정하면서 찾아온다. 그걸 보고 '소설'을 쓰는 분들도 있다"라며 웃었다. 나도 따라 웃었다.

2년에 한 번 정도 폐 CT를 찍으면 되는 것인가? "그럴 필요도 없다. 담배를 피운 사람은 찍어야 하겠지만 그렇지 않은 사람의 경우, 가족력이 있다든지 혹은 자기가 너무 불안하다면 한두 번 찍는 건 괜찮다. 일정 기간마다 계속 찍을 필요도 없다. 건강검진센터에서 과하지 않게, 한두 번 찍는 건 나쁘지 않다. 일단 찍어보고 한참 있다가 찍으면 된다."

엑스선이나 CT 촬영 결과에서 무언가가 보인다고 해서 폐암인 것은 아니다. 검사 과정에서 담배를 피운 흡연력과 가족력 등 여러 가지를 묻는다. 암이 의심되면 몸 밖에서 바늘로 폐를 바로 찔러 조직을 얻거나, 기관지 내시경으로 조직검사를 한다. 그 결과 암세포가 나오면 폐암을 확진한다. 그렇지 않으면 임상적으로 진단한다. 증상이 거의 없는데 결절이 있고, 생긴 게 삐죽삐죽해서 폐암같이 생겼을 경우 영상의학과에서 폐암인지 아닌지를 진단한다. 핵의학과에서 PET(양전자방출 단층 촬영)영상을 찍을 수도 있다. 그 결과 흉부외과에 수술을 바로 의뢰할 수 있고, 결절이 없어지는지를 좀 더 지켜볼 수도 있다. 김영태 교수는 "염증이라면 없어진다. 없어지지 않고 조금씩 자라는 경우는 수술해야 한다. 또는 원래 크기가 커서 기다릴 여유가 없을 것 같다면 수술을 한다"라고 말했다.

모든 암은 수술해야
살 수 있다

암은 진행에 따라 흔히 1, 2, 3, 4기 병기로 구분해서 얘기한다. 구체적인 구분은 TNM 분류 방식에 따른다. TNM의 T(tumor, '종양'이라는 뜻)는 종양 크기와 주변 조직 침범 여부를 가리킨다. N(node, '림프절'이라는 뜻)은 림프절로 암이 전이했는지 여부를 따지며, M(metastasis, '전이'라는 뜻)은 암이 다른 장기로 전이됐는지를 기준으로 한다. 종양 덩어리의 크기에 따라 T1~T4로 T를 나누고, T1도 세부 분류할 수 있다. T, N, M 세 요소를 종합해서 폐암을 1~4기라고 진단한다. 1기도 세분화되어 있어, 1A1, 1A2, 1A3, 1B로 분류한다. 이때 예를 들어 1A3은 '종양 크기가 직경 2~3cm 이하이면서 림프절 전이가 없는 경우'다. 1A2는 '종양 크기가 직경 1~2cm 이하이면서 림프절 전이가 없는 경우'다.[5] 종양에 대한 TNM 분류법은 1940~1950년대 미국에서 처음 개발되었고, 폐암의 경우 2017년 8차 개정까지 업데이트했다. 김영태 교수는 폐암 병기를 정하는 국제

폐암학회 이사다.

폐암은 초기에 해당하는 1, 2기 환자가 수술 대상이다. 모든 암은 수술해야 살 수 있다. 수술은 필요조건이지 충분조건은 아니다. 수술했다고 시름을 내려놓을 수 없다. 그는 "폐 수술이 다른 수술에 비해 많이 위험하다. 안전해지긴 했으나 여전히 위험도가 높다. 신중하게 접근해야 한다"라고 말했다.

폐암 병기가 1B기부터 2기인 환자는 지체 없이 수술한다. 김 교수에 따르면, 정부는 폐암 진단 30일 이내에 수술하라고 권하고 있다. 1B기는 종양 크기가 3~4cm 이하이면서 림프절 전이가 없는 경우다. 이때는 흉부외과에서 제거 수술을 받거나 방사선종양학과에서 방사선 치료를 해야 한다. 그는 "적군, 즉 암세포가 한 군데만 모여 있는 경우다"라고 1기를 표현했다. 1기에서도 종양 크기가 1cm보다 작은, 즉 1A기면 조금 기다려도 괜찮다, 김영태 교수는 환자에게 해외여행 계획이 있다면 충분히 즐기고 온 후에 수술해도 된다고 말한다.

폐암 2기는 예를 들어 암세포, 즉 '적군이 서울대병원에 모여 있는데, 병원 담 밖의 '혜화동 로타리'에서 검문해보니 거기에도 적군이 일부 발견된 상황'을 말한다. 즉 폐 안쪽에 있는 림프절에서 암세포가 발견되면 2기다. 그리고 기관지 근처에 있는 종격동이라는 공간의 림프절에서도 암세포가 보이면 3A기에 해당한다. 서울대병원에서 출발한 암세포가 밖으로 나가 혜화동 로터리를 지나, 더 멀리 떨어진 서울역 근처까지 진출해간 거라고 볼 수 있다. 종격동이 폐

바로 밖이니, '서울대병원'에서 보면 '서울역'쯤으로 간주할 수 있다는 설명이다.

또 3B기라면 다른 장기로 전이되지는 않았으나 암 덩어리가 크고, 암이 처음에 발생한 폐 말고 다른 쪽 폐에 있는 림프절로 번져간 경우다. 이 경우는 암세포가 '한강'을 넘어간 거라고 생각하면 된다. 김영태 교수는 "그런 경우에는 의사 눈에 안 보여서 그렇지, 폐암이 전신에 퍼져 있는 경우가 많다"라고 말했다. 4기는 서울대병원에서 시작한 암세포가 대전, 부산까지 간 경우다. 온몸으로, 전국으로 퍼졌다. 폐암 3B기나 4기는 수술만으로는 완전히 제거할 수 없고, 몸 전체에 퍼져 있어 항암화학요법이나 방사선 치료를 받아야 한다.

폐엽 절제술이 '가치치기'라면, 분절 절제술은 '잔가지 치기'다

폐는 오른쪽 폐와 왼쪽 폐가 한 쌍을 이루며, 두 구조가 서로 다르다. 오른쪽 폐는 크게 세 덩어리다. 3개의 가지, 즉 폐엽들로 구성되어 있고, 각각의 폐엽을 상엽, 중엽, 하엽이라고 한다. 왼쪽 폐는 폐엽이 2개다. 상엽과 하엽으로 되어 있고, 중엽은 없다. 오른쪽 폐가 왼쪽 폐보다 10% 정도 크고 무겁다. 심장이 가슴 가운데 있는 게 아니라, 약간 왼편으로 치우쳐 있어 왼쪽 폐의 공간을 차지하기 때문이다.

과거에는 폐 수술할 때 암이 발생한 한쪽 폐를 모두 제거했다. 요즘은 문제가 된 폐엽만 제거하는 폐엽 절제술이 폐암의 표준 치료법이다. 암세포가 있는 부분을 '엽' 단위로 떼어낸다. 오른쪽 폐에는 3개 엽이 있으니, 오른쪽 폐암을 수술하면 전체의 3분의 1을 잘라내는 것이다. 왼쪽 폐에 암이 생기면, 왼쪽 폐는 2개의 '엽'으로 이루어져 있으므로 2분의 1을 떼어낸다. 그 과정에서 '림프절'도 다 긁어낸다. 림프절은 림프관 중간 곳곳에 있는 혹 모양의 주머니이며, 면역 작용을 하는 림프구(T세포, B세포)를 만들어낸다. 림프관은 피 외의 체액이 이동하는 통로로, 체내의 하수 시스템이라고도 부른다. 의사들은 림프관을 통해 암세포가 퍼져 나갔는지를 보기 위해 림프절을 다 긁어낸다.

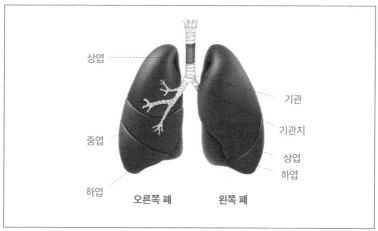

〔그림 1-1〕 사람의 폐 구조. 오른쪽 폐(그림에서는 왼쪽)는 3개 '엽'이, 왼쪽 폐는 2개 '엽'이 있다. 폐에 암이 생기면 가능하면 병변이 있는 '엽'을 잘라내는 폐엽 절제술을 한다.

폐 CT 촬영이 늘어나면서 작은 결절들이 많이 발견된다. 이에 따라 아주 작은 결절, 즉 병변에 대해 '분절 절제술'을 시도하는 연구가 진행된 적도 있다. 오른쪽 폐는 3개 엽이 있는데, 엽 하나하나는 다시 여러 개 분절로 나뉜다. 폐엽을 잘라내는 게 '폐엽 절제술'이고, 폐엽보다 작은 '폐엽 속의 엽'을 잘라내는 게 '분절 절제술'이다. 김영태 교수는 "폐엽 절제술이 '가지치기'라면, 분절 절제술은 '잔가지 치기', 그리고 더 작은 결절에서 하는 수술인 쐐기 절제술은 '이파리 치기'라고 보면 된다"라고 말했다. 그의 설명 능력이 돋보인다.

폐암 치료는
다학제 접근이 필요하다

통증을 줄이는 쪽으로도 폐 수술법이 개선되었다. 김영태 교수에 따르면, 폐 수술을 진행하려면 갈비뼈 사이를 칼로 절제해야 한다. 다섯 번째 갈비뼈와 여섯 번째 갈비뼈 사이를 길게 절개하는데 무척 아프다. 갈비뼈 밑으로 신경(늑간신경)이 지나가기 때문이다. 늑간신경이 자극받거나 손상을 입으면 수술한 후에 통증이 크다. 또 수술 도구를 집어넣기 위해 갈비뼈 사이를 벌리면 대단히 아프다. "마취해도 아픈 것이냐"라고 묻자, 김영태 교수는 "마취하고 있으면 모르지만 나중에 아프다. 애 낳은 여자분은 아는데, 출산 때 골반뼈가 벌어진다. 그래서 아프다. 갈비뼈가 벌어지는 것도 그와 마찬가지다"

라고 설명했다.

김영태 교수는 "덜 아프게 하려고 갈비뼈를 부러뜨리기도 한다"라고 말했다. 그 말을 들으니 소름이 끼친다. 피도 많이 난다고 한다. 요즘은 내시경 수술인 '비디오 흉강경 수술'을 한다. 구멍을 뚫고 카메라를 그곳으로 넣어 젓가락 같은 도구를 사용해 수술한다. 김영태 교수는 "오늘도 3기 환자 한 명을 내시경으로 수술했다"라며 "비디오 흉강경 수술 기술이 발전해서 서울대병원 폐암센터도 수술의 거의 90%를 이 방법으로 한다. 의학용어로는 '최소 침습 수술'이라고 한다"라고 말했다. 최소 침습 수술은 가슴을 크게 열지 않고 작은 구멍을 내서 수술하는 것이다. 환자의 통증이 훨씬 덜하며, 퇴원도 하루 정도 앞당겨진다. 최근에는 로봇 수술을 하기도 한다. 비용이 비싸기는 하다. 구멍을 내서 몸 안에 로봇 팔을 집어넣고, 의사가 밖에서 손을 움직이면 안에 있는 로봇 팔이 움직인다. 이렇게 하는 게 의사로서는 좀 편하다. 로봇 수술은 아직 비용이 문제이고, 수술을 위해 로봇을 설치하는 데 시간이 걸리는 게 단점이다.

2기, 3기 환자는 수술이 잘 되더라도 암 재발률이 30~60%다. 김영태 교수는 앞에서 폐암 1기면 폐암이 원래 암이 생긴 서울대병원에 있는 것이고, 2기면 서울대병원 밖의 혜화동 로터리까지 나간 것이고, 3A기면 멀리 서울역까지 진출한 거라고 비유적으로 표현했다. 김영태 교수는 그 비유를 다시 언급하면서 "혜화동 로터리나, 서울역까지 갔으면 그중에 택시 타고 부산까지 간 애들도 있다고 생각해야 한다"라고 말했다. 그는 이어 "그런 경우에는 화생방전 부대를 동원해 화생방전을 벌여야 한다. 이를 수술 후 치료라고 한다"면서 "수술 후 치료, 이게 별로 효용이 없었다. 100명이면 그중에서 5명 정도를 더 살린다"라고 말했다. 효과가 있을 확률이 낮으나 행운을 기대하며 많은 사람이 힘든 항암치료를 받았다.

또 한 가지는 수술 전 항암치료다. 김영태 교수는 "폐암이 서울대병원에서 시작해 한강, 서울역, 용산역까지 간 3A기 환자는 수술 전에 방사선 치료나 항암치료를 먼저 한다"면서 "미군이 (월남전에서) 싸우듯이 보병이 바로 안 가고 화생방 독가스를 뿌린 다음에 들어가는 거다"라고 말했다. 그렇게까지 했는데도 환자의 5~10%밖에 살리지 못한다. 그는 "요즘에는 표적치료라는 게 있다. 유전자 변이가 있으면 그에 맞는 약을 쓰는 거다. 또 면역치료가 있다"라며 "면역치료는 나쁜 놈들(암세포)이 경찰(면역세포)하고 결탁하는 것을 막기 위해 단속하는 것이다. 사는 데는 어디나 똑같다"라고 얘기했다(표적치료제와 면역항암제 이야기는 '폐암 편' 뒤에 나오는 이기형 충북대병원 교수로부터 자세히 듣도록 한다).

김영태 교수는 "폐암 치료는 복잡하다. 흉부외과 의사 혼자 판단할 질병이 아니다. 다학제적 접근이 필요하다"라며 다음과 같이 말을 보탰다. "호흡기내과, 종양내과, 흉부외과, 방사선종양학과, 영상의학과, 핵의학과가 모여서 진료해야 한다. 한 환자에 대해 치료의 첫 단추부터 작전 지도를 같이 짜야 할 시기가 되었다. 옛날에는 '초기 환자는 외과에서 해야지, 말기 환자는 종양내과가 해야지', 이런식이었다. 지금은 그게 아니다. 육해공군이 다 모여 작전을 처음부터 짜야 한다."

폐암 치료를 위한 다학제적 접근을 위해 서울대병원에는 폐를 진료하는 의사들 모임 '서풍회'가 있다. '서'울대병원과, '풍'선(폐)에서 한 자씩 떼어내어 이름을 지었다. 환자의 건강이 개선되기를 바라는 마음으로 폐와 관련된 최신 치료법 등 다양한 의견을 나누고 있어 모임이 활발하다. 김 교수는 "다른 병원의 경우 수술하는 흉부외과와 방사선 치료로 폐암을 치료하는 방사선종양외과가 서로 견제하는 경우가 있다. 서울대병원은 아무런 문제가 없다"고 말했다.

기관지보다는 허파꽈리 끝에 생기는 암이 많다

폐암에 대해 묻기 위해 찾은 호흡기내과 전문의는 김영철 화순전남대병원 교수다. 화순전남대병원은 암 전문병원이다. 광주 남구에 있는 전남대병원 본원 앞에서 택시를 타고 왼편으로 무등산을 바라보다 보면 20분쯤 지나 화순전남대병원에 도착한다. 화순전남대병원은 건물이 크고 시설이 잘 되어 있다. 광역시가 아닌 지역에 이렇게 좋은 시설을 갖춘 대학병원이 있나 싶다. 미국 시사주간지 〈뉴스위크 Newsweek〉는 '임상분야별 세계 최고 병원'을 평가해 순위를 매년 발표하는데, 화순전남대병원은 '종양학' 부문 평가에서 성적이 아주 좋다. 서울에 있는 빅5 병원 뺨친다. 내가 만난 이곳 의사들 대부분이 탁월했고 친절했다.

김영철 교수는 대한폐암학회 이사장(2021~2022)으로 일했다. 대한폐암학회에 전화해서 물어보니, 2023년 11월 현재 정회원이 1,287명이다. 큰 학회다. 호흡기내과에도 여러 진료 분야가 있는데, 그는 전남대병원 최초로 호흡기내과에서 세부 전공으로 폐암을 공부했다. 김영철 교수가 폐암을 세부 전공으로 택한 건 선배 교수들 권유가 있어서다. 당시 만성 폐질환, 기관지 천식을 주로 진료하던 선배들은 젊은 후배는 폐암을 담당해야 한다고 생각했다. 당시에는 폐암 환자가 많지 않았으나, 폐암이 점차 증가하는 추세였다. 선배들의 독려로 그는 박사학위 연구 주제를 폐암으로 정했다.

폐암은 세포 크기와 형태를 기준으로 비非소세포폐암과 소세포폐암으로 나뉜다. 비소세포폐암non-small cell lung cancer은 '소세포폐암이 아니다'라는 뜻이고, 소세포폐암보다 암세포가 크다. 비소세포폐암이 전체 폐암의 85%쯤 된다. 비소세포폐암은 또다시 선암Adenocarcinoma, 편평상피세포암Squamous Cell Carcinoma, 대세포암Large Cell Carcinoma으로 나눌 수 있다. 선암(샘암)은 가는 기관지 말단부에서 주로 생기고, 편평상피세포암은 큰 기관지에서 많이 생기며, 대세포암은 폐 표면에 잘 생긴다. 선암이 비소세포폐암 환자의 절반 정도 된다. 이어 편평상피세포암과 대세포암이 각각 10% 정도 된다. '소세포암'은 상대적으로 암세포 크기가 작은 경우이고, 발병이 적으나 빨리 진행되기에 치명률이 높다. 폐 중심부의 큰 기관지에 있는 신경내분비세포에서 생긴다.

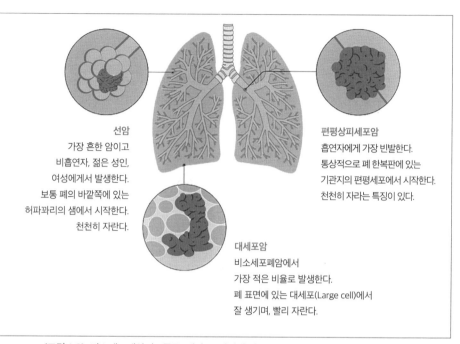

선암
가장 흔한 암이고
비흡연자, 젊은 성인,
여성에게서 발생한다.
보통 폐의 바깥쪽에 있는
허파꽈리의 샘에서 시작한다.
천천히 자란다.

편평상피세포암
흡연자에게 가장 빈발한다.
통상적으로 폐 한복판에 있는
기관지의 편평세포에서 시작한다.
천천히 자라는 특징이 있다.

대세포암
비소세포폐암에서
가장 적은 비율로 발생한다.
폐 표면에 있는 대세포(Large cell)에서
잘 생기며, 빨리 자란다.

〔그림 1-2〕 비소세포폐암의 3종류. 폐암 중 가장 흔한 유형이 비소세포폐암이다. 비소세포폐암은 폐암 환자의 85%를 차지하고, 이 중에서 선암이 절반 정도 된다.

김영철 교수가 전공의(레지던트) 과정을 마치고 전임강사로 일하던 1995년경에는 폐암 5년 생존율이 13%였다. 5년 생존율은 암 환자가 치료를 시작하고 5년 이내에 그 암으로 사망하지 않을 확률을 말한다. 지금은 5년 생존율이 30%대로 올라갔다. 1기는 80~90% 완치되고, 2기는 50% 이상 완치된다. 3기는 예전엔 10%였으나 20% 이상으로 올라갔다. 면역항암제까지 쓰면 30~40%가 5년 이상 살수 있다. 4기 환자 중에서 5년 이상 산 사람이 10%가 넘었다. 김영철 교수는 "종전에 4기 생존율이 1%였던 걸 생각하면 천지개벽이다"라면서 "앞으로 더 좋아질 여지가 많다"라고 말했다.

폐암 발병자의 30%는 1, 2기에 발견된다. 김영철 교수는 "조기 발견자는 운이 좋은 사람들"이라고 말했다. 폐암은 건강검진을 받다가, 혹은 다른 곳을 다쳐서 전신을 CT 촬영하다가 발견하곤 한다. 이 경우는 비교적 조기 진단이어서 완치에 가까운 생존 확률을 보인다.

폐암은 발견되면 병기가 3기 또는 4기인 경우가 많다. 폐암은 질환이 많이 진행된 병기 4기라고 해도 증상이 없는 경우가 꽤 많다. 김영철 교수는 "폐가 좀 미련하기 때문이라고 말할 수 있다"라고 표현했다. 폐 안에는 통증을 느끼는 감각 신경, 즉 통증 수용체pain receptor가 없다. 암 덩어리가 커져 폐 표면으로 밀고 올라오면 그때서야 폐 표면의 감각 신경이 알아챈다. 그렇기에 폐에 암이 생겨 문제가 진행되어도 뇌는 그걸 알지 못한다. 폐암 조기 진단이 어려운 이유다. 김영철 교수는 "폐암 환자는 진단 당시 절반이 4기"라고 말했다. 4기 폐암은 몸의 다른 곳으로까지 암이 퍼진 경우라 완치가 어렵다. 그래서 완치가 아닌 완화치료를 한다. 즉 생존 기간을 연장시키고, 통증 등 암으로 인한 증상을 완화하는 치료를 한다. 그러므로 1, 2기일 때 폐암을 발견해야 한다.

폐암을 조기에 발견하려는 노력은 1970년대부터 전 세계적으로 활발히 이루어졌다. 김영철 교수가 폐를 나무라고 생각해보자고 했다. 나무를 엎어놓은 모양을 생각해보면, 폐와 비슷하다. 줄기에 해당하는 부분은 공기가 오가는 가장 큰 통로인 기관이다. 목에서 내려간 기관은 끝에서 두 갈래로 나뉘며, 이를 기관지라고 한다. 두 갈래 기관지는 오른쪽 폐와 왼쪽 폐 안으로 깊숙이 뻗어 있다. 각각의 기관지, 즉 나뭇가지 끝에는 잎들이 무수히 달려 있다. 잎에 해당하는 게 폐포다. 폐포라는 단어보다는 '허파꽈리'라는 단어가 내게는 익숙하다. 허파꽈리는 포도송이 모양이다.

김영철 교수는 "기관지보다는 허파꽈리 끝에 생기는 암이 더 많다"라고 말했다. 기관지에 생기는 폐암은 의사가 내시경으로 확인할 수 있으나, 허파꽈리에 생기는 폐암은 확인하기 어렵다. 내시경이 허파꽈리까지 들어가지 못하기 때문이다. 허파꽈리에 암이 있는지를 볼 수 있는 건 엑스선이다. 1970년대에는 폐암 진단법으로 엑스선 촬영이 사용되었다. 가래 검사도 했다. 의사들은 엑스선과 가래 검사가 조기 검진screening에 효과가 있는지 알아내고자 했다. 조기 검진을 한 그룹과, 조기 검진을 하지 않고 증상이 있으면 검사하는 그룹으로 사람들을 나누어 비교했다. 다시 말해 흡연자를 대상으로 평소에 엑스선을 찍고 가래 검사를 해서 폐암을 일찍 발견해 사망률을 낮추고자 하는 것이 조기 검진의 목표다. 그런데 조기 검진을 해도 흡연자의 사망률을 낮추는 효과가 없다는 결과가 나와, 폐암 조기 검진은 할 필요가 없다는 쪽으로 결론이 났다.

이후에 저선량 CT가 개발되었다. 조기 폐암 검진을 하고 싶은 의사들에게 새로운 도구가 생겼다. 2000년대 초반 미국에서 저선량 CT를 촬영한 2만 6,722명과 엑스선을 촬영한 2만 6,732명을 비교하는 대규모 연구NLST, National Lung Screening Trial를 했다. 담배를 하루에 한 갑씩 30년 이상을 피우고 있거나 하루에 2갑씩 15년간 피웠고, 나이는 55~74세인 5만 3,434명을 대상으로 했다. 미국 내 33개 의료기관에서 대상자를 등록받았으며, 연구 결과는 2011년 최상위 임상의학 학술지인 〈뉴잉글랜드 의학저널The New England Journal of Medicine〉에 실렸다.[6] 엑스선보다 해상도가 높은 저선량 CT로 촬영한 후 조기에 처치한 사람들의 폐암 사망률이 엑스선 촬영을 한 사람의 폐암 사망률보다 15~20% 낮았다. 이 결과를 바탕으로 미국 보건부 자문기구USPSTF는 "담배를 30갑년(하루 1갑×흡연기간 30년) 이상 피워온 사람과, 금연한 지 15년이 지나지 않은 55~80세의 경우, 폐암 진단을 위해 매년 저선량 CT를 찍을 것을 권장한다"라고 발표했다.

김영철 교수는 "미국 NLST 결과가 나왔기 때문에, 국가가 흡연자를 대상으로 한 저선량 CT 촬영에 투자할 이유가 생겼다"고 말했다. 환자가 생겨 치료에 돈을 쓰기보다는, 사전 검진에 투자해서 암을 예방하거나 조기 치료하면 비용 대비 효과가 좋다. 미국 NLST 결과를 계기로 전 세계적으로 저선량 CT 촬영과 폐암 조기 검진의 효과에 대한 추가 연구가 시작되었다. 한국 역시 국립암센터가 중심이 되어 2017~2018년에 연구K-LUCAS를 진행했다. 1년에 한 번씩 저선량 CT 촬영을 권했고, 실효성이 있는지를 검증했다. 그리고 미국의 연구와 같은 빈도로 한국도 폐암을 찾아낼 수 있고, 폐암 환자의 생존율을 높일 수 있다는 사실을 확인했다. 이에 근거해 한국 정부는 2019년부터 국민 대상으로 폐암 국가 검진을 하기 시작했다.

한국 정부가 하는 5대 암 검진(위암, 유방암, 자궁경부암, 간암, 대장암)에 폐암도 포함되었다. 그전까지는 폐암 검진이 환자 개인 부담이었으나, 이때부터는 국민건강보험에 등재되었다. '당신은 담배를 지난 30년간 하루 한 갑 이상씩 피웠으니, 폐암 여부 진단을 위한 CT 검사 대상이다'라고 알려준다. 본인 부담 없이 CT 촬영 검사를 할 수 있다.

왜 내게는 그런 통보가 오지 않는 것일까? 김영철 교수는 내가 해당 기준에 부합하지 않는다고 했다. "대상 기준이 있다. 국가 검진 시에 작성한 설문지에 몇 년간 하루에 몇 갑을 피웠다는 걸 적었어야 한다. 54~74세이고, 30년 이상의 흡연력이 있는 사람이 국가 폐암 검진 대상자다. 담배를 끊은 지 15년이 넘었으면 검진 대상자가 아니다." 대상자에게는 건강보험공단이 검사받으라고 알려준다.

담배를 피지도 않았는데 폐암에 걸리는 사람들이 있다. 전체 폐암 환자의 33%는 비흡연자다. 특히 여자 폐암 환자의 경우는 93%가 담배를 피운 적이 없으며, 남자 폐암 환자의 7% 정도가 비흡연자다. 비흡연자에서 폐암이 생기는 이유는 과학적으로 규명되지 않았다. 다만 석면, 라돈과 같은 유해 물질에 노출되면 폐암에 걸릴 수 있다고 알려져 있다. 밀폐된 공간인 주방에서 음식을 조리하다가 들이마시는 유해 가스를 그 원인 중 하나로 추정할 뿐이다. 비흡연자 폐암 환자에 대한 국가 검진이 현재는 없다. 김영철 교수는 "그분들은 소외되고 있는 거다. 소외될 수밖에 없는 이유가 있다. 미국 NLST나 한국의 K-LUKAS가 흡연자를 대상으로만 저선량 CT 검사의 효율성을 확인했기 때문이다"라고 말했다.

비흡연자를 대상으로 한 폐암 조기 진단을 위한 노력은 없을까? 김영철 교수는 "지금 연구를 많이 하고 있다"라고 말했다. 비흡연자 폐암이 많은 대만과 같은 나라에서 관련 연구를 하고 있다. 한국에서도 대한폐암학회가 연구를 진행하고 있다. 모든 비흡연자를 대상으로 CT 검진을 하는 것은 현실적으로 불가능하다. 비용이 막대하게 들기 때문이다. 그래서 비흡연자가 어떤 위험인자를 갖고 있으면 폐암이 생기는지를 연구하고 있다. 위험인자는 특정 질병에 걸릴 수 있는 해로운 인자라는 뜻이고, 통계적으로 연관성이 있는 거다. 직

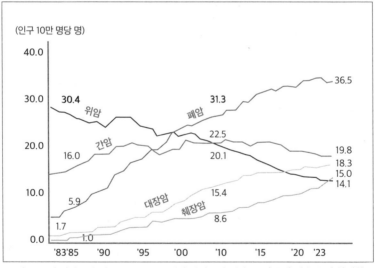

〔그림 1-3〕 암 사망률 추이(1983~2023). 폐암 사망률이 지난 40년 동안 치솟은 걸 확인할 수 있다. 위암은 줄었고, 간암은 큰 변동이 없으며, 대장암과 췌장암은 사망률이 급상승했다.
© "통계청 사망 원인 통계," 2023

접적인 인과관계는 없다.

폐암 사망자가 많다는 것은 국가적으로 해결해야 할 중요한 문제다. 흡연이 폐암 원인의 70%이므로, 가장 효과적인 폐암 퇴치 방법은 금연이다. 주요 국가사업으로 금연 지원 사업이 많다. 가령 김영철 교수가 근무하는 화순전남대병원에도 금연지원센터가 있다. 금연하려는 사람을 도와주는 프로그램들을 운영하고 있는데, 이런 프로그램이 전국의 많은 병원에서 시행되고 있다.

흡연자는 줄었어도
폐암 환자는 여전히 늘고 있다

김영철 교수는 폐암 사망자 열에 일곱은 흡연과 관계가 있다고 했다. 담배를 피우는 사람이 많이 줄기는 했다. 한국인 성인 남자 흡연자의 경우 1998년 기준 성인 남자의 66.3%였으나, 2009년에는 절반 아래인 47.0%로 줄었고, 2022년에는 30.0%까지 떨어졌다(질병관리청의 '국민건강영양조사' 통계). 여자 흡연율은 2023년 기준 6.3%다.

흡연자는 줄었으나, 같은 기간 중 폐암 환자는 늘어나고 있다. 담배 피우는 사람은 줄어들었는데, 발병자는 왜 늘어나는 걸까? 흡연과 폐암 발병에 시차가 있기 때문이다. 담배를 피우는 사람이 폐암에 걸리는 시점은 몇십 년 후다. 미국인 폐암 사망률은 감소하고 있으나, 한국인 폐암 사망률이 여전히 증가하고 있는 것은 흡연의 시

연령군별 주요 암 발생률(2021)

	0~14세	15~34세	35~64세	65세 이상
1	백혈병	갑상선암	갑상선암	폐암
2	뇌 및 중추신경계	유방암	유방암	대장암
3	비호지킨 림프종	대장암	대장암	위암
4	갑상선암	백혈병	위암	전립선암
5	간암	비호지킨 림프종	폐암	간암

ⓒ 국가암정보센터

차와 관련이 있다. 미국 사람들이 담배를 끊기 시작한 시기에 한국인은 열심히 피운 탓이다.

한국의 폐암 사망자 수는 1986년 암 중에서 3위였으나, 1997년 간암을 제치고 2위가 되었고, 2006년 다시 위암을 제치고 1위가 되었다. 그 뒤로는 2023년까지 계속 1위를 유지했다.

폐암과 흡연은 직접적인 관계가 있을까? 담배회사들은 흡연과 폐암에 직접적인 인과관계는 없다고 오랫동안 법정에서 주장해왔다.[7] 미국에서 담배회사와 흡연 피해자 간에 벌어진 법정 공방은 잘 알려져 있으며, 오랜 시간에 걸쳐 진행되었다. 그런데 항상 그렇듯이 결론이 어떻게 났는지 우리는 잘 모른다. 검찰이 인신 구속을 했을 때는 크게 관심을 보이나, 이후 법정에서 무죄판결을 받은 사실은 잘 기억하지 않는다. 담배업체들은 무죄판결을 받았을까? 아니면 확실히 유죄판결을 받았을까?

김영철 교수는 "담배가 폐암과 관계 있다는 사실이 미국의 대규모 역학조사 결과에서 이미 확인되었다"고 말했다. 그게 확실하냐고 물었더니, 김 교수는 "당연히 증명되어 있다"라며 다음과 같이 설명을 계속했다.

"미국 통계가 있다. 담배 판매량이 1900년대부터 쭉 올라간다. 폐암으로 사망한 사람 수는 그로부터 20년 지나서 올라간다. 담배 판매량이 1980년을 전후해 정점을 이룬다. 이후에는 조금씩 떨어지고 있다. 담배가 적게 팔리기 시작한 시점에도 폐암 사망률은 변하지 않았다. 평행선이 계속되다가 시간이 몇십 년 지나야 사망률이 떨어지기 시작했다."

담배 판매량과 폐암 사망률은 상관관계에 있지, 인과관계에 있는 것은 아니지 않을까? 인과관계는 한쪽 사실이 원인이 되어 다른 한쪽에 결과가 나오는 경우를 말한다. 상관관계는 그런 명확한 관계는 드러나지 않으나 같은 경향을 보이는 것을 말한다. 상관관계만으로는 인과관계가 있다고 확언할 수 없다. 예컨대, 까마귀 날자 배 떨어진다는 속담이 있다. 까마귀가 날아가는 행위와 배가 떨어지는 사건 간에 상관관계는 있으나, 인과관계가 있는지는 단정할 수 없다. 김영철 교수는 "담배 연기에 포함되어 있는 발암물질들이 폐암뿐만 아니라 여러 장기의 암을 발생시킬 수 있다는 점은 실험으로도 증명되었기에 부인할 수 없는 사실이다"라고 말했다.[8]

폐암 환자가 증가하는 이유는 흡연과 더불어 고령 인구가 증가하기 때문이다. 오래 살기에 폐암에 걸린다. 전에는 폐암에 걸리기 전에 사망했으나, 요즘은 평균 수명이 70세를 훌쩍 넘기기에 폐암에 걸리는 사람이 증가했다. 나이대별로 많이 걸리는 암이 다른데, 65세 이상 연령대에서 폐암(16.8%)이 가장 많이 발생한다. 폐가 특히 취약한 이유는 병원체에 노출되기 쉬운 폐의 생리적 특성 때문이다. 폐는 호흡을 통해 외부 공기와 직접 접촉하므로 세균, 바이러스, 곰팡이와 같은 병원체가 쉽게 침투할 수 있다. 특히 세포의 노화로 면역력이 약해져 폐의 방어 시스템(섬모, 점액, 면역세포)이 떨어지면 감염이 빠르게 진행된다.

폐암은 극복할 수 있는
질병을 향해 가고 있다

혈액종양내과는 약으로 항암치료를 한다. 항암 약물 치료를 내과 의사가 하는 곳도 없지 않으나, 혈액종양내과 의사가 하는 것이 치료 현장의 표준이 되었다. 혈액종양내과를 혈액내과와 종양내과로 분리해놓은 곳도 있다. 서울아산병원이 그렇다. 이 경우, 혈액내과는 혈액암(예: 백혈병)을, 종양내과는 고형암(예: 폐암, 위암 등)을 본다. 폐암의 항암약물요법에 대해 묻기 위해 충북대병원 이기형 혈액종양내과 교수를 찾아갔다. 처음 만난 건 2022년이고, 두 번째 찾아간 건 2023년이었다.

이기형 교수는 2022년 이후 '상위 1% 연구자'에 계속 선정되고 있다. '상위 1% 연구자'는 흔히 하는 말이고, '논문 인용이 많이 되는 연구자HCR, Highly Cited Researcher'가 공식 명칭이다. '상위 1% 연구자'는 영국 시장분석 업체 클래리베이트가 매년 발표한다. 클래리베이트의 분석은 자연과학 분야에 집중되어 있는데, 이를 통해 자연과학 분야의 노벨상 수상자 후보군을 예측할 수 있다. 클래리베이트는 임상의학 분야에서도 '상위 1% 연구자'를 선정하고 있으며, 이기형 교수와 함께 이 분야 '상위 1% 연구자'에 선정된 한국의 의사는 2023년에는 10명이었다. 이기형 교수는 폐암 신약 개발 속도가 빠르다면서 다음과 같이 말했다. "HCR의 임상의학 분야에 포함된 연구자는 대부분 암 연구자이고, 특히 폐암을 치료하는 의사가 많다. 이들은 글로벌 신약 임상시험에 참여한 사람들이다. 나는 운 좋게도 굉장히 중요한 임상 연구들을 이들과 함께 수행했고, 그 연구 결과가 실린 논문이 많이 인용되었다. 그러다 보니 피인용 지수가 올라가서 HCR에 선정된 것 같다."

이기형 교수가 충북대병원에서 일하기 시작한 1996년만 해도 폐암 환자의 평균 기대 수명이 10개월 미만이었다. 당시 폐암 의사는 환자에게 사형 선고를 내리는 저승사자와 같았다. 2010년쯤 분위기가 바뀌어 5년 생존율이 크게 올라갔다. 새로운 개념의 항암제인 표적치료제와 면역항암제가 나온 덕분이다. 이 교수는 "폐암은 이제 극복할 수 있는 질병을 향해 가고 있다"고 말했다.

표적치료제 개발로 늘어난
폐암 환자의 평균 생존 기간

표적치료제는 암세포에만 나타나는 특정 표적을 공격하기에 부작용은 작으면서 치료 효과는 크다. 표적치료제 개발로 폐암 환자의 평균 생존 기간이 상당히 늘어났다. 2024년 10월 현재 미국 FDA가 승인한 폐암 표적치료제들이 겨냥하는 표적(바이오마커)은 EGFR, ALK, ROS1, BRAF, RET, MET, KRAS, HER2, NTRK 등이다. 이

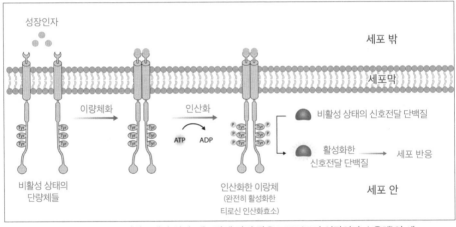

[그림 1-4] EGFR 표적치료제의 원리. 세포막에 자리 잡은 EGFR(표피 성장인자 수용체)이 세포 안과 밖으로 고개를 내밀고 있다. 평소에는 비활성 상태다(그림 맨 왼쪽). 외부에서 성장 보호 역할을 하는 성장인자(EGF)가 다가오면 결합하며 활성 상태로 바뀐다. 활성화한 EGFR은 다른 EGFR과 만나 쌍을 이룬다(그림 가운데). 이렇게 쌍을 이루는 것을 이량체(dimer)화라고 한다. 이량체가 되면 EGFR 복합체의 세포 안쪽 단백질, 즉 인산화효소(키나아제)도 활성화하고 P(인산기)들이 와서 결합한다. 이들 P는 '초미니 세포 배터리'인 ATP에서 떨어져 나온 것이다.

들 표적은 암 관련 유전자(단백질)들이다. 암은 유전자 질환이고, 어떤 유전자가 망가졌는지에 따라 폐암 환자의 생존 기간이 달라진다. 어떤 돌연변이냐에 따라 좋은 표적치료제가 있기도 하고, 성적이 덜 좋은 표적치료제가 개발되어 있기도 하기 때문이다. 표적치료제로 치료한 폐암 환자의 평균 수명은 EGFR 변이의 경우는 40개월, ALK 변이는 60개월 이상, ROS1 변이는 50개월이다. 5년 가까이로 기대수명이 늘어난 바이오마커도 있으나, 당초의 기대수명 10개월에서 별로 달라지지 않은 바이오마커도 있다. 따라서 폐암 진단을 받으면, 진단받은 폐암이 어떤 종류인가가 매우 중요하다. 사람마다 폐암의 발병 이유가 다 다르다. 그런 만큼 폐암을 일으킨 유전자 돌연변이 종류를 알아내야 하고, 이를 위해 유전자 검사를 비롯한 바이오마커(생체표지자) 검사를 받아야 한다. 바이오마커를 찾고, 표적을 공략하는 표적치료제가 있으면 그 약을 사용한다.

특정 암 유전자를 공략하기 위해 나온 첫 번째 약을 그 바이오마커의 1세대 치료제라고 한다. 이후 시간이 지나면서 해당 바이오마커의 2세대, 3세대, 4세대 치료제가 나온다. 효능이 좋아지고, 부작용은 줄어드는 방향으로 신약이 계속 출시된다. 이 교수는 "지난 10년 사이에 엄청나게 많은 폐암 치료제가 나왔다. 변화 속도가 굉장히 빠르다. 폐암을 전공하는 사람이 아니면, 의사라고 해도 잘 모를 정도로 치료제가 쏟아지고 있다"라고 말했다.

폐암 표적치료제 중에서 EGFR 유전자 변이를 공략하는 표적치료제가 맨 먼저 나왔다. EGFR(표피성장인자 수용체)은 영양분을 조달

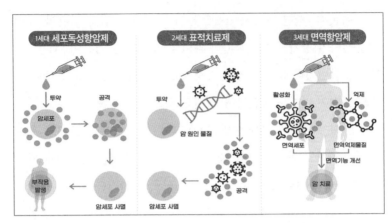

〔그림 1-5〕 항암제의 작용원리 비교. 항암제는 3세대 항암제까지 나와 있다. 세포독성항암제(화학항암제)가 1세대, 표적치료제는 2세대, 면역항암제는 3세대 항암제다. 세포독성항암제가 정상세포와 암세포를 구분하지 않는 무차별 공격을 한다면, 표적치료제는 암세포라는 과녁만 공략한다. 면역항암제는 면역세포인 T세포를 활성화시켜 암을 죽인다. ⓒ 국립암센터

유전자 검사와 바이오마커 검사

구분	유전자 검사	바이오마커 검사
특징	돌연변이 유전자가 무엇인지 찾는다. 어떤 표적치료제를 사용할 수 있는지를 판단한다.	유전자뿐 아니라 단백질, 대사물질 등 다양한 정보를 탐색해 치료 반응성과 예후를 평가하는 데 쓴다.
대상	유전자 돌연변이	유전자, 단백질, 대사산물 등
방법	PCR(중합효소 연쇄 반응) 검사로 유전자 서열을 읽어들여 돌연변이 여부 확인	ELISA(효소결합면역흡착검사), 면역조직화학염색(IHC), 또는 질량분석(Mass spectrometry) 등을 사용
결과 활용	돌연변이 여부와 위치를 구체적으로 확인하여, 암 치료에 적합한 표적치료제 사용 여부를 판단	세포의 상태, 치료 반응, 병의 진행 여부를 포괄적으로 평가
강점	특정 유전자의 변화에 초점이 맞춰져 있어 암의 발생 원인이나 치료 가능성을 명확히 규명	유전자 외에도 암세포 환경과 관련된 정보를 제공. 치료제 선택, 치료 반응성, 예후를 예측하는 데 유용

하는 데 필요한 혈관을 만드는 데 관여하는 유전자다. EGFR 변이는 암세포의 증식을 촉진한다. 미국 FDA가 2003년에 승인한 이레사(성분명 게피티닙)가 EGFR이라는 과녁을 겨냥해 나온 첫 번째 표적치료제다. 이레사가 1세대 치료제라고 하면, 한국기업 유한양행이 개발해 2024년 미국 FDA 승인을 받아낸 렉라자(성분명 레이저티닙)와, 영국 아스트라제네카가 개발한 타그리소(성분명 오시머티닙)는 3세대 EGFR 치료제다. 타그리소는 2015년 미국 FDA 승인을 받았다. 이기형 교수가 타그리소 임상시험에 참여했다. 렉라자와 타그리소는 3세대 약이라서 앞서 나온 1, 2세대 치료제보다 치료 효과는 좋고 부작용은 적다. EGFR 바이오마커는 아시아 사람과 비흡연자에게서 많이 나온다. 즉 폐암에 걸린 아시아 사람 중에 EGFR 돌연변이가 많다. 폐암 환자의 40~50%를 차지하는 폐 선암 환자의 절반 정도가 EGFR에 돌연변이가 생긴 경우다. 그렇기에 동아시아에서는 EGFR 약 개발에 대한 관심이 많다.

반면에 서양 사람은 EGFR 돌연변이 폐암이 적고, KRAS 돌연변이로 인한 발병이 상대적으로 많다. 서양인 폐암 사망률 1위인 KRAS 변이를 잡는 표적치료제는 1세대 치료제가 나온 지 얼마 되지 않았다. 미국 FDA가 2021년 소토라십(제품명 루마크라스)과 아다그라십(제품명 크라자티)에 대한 사용 승인을 했다. 개발이 늦어진 이유는 KRAS 분자의 구조적인 특성으로 인해 공략하기가 힘들기 때문이다. 이기형 교수는 "1세대 약을 개발하기가 힘들어서 그렇지, 1세대 표적치료제가 나오면 그 바이오마커를 공략하기 위해 대형 제약업체들이 달려든다. 2세대, 3세대 항암제를 만들어내고, 그러다 보면 단계별로 차이는 있겠지만, 치료 성적이 계속 올라간다"라고 말했다.

면역항암제는
장기 생존율을 높인다

면역항암제는 세포독성항암제(1세대 항암제), 표적치료제(2세대 항암제) 다음에 나왔기에 3세대 항암제라고 한다. 면역항암제는 우리 몸의 면역 체계를 활성화하여 암세포를 공격한다. 면역세포인 T세포를 꾸벅꾸벅 졸지 못하게 해서 암세포를 죽인다. 가장 유명한 면역항암제가 키트루다(성분명 펨브롤리주맙)다. 지미 카터 전 미국 대통령이 2015년 키트루다로 피부암(흑색종)을 기적적으로 치료해 유명해졌다. 흑색종은 환자가 많지 않으나, 폐암 치료제는 큰 시장이다. 폐암 면역항암제 시장에서는 업체 간 경쟁이 치열하다. 키트루다(제약업체 머크), 옵디보(제약업체 일본 오노약품공업), 티쎈트릭(제약업체 로슈), 임핀지(제약업체 아스트라제네카) 같은 약들이 나와 있다.

면역항암제는 치료 효과가 오래가는 것이 특징이다. 폐암 환자의 5년 생존율이 세포독성항암제는 0%이나, 면역항암제는 20~30%다. 이기형 교수는 "진단받고 5년 넘게 산 폐암 환자가 부지기수"라고 말했다. 완치되자, 폐암이 아닌데 폐암으로 오진한 거 아니냐며 이 교수에게 따지는 사람도 있었다. 폐암이면 5년 이상 살 수가 없다고 알려져 있기 때문이다. 이기형 교수는 "환자뿐 아니라, 의사들도 잘 모른다. 폐암 전공자가 아니면, 폐암 치료제의 패러다임이 급격하게 바뀌는 것을 모르는 경우가 많다"라고 다시 강조했다.

이기형 교수는 면역항암제는 5년 이상 사는 장기생존율을 높인다고 말했다. 표적치료제도 환자의 생명을 연장하는 것이 목표가 아니었던가? 순간 혼란스러웠다. 이기형 교수가 차근차근 설명해줬다. "생존기간은 환자가 진단받은 시점부터 사망할 때까지의 기간을 말하고, 장기 생존이라고 하면 진단을 받고 보통 5년 이상 사는 것을 말한다. 예컨대 폐암 진단을 받고 과거에 10개월을 살았다고 하면, 표적치료제를 사용하면 30개월 이상 산다. 생존기간이 늘어났다. 표적치료제의 문제는 내성이 잘 생긴다는 것이다. 표적치료제는 장기 생존에 있어서는 그렇게 뚜렷한 효과를 보이지 못한다. 물론 약이 좋아져서 60개월을 넘기는 표적치료제가 있으나, 기본적으로 표적치료제는 생존 기간을 늘리는 것이 목표라서 장기 생존 기간을 늘리지는 못한다. 면역항암제는 생존 기간을 늘리는 효과도 있지만 '장기 생존율'에서 표적치료제와 확 차이가 난다. 일부 환자가 장기 생존을 한다."

표적치료제는 공격 대상이 뚜렷하고, 효과도 뚜렷하다. 일시적으로 강력한 치료 효과를 낸다. 반면에 면역항암제는 바이오마커가 불투명하다. 어떤 환자에게 면역항암제가 효과가 있는지, 없는지에 대해 규명되지 않았다. 현재 면역항암제에 사용하는 바이오마커로 PD-L1이 있다. PD-L1은 종양세포의 표면에 많은 단백질이다. 폐암 세포 표면을 검사해서 PD-L1이 많이 나오면 PD-L1 면역항암제가 잘 작용할 것이라고 예측한다. 그런데 안타깝게도 이 예측력이 많이 떨어진다. 어떤 환자는 PD-L1 수치가 낮은데도 면역항암제가 잘 듣고, 어떤 환자는 반대로 PD-L1 수치가 높은데도 면역항암제가 잘 듣지 않는다. 전체적으로 20~30%의 환자에서만 면역항암제가 장기적으로 작동하고, 약 70%의 환자가 약의 내성이나 병변의 진행으로 인해 장기 생존에 실패한다. 이기형 교수는 "면역항암제는 정확한 바이오마커를 찾는 일이 남아 있다"라고 말했다. 면역항암제가 작동하고, 작동하지 않는 정확한 이유를 알아야 한다는 말이다.

폐암 재발을 막는
보조요법이 뜬다

미국 NCCN(National Comprehensive Cancer Network, 국립 종합암센터 네트워크)에서 낸 《NCCN 가이드라인》(임상치료지침)은 전 세계적인 암 진료의 바이블이다. 폐암 4기로 진단되면, 앞에서 말한 8개 유전자 검사를 포함한 여러 가지 바이오마커 검사를 한다. 환자가 표적치료에 적합한 바이오마커를 가지고 있는 경우는 그에 해당하는 표적치료제를 사용하고, 그렇지 않은 경우에는 면역치료나 세포독성 항암제-면역항암제 병용치료를 한다. 《NCCN 가이드라인》은 최신 임상시험 결과에 따라 수시로 업데이트되므로 가장 표준적인 치료

지침이다. 하지만 국가별로 승인된 약 종류나 보험제도가 달라서 항상 이대로 진료할 수 있는 것은 아니다. 또한 완전히 결론이 나지 않은 부분들이 많다. 예를 들어 표적치료제별로 1~3세대 약이 나와 있는데, 약을 사용하는 순서에 이견이 있을 수 있다. 암이 혈관을 만들어내는 걸 방해하는 EGFR 저해제의 경우,《NCCN 가이드라인》은 환자에 대한 첫 번째 치료제로 3세대 약을 권장한다. 하지만 1, 2세대 치료제를 먼저 사용하자는 의사들도 있다. 두 주장이 각기 장단점이 있어 아직까지 뭐가 옳다, 그르다를 판단하기 힘들다고 이기형 교수는 말했다. 현재 전 세계적으로 수백 가지의 폐암 치료 후보약을 임상시험 중이라는데, 그중에서 표적치료제와 면역항암제가 차지하는 비중은 어느 정도일까? 이 교수는 50 대 50이라고 했다.

종양내과 의사들이 치료하는 폐암 환자는 주로 수술을 못 하는 진행성 폐암(3기, 4기) 환자들이었다. 이기형 교수는 "폐암에서 혁신적인 약제가 쏟아지면서 지난 3~4년간 초기 폐암 쪽으로 약제 적용 대상이 확대되고 있다"라며 "초기 폐암의 재발률을 낮추고 5년 생존율도 크게 향상시키는 결과들이 나왔다"라고 말했다.

2023년에 새로운 임상시험 결과가 나온 표적치료제 중 하나가 타그리소다. 타그리소는 EGFR 변이 폐암에 효과가 있는데, 수술 후 재발을 낮추기 위한 목적, 즉 보조요법으로 사용하면 재발을 75% 정도 억제하고 5년 생존율은 10% 가까이 늘어난다는 결과가 나왔다. 폐암 1B~3A기 비소세포 폐암 환자를 대상으로 하는 임상시험이었고, 관련 논문은 미국의 최상위 임상의학 학술지인 〈뉴잉글랜드 의학저널〉에 실렸다. 논문 저자 20명 중에 이기형 교수가 포함되어 있다. 한국 의사로는 유일하다. 이기형 교수는 충북대병원 환자를 임상시험에 등록해서 약효가 어떻게 되는지 등을 확인했다.

이기형 교수는 "초기 폐암은 전체 환자의 20~30%에 해당한다. 국소진행성(3기), 전신진행성(4기) 환자는 전체의 60~70%다. 효과가 좋은 폐암 치료제는 당초 3기와 4기 환자를 대상으로 개발되어 왔다. 이것이 최근 초기 폐암으로 적용 대상이 확장되고 있다. 타그리소는 EGFR 유전자 돌연변이가 원인이 된 4기 환자의 생존 기간을 연장시켰으나, 이제는 초기 환자에게 적용한다. 그런데 초기 환자는 수술을 받을 수 있다. 앞서 말했듯이 수술 치료가 초기 환자에 대한 표준 치료다. 타그리소는 EGFR 돌연변이 환자에게 수술 후 사용한다. 수술 후 재발을 방지하고자 항암치료를 하는 것을 보조항암요법이라고 한다."

면역항암제도 초기 폐암에서 효과가 좋았다. 선행요법이라고 해서 폐암 수술 전에 항암제를 투여해 성적이 어떻게 나오는지를 확인하는 임상시험들이 진행됐다. 면역항암제를 투여한 결과 암 덩어리가 크게 줄어들고, 무병 생존기간과 생존율이 올라갔다. 이기형 교수는 "면역항암제를 먼저 사용하고 수술을 해보니, 종양세포가 없는 경우가 전체의 30% 정도였다"라며 "이런 걸 병리학적인 완전관해라고 하는데, 수술해서 암 덩어리를 떼어내고 보니 살아 있는 암세포가 없는 거다"라고 말했다.

2022년, 2023년에 선행요법으로 임상시험을 한 면역항암제는 니볼루맙(상품명 옵디보), 펨브롤리주맙(상품명 키트루다), 더발루맙(상품명 임핀지) 등이다. 이기형 교수는 "면역항암제들의 임상시험 결과는 대개 비슷하게 나왔다"라고 말했다. 이 교수는 "선행요법은 그간 폐암에는 잘 적용되지 않았다"라며 "적용하더라도 환자의 5% 미만이었으나, 임상시험 결과가 나온 만큼 앞으로 선행 면역요법이 활성화할 것으로 예상한다"고 말했다.

앞으로 폐암 치료는 어떤 식으로 달라질까? 이기형 교수는 "선행요법으로 면역치료를 한 후 수술하고, 수술이 끝나면 보조요법을 하게 된다"라고 말했다. 선행요법은 현재 유방암에서 가장 활발하다. 유방암에서 선행요법이 정착하는 데 10~20년 걸렸을 것이라고 했다. 폐암에도 선행요법이 자리 잡는 데는 시간이 걸릴 것으로 예상된다. 이 교수는 "환자도 그렇고, 외과 의사도 그렇고 당장 수술을 하지 않으면 불안해한다. 이런 인식이 바뀌는 데 시간이 걸릴 것이다. 또한 건강보험이 적용되어야 한다"라고 말했다.

한국이 세계 임상시험
시장 규모에서 1위

이기형 교수는 서울대학교 의과대학을 졸업했고, 알고 보니 앞서 서울대병원 김영태 교수(흉부외과)가 그와 의대 동기생이다. 이기형 교수는 "의대 은사들은 한국에서는 왜 신약 임상시험이 잘 되지 않는지에 대해 많이 고민했다"고 말했다. 임상을 제대로 해야 환자들이 신약의 혜택을 받고, 의사들은 연구해서 논문을 쓸 수 있기 때문이다. 신약 임상시험을 하지 않으면 한국은 의약품 순수 소비시장으로만 남는다는 문제의식을 은사들은 갖고 있었다.

당시에는 신약 임상시험에 대한 일반인의 인식이 좋지 않기도 했다. 이기형 교수가 서울대병원에서 종양내과 의사로서 훈련받고 충북대병원으로 온 게 1996년이다. 임상시험에 관심이 많았던 그는 임상시험에 참여할 환자를 찾았다. 폐암 환자에게 참여해보라고 권했다가 혼난 적도 있다. 그 환자는 "사람 가지고 동물 실험하겠다는 거냐. 이래서 대학병원에는 오면 안 된다"라고 버럭 화를 냈다. 그런데 몇 년이 지나니 급격하게 분위기가 바뀌었다. 환자들 인식이 달라졌다. 요즘은 임상시험이 많은 병원을 일부러 찾아다니는 환자들도 있다. 폐암의 경우 서울의 빅5 병원(서울대병원, 서울아산병원, 세브란스병원, 삼성서울병원, 가톨릭대학교 서울성모병원)이 임상시험이 많은 곳이고, 지방에서는 충북대병원이 가장 많다고 했다.

임상시험 중인 약은 위험하지 않을까? 약효가 검증되지 않고, 부작용이 있는 게 아닐까? 이기형 교수는 "이전보다 약효가 나쁜 약이 나올 가능성은 별로 없다. 효과가 비슷하거나 좋다"라고 말했다. 그렇다면 부작용은? 이 교수는 "구토, 메스꺼움 같은 부작용은 전에 비하면 많이 줄었다"라고 말했다. 나중에 나온 약이 확률적으로 좋을 수밖에 없다. 이기형 교수는 "환자 입장에서 임상에 참여하면 다른 환자보다 5~10년 앞선 치료를 받는 게 된다"라고 말했다. 현재 진행 중인 임상시험이 끝나야 신약으로 공식적인 시중 판매가 허용되고 보험적용이 되는데, 그 기간이 5~10년 걸리기 때문이다. 임상에 참여하면 미래의 치료를 받는 게 된다. 따라서 앞선 치료를 받으려면 신약 임상시험을 하는 병원으로 가야 한다. 이기형 교수의 이 말이 그날 들은 이야기 중에서 가장 솔깃하게 들렸다. 그리고 한 가지 더. 임상시험 중인 약으로 치료받으려면, 대개의 경우 기존에 나와 있는 약으로 치료받은 경험이 있으면 안 된다. 다른 약으로 치료받은 경우, 신약 후보의 약효를 정확히 판단하는 데 어려움이 있기 때문이다. 그러니 이 병원 저 병원에서 치료받다가 마지막 수단으로 이기형 교수를 찾아가봤자 소용이 없다. 처음부터 임상시험 중인 신약 후보로 치료를 받아야 한다고 그는 말했다. 이기형 교수는 "5~10년 후에는 폐암 5년 생존율이 50%는 되지 않을까 예상한다"라고 말했다.

이기형 교수 연구실에는 서류가 가득 담긴 커다란 종이 상자들이 산더미처럼 쌓여 있다. 폐암 신약 임상시험 관련 자료들이다. 그는 "충북대병원이 진행 중인 암 관련 신약 임상시험은 100개 정도 된다"고 말했다. 그가 참여하고 있는 암 관련 신약 임상시험은 70개쯤이다. 메이저 병원들, 그러니까 서울대병원, 아산서울병원, 세브란스병원, 삼성병원의 주요 연구자들 모두가 그 정도 혹은 그 이상 될 거라고 했다. 신약 임상시험이 한국에서 이렇게 많이 진행되고 있나 해서 깜짝 놀랐다. 신약 개발은 돈이 많이 들어가기에 웬만한 제약업체는 손을 대지 못한다. '빅 파마Big Phama'라고 불리는 글로벌 제약사들만 진입할 수 있는 시장이다. 이 교수는 "굉장히 많은 신약 임상시험이 한국에서 진행되고 있다. 한국이 세계 임상시험 시장 규모에서 1위인 걸로 알고 있다"라고 말했다. 이기형 교수 이야기를 들어본다.

"빅 파마라고 불리는 글로벌 제약업체들이 신약 개발을 한다. 한국 제약회사는 자본이 부족해서 신약 개발에 어려움이 있다. 다만 최근 한국에서 유한양행이 '렉라자'라는 항암 표적치료제를 개발했다. 사람을 대상으로 약효와 부작용 등을 확인하는 임상은 1, 2, 3상으로 진행되는데 유한양행은 1상과 2상을 했고, 그 결과를 얀센에 2018년 기술 이전했다. 조 단위의 돈을 받았다고 알고 있다. 나는 유한양행의 렉라자 임상시험에 참여했다. 이번에 같이 클래리베이트 상위 1% 연구자에 선정된 사람들도 폐암 신약 임상시험에 참여했다. 유한양행이 글로벌 신약을 냈다는 데 중요한 의미가 있고, 1상과 2상 시험을 거의 국내 연구진만으로 해냈다."

임상 1상과 2상에 비해 3상은 돈이 많이 들어간다. 임상시험 대상자만 해도 몇백 명이 필요하기 때문이다. 유한양행은 얀센에 '렉라자'의 글로벌 판권을 넘겼으나, 한국과 동남아 일부 지역 판권을 보유하고 있다. 그래서 유한양행은 렉라자의 임상 3상 시험을 독자적으로 진행했다. 이기형 교수는 2020년쯤부터 시작한 임상 3상 시험에 참여했다. 3상 시험에 참여하는 환자가 수백 명이라면, 그중에서 한국인 환자는 몇십 명이다. 여기서 이 교수가 등록시킨 충북대병원 환자는 십수 명 된다.

이 교수는 "한국이 임상 강국이다. 도시로 치면 서울이 임상 연구에서 세계적인 1위 도시"라고 말했다. 2000년 이전만 해도 한국에서는 신약 임상시험이 거의 전무했다. 신약 임상시험 관련 인프라가 갖춰진 건 2000년 이후다. 그러면서 급속한 발전을 이루었다.

어떤 인프라가 구축되었기에 그런 성과로 이어진 것일까? 이기형 교수는 "우선 임상시험을 위한 제도가 제대로 구비되어야 한다. 그전까지는 각종 임상시험 관련 규제, 식약처 심의 절차, 병원 내 IRB(Institutional Review Board, 기관생명윤리위원회) 등이 없거나 유명무실했다"면서 "지금은 제도 정비가 잘 되어 있고, 한국의 IRB가 엄격하기로 유명하다. 무엇보다 한국 의사들의 능력이 뛰어나다"라고 말했다.

또한 임상연구에 필수불가결한 것이 연구 보조 인력이다. 그중에서도 연구간호사CRC, Clinical Research Coordinator가 특히 중요하다. 의사 단독으로 임상연구를 수행하는 일은 불가능하다. 2000년 전후로 연구간호사라는 직종이 한국에서 생겨나고 현재는 임상연구를 많이 하는 병원들을 중심으로 연구간호사들이 활동하고 있다. 충북대병원 또한 수준 높은 연구간호사가 많아 다양한 임상 연구를 성공적으로 수행할 수 있었다고 이기형 교수는 자랑했다. 임상시험을 위탁해서 수행하는 기관을 임상시험수탁기관CRO, Contract Research Organization이라고 한다. 국내 시장에는 글로벌 CRO도 있고, 한국 CRO 업체도 있다. 글로벌 업체로는 아이큐비아IQVIA가 1위이고 CovanceLabCorp, PPD, ICON 등이 있으며, 한국 업체로는 드림CIS, LSK 글로벌 PS 등이 있다.

글을
마무리하며

　폐암 편 원고를 거의 마쳤을 때, 안타까운 이야기를 들었다. 지인의 형제가 폐암을 진단받고 10일 만에 숨졌다. 60대 중반의 여성인 그는 계단을 올라갈 때 왜 이렇게 숨이 차나, 하는 정도의 느낌만 있었다고 한다. 대학병원을 찾았더니 폐암 같다는 얘기를 들었고, 조직검사를 받다가 출혈이 발생해 순식간에 위기를 맞았다. 한쪽 폐는 완전히 망가졌고, 다른 폐로 전이돼 손을 쓸 수 없었다. 그는 의식이 한 번 돌아왔으나, 자신의 삶을 정리할 새도 없이 세상을 떠났다. 안타깝게도 정기적으로 건강검진을 받지 않았다고 했다. 정기 검진만 잘 받았으면 비극을 피할 수 있었을 텐데….

　나는 매년 한 번씩 건강검진을 받아왔다. 하지만 집으로 배달된 결과표를 쓰윽 훑어보고는 한쪽에 내팽개쳐둔다. 그런데 이번에는 그걸 다시 꺼내봤다. 2019년 검사표를 보니 '흉부 엑스선 촬영' 항목이 있고, 2022년 결과표에는 '흉부 엑스선 촬영' 외에 '저선량 폐 CT' 항목도 있다. '저선량 폐 CT'에 대해서는 김영태, 김영철 교수로부터 들었는데, 나도 촬영을 했구나 싶다. 과거에 안 하던 걸 최근의 건강검진에서는 항목에 집어넣었구나 하는 생각이 든다. '검사 결과'에는 '양측 폐에 양성 내지 양성 소견 결절들 큰 변화 없음. 최대 8mm'라고 적혀 있다. 내 폐에도 결절이 있다는 거다. 나는 괜찮겠지 했는데, 그게 아니다. 관심을 갖고 결절이 커지는지 정기 검진 때마다 확인해야겠다.

폐암은 여전히 사망률 1, 2위를 차지하고 있지만, 디행히 치료 기술은 비약적으로 발전하고 있다. 각 환자의 암세포 특성에 맞춘 치료를 가능하게 하는 쪽으로 나아가고 있다. 폐암 환자를 위한 좋은 소식들이 계속 쏟아지길 기원한다.

미토콘드리아는
우리 몸의 배터리(ATP) 생산 공장

칠곡경북대병원 내분비대사내과의 전재한 교수는 내게 "만병의 뿌리가 미토콘드리아"라며 "다양한 질환에서 미토콘드리아의 기능이 떨어져 있다"라고 말했다. 미토콘드리아와 관련된 대표적인 질환이 당뇨병이고, 각종 암, 비만, 근육 감소증, 염증성 질환에서 미토콘드리아의 기능이 저하되어 있다. 경북대병원 내분비대사내과 연구실은 이 때문에 미토콘드리아 연관 질환에 주목해왔다. 김미지 교수는 "미토콘드리아에 내분비내과 의사들이 가장 관심을 가져야 한다"라며 강조했다.[9]

미토콘드리아가 무엇인지부터 살펴보자. 미토콘드리아는 세포 하나하나에 들어 있는 작은 기관이다. 음식을 먹으면 위로 들어가고, 장에서 흡수되며, 이후 음식 속의 포도당은 몸 안의 모든 세포에 공급된다. 이 포도당을 갖고 생명 활동에 필요한 에너지를 생산하는 일을 하는 게 미토콘드리아다.

미토콘드리아와 관련된 흥미로운 스토리가 많다. 우선 미토콘드리아는 왜 세포 안으로 들어갔는지가 큰 의문이었다. 영국 진화생물학자 리처드 도킨스(Clinton Richard Dawkins)는 《이기적 유전자》 10장 '내 등을 긁어 줘, 나는 내 등 위에 올라탈 테니'에서 "미토콘드리아의 기원이 진화의 아주 초기 단계에서 우리의 유사세포와 힘을 합친 공생 박테리아라는 논의가 설득력을 얻고 있다"라고 썼다.

미토콘드리아는 원래 별도로 존재하는 미생물이었다. 약 20억 년 전 어느 날 원시 거대미생물에 잡아먹혔으나, 죽지 않고 살아남았다. 유기물을 분해해서 에너지를 만들던 원시 거대미생물과 미생물은 이후 한 몸에서 공생하게 되었고, 잡아먹힌 미생물은 오늘날 미토콘드리아라는 이름으로 우리에게 알려져 있다. 리처드 도킨스는 책에서 언급하지 않았으나, 이 주장을 한 사람은 미국 생물학자 린 마굴리스(Lynn Margulis)다. 린 마굴리스의 이 이론은 '세포 내 공생설'이라고 불린다. 린 마굴리스의 이론은 처음에 학계에서 거부됐으나, 그가 끝까지 포기하지 않는 불굴의 의지를 보인 덕분에 끝내 학계의 인정을 받아냈다. 그가 쓴 몇 권의 책이 한국에도 소개되었는데, 그중에서 《공생자 행성》, 《마이크로 코스모스》를 흥미롭게 읽었다. 《마이크로 코스모스》는 첫 번째 남편 칼 세이건(Carl Sagan, 천문학자)과의 사이에서 난 아들 도리언 세이건(Dorian Sagan)과 같이 쓴 책이다.

우리가 폐로 들이마신 산소는 온몸의 세포들로 가고, 세포 안에서도 미토콘드리아로 간다. 산소는 미토콘드리아에 가서 뭘 하는가? 왜 산소가 필요한가? 알고 보니, 산소는 쉴 자리를 찾아 방황하는 전자를 위한 안식처였다. 전자? 어떤 전자를 말하는 것인가? 전자의 출처를 알려면 포도당으로 돌아가야 한다. 우리가 음식으로 먹은 그 포도당 말이다. 음식물 속의 당은 작은창자에서 흡수되어 간으로 갔다가 온몸의 세포들로 공급된다. 당은 세포 안에서 분해된다. 이것이 세포 호흡의 시작이다. 세포 호흡은 3단계로 진행된다. 1단계는 세포질에서 일어나는 '해당 과정'이며, 2단계(크렙스 회로)와 3단계(산화적 인산화)는 미토콘드리아 안에서 진행된다. 1, 2단계에서 포도당은 여러 가지 형태의 중간 물질을 만들어내며, 1, 2, 3단계 각각에서 일정한 양의 에너지를 생산한다. 이때 에너지는 '초미니 생체 배터리'인 ATP(아데노신 삼인산, adenosine triphosphate)다. ATP는 에너지가 충전된 배터리이고, 소모된 배터리는 ADP다. ATP는 P(인산기)가 3개이고, ADP는 P가 2개다. P를 추가하면 배터리가 충전되고, P를 내놓으면 배터리가 방전된다. ADP보다 더 방전된 상태인, P를 한 개 갖고 있는 AMP가 있기도 하다. 세포는 포도당 한 개에서 ATP를 32개 정도 생산한다. ATP는 세포 호흡 1단계(해당 과정)와 2단계(크렙스 회로)에서 각각 2개, 그리고 산화적 인산화 단계에서 28개 생산된다. 특히 미토콘드리아 내부에서의 ATP 생산 과정에서 맹활약을 하는 것이 포도당에서 나온 고에너지 전자다. 고에너지 전자는 1단계와 2단계에서 생산되는 물질(NADH, FADH$_2$)에 실려 3단계(산화적 인산화)로 투입되며, 3단계 세포 호흡은 미토콘드리아 안에 있는 막, 즉 내막에서 일어난다. 내막에는 호흡사슬 복합체(1, 3, 4)라는 단백질들이 있고, 고에너지 전자는 이들과 차례로 만나면서 에너지를 조금씩 내놓는다. 그 에너지로 산화적 인산화 단계에서 ATP 28개가 생산된다.

그러면 ATP 생산을 위해 에너지를 다 써버린 전자의 행선지는 무엇인가? 기운을 다 써버린 전자가 찾는 안식처가 바로 폐에서 들어온 산소다. 전자는 산소를 만나 물이 된다. 우리가 열심히 폐로 들이마신 산소는, 음식물에서 뽑아낸 전자가 맹활약을 해서 '초미니 생체 배터리'를 가득 채우고 난 뒤에 다가오면, '수고했어. 이제 내게 와서 쉬어' 하며 손을 잡아주는 역할을 한다.

우리가 호흡을 멈춰, 세포에 산소가 공급되지 않으면 어떻게 될까? 전자가 갈 곳이 없어, 미토콘드리아 내부에서 대혼란이 일어난다. 전자가 전달되지 않으면 세포 호흡 과정이 멈추게 되고, ATP를 생산하지 못하는 세포들은 죽는다. 세포가

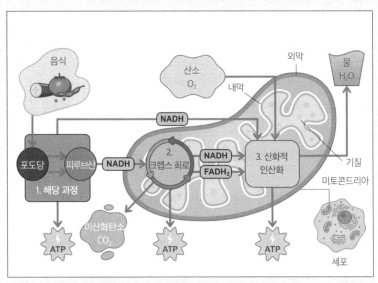

〔그림 1-6〕 세포 호흡은 해당 과정, 크렙스 회로, 산화적 인산화(전자 전달) 순으로 3단계에 걸쳐 진행된다. 해당 과정(1단계)은 세포 내부(세포질)에서, 크렙스 회로(2단계)와 산화적 인산화(3단계)는 세포소기관인 미토콘드리아에서 일어난다. 세포는 3단계 과정을 거치며 초미니 생체 배터리(ATP)와 건축자재를 많이 만들어낸다.

죽으면 생명이 끝난다. 산소가 들어가지 못하면, 다시 말해 우리가 숨을 못 쉬면 4분만 지나도 세포는 괴사하고 만다. 세포라는 장치가 끊임없는 산소 공급에 그토록 의존적이라니 흥미롭다.

일본 도요타 자동차는 '린 생산(Lean Production) 방식'으로 유명했다. 부품 재고를 많이 쌓아두지 않고 필요한 만큼 딱딱 가져다 쓰는 게 린 생산방식이다. 부품 재고 관리 비용이 줄어드는 장점이 있다. 도요타 자동차의 생산성을 끌어올려 주목받았다. 물론 안 좋을 때도 있다. 부품이 제때 공급되지 않으면 자동차 생산 라인이 멈춘다. 2020년 코로나19 팬데믹 때 그런 일이 일어났다. 우리 세포도 그와 같은 방식이다. 생명체는 산소가 공짜이고 무한히 공급된다는 가정하에 설계되었다. 그렇기에 산소 부품이 잠시만 끊겨도 우리 몸은 순식간에 위기로 치닫는다.

폐암 위험 요인

가족력 등 유전적 요인과 라돈, 석면, 미세먼지 노출 등 환경적 요인이 있다. 담배는 최대의 폐암 위험 요인(70%)으로, 간접흡연도 피해야 한다.

폐암 치료법

- 세포독성항암제: 정상세포와 암세포를 구분하지 않고 무차별 공격
- 표적치료제: 특정 유전자 돌연변이를 공격(EGFR, ALK 등)하는 약물이다. 타그리소, 렉라자 등이 있다.
- 면역항암제: 면역 체계를 활성화해 암세포를 공격하는 약물이다. 키트루다, 옵디보 등이 있다.

암 병기에 따른 특성과 치료법

암 병기는 TNM 분류법에 따라 구분된다.

- T(Tumor): 종양의 크기와 주변 침범 여부
- N(Node): 림프절 전이 여부
- M(Metastasis): 다른 장기로의 원격 전이 여부

폐암 병기는 1기~4기로 나뉜다.

병기	특성	치료법
1기	종양이 작고 림프절 전이 없음	수술(폐엽 절제술), 필요한 경우 방사선 치료
2기	폐문부 림프절까지 전이	수술 후 보조적 항암치료(수술 필수)
3기	림프절 전이가 진행됨(폐 주변, 종격동까지 확산)	수술+방사선 치료와 항암치료를 병행
4기	다른 장기로 전이된 상태	항암화학요법, 표적치료제, 면역항암제 중심

2장

대장암
올림픽 때마다
대장내시경과 친해지기

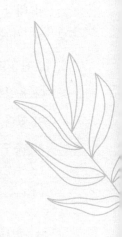

약간 불안했다. 지난 6월 대장내시경을 받으러 갈 때였다. 대장내시경 검사를 마지막으로 받은 해가 기억나지 않았다. 대장내시경 검사는 3~5년 간격으로 빼놓지 않고 받으면 된다. 대장암은 길목을 잘 지키면 막을 수 있다고 알려져 있다. 검사를 받아 대장 안에 '용종'이 생겼는지를 주시하고, 용종이 있으면 제거하면 그만이라는 게 국민 상식이다. 문제는 지난번에 언제 대장내시경 검진을 받았는지가 기억나지 않는다는 거다. 기억하기 쉽게 4년마다 올림픽이 열리는 해에 검사받으라는 사람이 있다. 여기에도 허점이 있다. 시간이 지나면 지난번에 받은 게 올림픽이 열렸던 해였는지, 축구 월드컵이 열린 해인지가 또 흐릿해진다. 어쨌든 나는 대장내시경 검진을 받은 지 5년이 더 된 것 같았다. 그사이 혹시 대장 안에 나쁜 게 생긴 건 아니겠지 하면서도 마음 한편이 묵직했다.

검사를 받으러 간 곳은 2차 병원이었다. 1차 병원은 동네 의원, 2차 병원은 진료 과목이 적어도 7개 이상인 준종합병원, 3차 병원은 최소 9개 과목 이상을 보유한 상급종합병원이다. 그동안은 다니던 회사를 통해 3차 병원에서 운영하는 대형 건강검진센터를 이용했다. 오래 다니던 회사를 나오니, 이제는 사비를 들여 대장내시경 검사를 받아야 했다. 계속 다니던 건강검진센터에 갈까 고민했으나, 3차 병원만 고집하지 말고 2차 병원도 잘하니 그곳으로 가라는 말들이 있었다. 마침 전공의 파업으로 한국 사람의 3차 병원, 즉 대학병원 선호가 지나치다는 언론 보도가 있었기에, 귀가 얇기도 하고 범생인 나는 '그래, 2차 병원에 가보자'라고 생각했다. 서울 은평구 연신내에 있는 병원에 가서 수면내시경 검사를 받았고, 며칠 뒤에 검사가 나왔다. 의사는 내시경 사진을 보여주며, 소장이 끝나고 대장이 시작되는 부위인 회맹부에 지방 덩어리가 있다고 했다. 꽤 컸다. 긴장했다. 40대 남자 의사는 별 거 아니라며, 3~5년 후에 보자고 했다. 나는 안심하고 다음번 내시경 검사 때까지 잊고 살기로 했다.

대장암 발병자 수는 2020년만 해도 폐암에 이어 2위였으나, 다음해인 2021년에는 1위(갑상선암 제외)를 기록했다. 발병자 수는 3만 2,751명이고 사망자 수는 9,348명이다. 사망자 수도 적지 않아, 폐암, 간암에 이어 세 번째로 중년 남성들을 위협하는 암이기도 하다.

50세 미만의 대장암 발병률에서는 한국이 세계 최고라는 해외

연구가 있었다. 2022년 미국 콜로라도대학교 의과대학 연구진이 해당 분야의 최상위 학술지 〈란셋 소화기내과학 및 간학The Lancet Gastroenterology & Hepatology〉에 발표한 논문이다.[1] 42개국 20~49세의 대장암 발생률을 조사했더니 한국이 10만 명당 12.9명으로 가장 높았다.

한국 언론은 이게 무슨 일이냐며 화들짝 놀라 야단법석을 피웠다.[2] 한국 의사들이 그게 아니라는 논문을 다음 해에 내놓아, 좀 진정되기는 했다. "그때는 맞고 지금은 틀리다: 한국의 조기 발병 대장암"이라는 제목의 논문을 서울대병원 대장항문외과 정승용 교수 등이 발표했다.[3] 정승용 교수 등은 "국제암연구소의 최근 추정에서도 한국은 20~49세 남성, 여성, 남녀 모두에서 각각 8위, 17위, 9위의 대장암 발병률을 기록했다"라며 "한국의 조기 대장암 발병률은 세계적으로 높으나 발생률과 증가율이 가장 높다는 주장은 현재 상황을 적절하게 설명하지 못한다"라고 말했다.

특정 암 발병률 세계 1위라는 불명예를 벗어나려는 노력을 한국 의사들이 한 것으로 보인다. 한국인의 대장에 무슨 일이 일어나고 있는 것일까? 왜 대장암이 이렇게 증가하는 것인가?

대장으로 가는 혈관을 보면,
수술법이 보인다

손경모 양산부산대병원 교수(대장항문외과) 연구실에서 대장과, 대장을 연결하는 혈관 망 그림을 보는 순간, 입이 다물어지지 않았다. 우아하다. 대장과 주변의 혈관 네트워크를 보는 건 처음이다. 손경

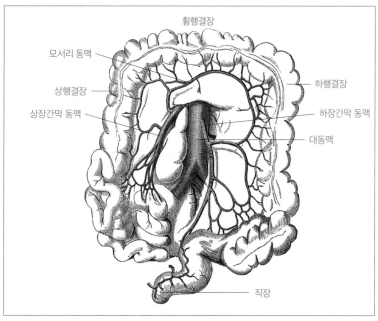

[그림 2-1] 대장과, 대장 주변 혈관의 해부학적 구조. 대장과 소장에 혈관을 통해 피가 공급되는 길이 훤하게 보인다. 상장간막 동맥과 하장간막 동맥이 대동맥에서 뻗어 나왔다는 걸 먼저 확인하자. 상장간막 동맥은 상행결장과 하행결장, 소장에 연결되어 있고, 하장간막 동맥은 하행결장에 영양분을 공급한다. 환자의 혈관이 대장 및 소장에 어떻게 연결되어 있는지를 수술하기 전에 잘 살펴야 한다고 손경모 교수는 말했다. 아주 드물지만 기형적인 구조를 가진 사람이 있다.

모 교수는 2023년 대한외과학회 학술대회에서 '최고 연구자상'을 받았고, 같은 해 대한대장항문학회에서는 최우수 연구상을 받기도 했다. 그가 내게 슬라이드를 보여주며 "대장으로 가는 혈관은 두 가닥이다. 대장을 먹여 살리는 동맥들이다"라고 말했다.

심장에서 내려온 대동맥(하행대동맥)이 있고, 거기에서 대장으로 동맥 두 가닥이 나간다. 상·하장간막 동맥이다. 상장간막 동맥이 먼저 갈라져 나왔고, 거기에서부터 10cm쯤 아래쪽에 하장간막 동맥이 가지 쳐서 나왔다.[4] 상장간막 동맥은 몸의 오른쪽으로, 하장간막 동맥은 몸의 왼쪽으로 뻗어 있다(그림에서 보면 반대다. 상장간막 동맥은 왼쪽, 하장간막 동맥은 오른쪽으로 연결되어 있다.). 상장간막 동맥은 소장(작은창자)과 오른쪽 대장(상행결장), 가운데 대장(횡행결장)을 먹여 살린다. 하장간막 동맥은 왼쪽 대장(하행결장)에 물질을 공급한다.

손경모 교수는 하행결장에서 대장암의 60~70%가 생긴다고 말했다. 암이 있으면 대장 일부를 잘라내야 하는데, 이에 앞서 하는 작업 중 하나는 그쪽으로 연결된 동맥을 절단하는 것이다. 하행결장에 암이 있으면 일반적으로 하장간막 동맥을 절단한다. 절단하는 이유는 하행결장에 자리 잡은 암세포가 혈관을 통해 다른 곳으로 전이하는 것을 막기 위해서다.

그런데 궁금한 점이 있다. 하장간막 동맥을 잘라버리면 하행결장에 가는 영양분 공급이 끊길 텐데, 혈액 공급이 되지 않으면 괴사하지 않을까? 또 상장간막 동맥을 잘라버리면, 상행결장과 작은창자에 영양분이 공급되지 않는 건 아닐까? 그게 아니다. 손경모 교수가 대장 혈관 배치 그림을 자세히 보라고 한다. 살펴보니, 굵은 동맥 말고 대장을 따라 나란히 가는 동맥들이 있다. 모서리 동맥marginal artery이다. 모서리 동맥들은 대장 한쪽에서 다른 쪽 끝까지 모두 연결되어 있다. 다시 말해, 상장간막 동맥을 통해 혈액이 들어가든지 혹은 하장간막 동맥을 따라 접근하든지, 끝까지 가다 보면 모서리 동맥 어딘가에서 서로 만난다. 그러니 한쪽 장간막 동맥을 끊어내도 다른 장간막 동맥에서 흘러들어온 혈액이 반대편 대장까지 흘러갈 수 있다. 물론 모서리 동맥으로 혈액이 얼마나 잘 흘러가는지를 살펴봐야 한다. 별 문제가 없는 게 일반적이다.

암이 있는 대장 쪽을 충분히 잘라내고 봉합했는데 며칠 지나 보면 썩어버린 경우가 아주 가끔 있다. 대장암 수술하는 의사들은 한두 번은 이런 경우를 경험한다. 손경모 교수가 보여주는 사진 속 대장은 괴사했는데, 그가 10여 년 전 수술한 70대 남자였다. 환자는 사망할 뻔했지만, 재수술을 해서 대장을 모두 절단해 살 수 있었다. 손경모 교수는 "대장암 수술한 사람 100명 중 1명은 사망할 수 있다"라고 말했다. 1% 사망자는 대부분 장 괴사가 원인이다.

그는 "뼈아픈 경험을 하고 대장 혈관에 대해 관심을 갖게 되었다"라고 말했다. 아픈 경험이 그를 성장시켰다. 의학 교과서에 따르면, 하행결장에 암이 생기면 하장간막 동맥을 잘라야 제대로 된 암 수술이고, 그렇게 해도 상장간막 동맥 쪽에서 상행결장으로 흘러들어간 피가 하행결장 쪽으로 흘러가기에 별 문제가 없다. 실제로 그럴까? 연구를 해보니, 꼭 그렇지는 않았다.

혈관겸자라는 수술 도구가 있다. 혈관을 눌러 지혈하거나 혈관을 집을 때 사용한다. 손 교수는 이 도구로 대동맥에서 나가는 하장간 막 동맥을 눌러 피를 차단했다. 그리고 환자의 대장 모서리 동맥 여러 곳의 혈압을 측정했다. 혈관겸자로 하장간막 동맥을 끊어버린 것과 같은 상황을 만들어놓고, 의학 교과서에 나오는 대로 피가 반대편 상행결장 쪽 모서리 동맥에 잘 공급되는지를 확인했다. 대부분 환자는 괜찮았으나, 13%는 그렇지 않았다. 혈압이 정상보다 30% 이상 떨어지는 것으로 나왔다. 그는 결과를 보고 놀랐다.

혈액 순환이 원활하지 않아 생기는 합병증에는 대장 괴사, 연결한 대장 부위가 새는 문합부 누출, 혹은 대장이 오그라드는 협착 등이 있다. 어쨌든 많은 연구에서 수술 합병증이 생기는 확률은 10~15%로 밝혀졌다. 이 수치는 하장간막 동맥을 막아놓고 측정한 모서리 동맥에서 혈압이 낮게 나오는 확률 13%와 얼추 비슷하다. 손경모 교수는 "이걸 보고 혈류를 좋게 만들면 수술 후 합병증 발생 확률이 줄어들지 않을까 생각했다"라고 말했다.

지금까지는 왼쪽의 하행결장에 암이 생긴 경우에 대해 설명했다. 이번에는 상행결장에 암이 생긴 경우를 살펴보자. 상행결장으로 가는 상장간막 동맥은 혈관 네트워크가 대단히 크다. 굵고 가지도 많다. 손경모 교수는 "상행결장에 암이 생기면 암 부위를 잘라낼 때 혈류 걱정은 하지 않는다"라고 말했다. 10명을 연구하면 10명 다 혈류가 좋다. 그런데 손 교수는 2년 전 기형적인 혈관 네트워크를 가진 60대 여자 환자를 봤다.

상행결장에 피를 보내는 상장간막 동맥은 대장뿐 아니라 소장에도 혈관이 연결되어 있다. 60대 여성 환자는 대장으로 가는 혈관은 다른 사람처럼 잘 발달해 있으나, 소장으로 가는 상장간막 동맥 절반이 없었다. 소장은 어떻게 먹고 살았을까? 대장으로 가는 혈관이 소장과도 연결되어 있는 만큼 그곳을 통해 물질을 공급받았다. 이걸 모르고 상행결장에 암이 있다고 해서 이쪽으로 가는 상장간막 동맥을 잘라내는 표준적인 수술을 했다면 그 환자의 소장은 썩어버리고 말았을 것이다. 대장으로부터 영양을 공급받는 루트가 끊어지기 때문이다. 손 교수는 "상행결장만 천 명 넘게 수술했는데, 이런 기형적인 혈관 구조를 가진 환자는 처음이었다. 환자의 삶과 죽음이 뒤바뀔 수 있었다"라며 "따라서 환자 맞춤형 치료precision medicine가 중요하다"라고 말했다. 이 여성은 내가 손 교수를 취재하기 며칠 전에도 건강한 모습으로 찾아와 외래 진료를 받고 갔다.

손경모 교수는 "합병증 위험을 해부학적으로 타고난 사람이 있다. 외과 의사는 그런 위험을 사전에 찾아내 안전하게 수술해야 한다. '13%의 위험한 환자를 의사가 어떻게 찾아낼 것이냐'는 중요한 과제다"라고 말했다. 그는 이어 "지금까지 대장암 수술을 5,000건 이상 했다. 5,000건 했으면 경험이 적지 않다. 그런데도 혈액 순환이 안 되는 대장을 눈으로 구분해내는 데 때로 어려움이 있다. 그렇기 때문에 수술 후 피가 공급되지 않고 있는 장을 절제하지 않고 남기는 잘못된 선택을 할 수 있다"라고 말했다.

그가 2014년에 치료한 환자는 동맥경화증이 심해 상장간막 동맥이 막혀 있었다. 그가 컴퓨터 모니터에 영상을 띄우고 보여주는데, 심장에서 내려온 대동맥 곳곳에 흰색 부분이 있다. 칼슘이 쌓인 것이고, 동맥경화증이라고 했다. 상장간막 동맥이 막혀 있으니, 이 환자의 장을 먹여 살리는 건 다른 동맥, 즉 하장간막 동맥이다. 하장간막 동맥을 찾아보니, 정상보다 굵다. 손경모 교수는 "아버지가 실직해서 어머니가 먹여 살리는 상황이라고 보면 된다"라고 설명했다. 동맥경화증으로 상장간막 동맥이 서서히 막혀오자, 우리 몸이 자구책을 마련해, 하장간막 동맥 쪽으로 피를 많이 보내기 시작했다. 즉

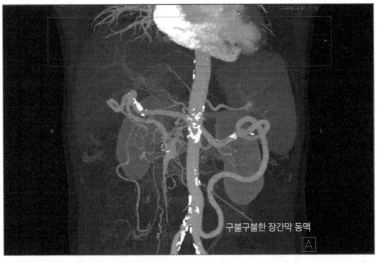

〔그림 2-2〕 동맥경화증이 심한 환자의 복부 사진. 흰색으로 보이는 게 칼슘이 쌓여 있는 것이다. 대동맥에서, 사진에서 보면 왼쪽으로 가는 상장간막 동맥이 막혀 있다. 한편 대동맥에서 오른쪽으로 가는 하장간막 동맥은 비정상적으로 굵다. 다른 쪽이 막히니, 이쪽으로 피를 많이 공급할 수 있게 몸이 적응했다. ⓒ 손경모 교수

혈관을 부풀렸다.

이 환자는 대장암이 구불결장(S자 결장)에 있었다. 직장으로 이어지는 결장이 구불결장이다. 교과서적인 수술법에 따르면 하행결장을 제거해야 하고, 이를 위해서는 하장간막 동맥을 끊어야 한다. 손 교수는 "그렇게 했다면 이 사람의 소장과 대장은 모두 썩어버렸을 거다. 상장간막 동맥이 막혀 있는데, 하장간막 동맥까지 끊으면 혈액 공급 루트가 전부 차단되기 때문이다"라고 말했다. 그가 하장간막 동맥을 자르지 않고 보존했기에 환자는 수술 후 합병증을 피할 수 있었다.

최근 고령 환자가 급증하면서 동맥경화증도 늘어나고 있다. 대장암은 노인에게 발병하는 대표적인 질환이고, 노인은 동맥경화를 갖고 있을 가능성이 적지 않다. 앞으로 대장암 수술 후 합병증 확률이 13% 이상으로 올라갈 수 있다. 수술 전에 CT 등 영상을 찍어 대장 주변 혈관 상태를 잘 살피면 되지 않을까? 수술 전에 CT를 찍어서 평가할 수는 있으나, 세심하게 살피기가 쉽지 않다고 했다. 이들을 대상으로 CT를 찍는 이유는 혈관 평가를 위해서가 아니라, 암이 어디까지 퍼졌는지를 보는 것이 주요 목적이기 때문이다. CT로 혈관을 보는 것을 CT 혈관조영술이라고 한다. 양산부산대병원에도 CT 혈관조영술 장비가 있다. 하지만 CT 혈관조영술은 건강보험 적용 대상이 아니라서 촬영 비용을 환자가 부담해야 한다. 적극적으로 권할 수 없다.

외과가 선장이라면
혈액종양내과는 코디네이터다

서울대병원 혈액종양내과 한세원 교수는 대장암을 약으로 치료한다. 서울대학교 의과대학을 나왔고, 대장암에 집중한 지 10년이 넘었다. 그가 혈액종양내과에서도 대장암을 전공한 이유는 환자 수는 늘고 있으나, 대장암에 집중하겠다는 사람은 딱히 서울대병원에 없었기 때문이다. 선배 교수들도 대장암 진료를 많이 했으나, 대장암만 보는 의사는 서울대병원에서 한세원 교수가 처음이다.

한세원 교수는 "대장암센터에서 외과가 선장이라면 혈액종양내과는 코디네이터라고 할 수 있다"라고 말했다. 항암치료를 하다가 반응이 좋으면 어느 시점에서 수술을 받고, 어느 시점에는 방사선 치료를 받도록 하는 게 코디네이터의 역할이다. 코디네이터 역할을 혈액종양내과 의사가 하는 건, 다른 진료 과에 비해 환자를 자주 보게 되고 항암치료 반응에 따라서 환자에 대한 치료 계획이 바뀔 수 있기 때문이다.

혈액종양내과의 항암치료 대상은 수술이 불가능한 환자와, 수술을 전후해 약물 치료를 하는 사람이다. 혈액종양내과 의사는 항암치료를 하면서 환자를 2~3주마다 본다. 항암치료가 1회성이 아니기 때문이다. 반면 수술하는 외과 의사는 수술이 잘 되면 환자를 자주 볼 필요가 없다. 물론 재수술하는 경우가 있기는 하다. 한세원 교수는 "대장암 환자의 항암치료 반응에 따라 암 덩어리가 작아지면 수술할 수 있는 경우가 있다. 이렇듯 적절한 시점을 봐서 어느 과에서 어떤 치료를 받아야 할지를 교통정리하는 것도 혈액종양내과의 일이다"라고 말했다.

서울대병원 대장암센터 의사들은 매주 금요일 점심 때 만난다. 암병원 1층의 '협진실'에 모여 환자 치료를 위한 모임을 갖는다. 혈액종양내과 교수 2명, 대장항문외과 교수 3~4명, 방사선과 종양학과 교수 1~2명, 영상의학과 교수 3~4명, 그리고 필요에 따라 병리과 교수가 온다. 모이면 '항암 약물 치료'와 '방사선 치료', '수술 치료'를 언제 어떻게 하느냐를 주로 얘기한다.

한세원 교수에게 대장암 극복을 위한 현재 모습이 어떤지 물었다. 한 교수는 나의 질문에 "대장암은 암흑기라면 암흑기"라고 말했다. 신약이 쏟아지고 있는 폐암, 유방암에 비교하면 답보 상태라는 것이다. 그는 "대장암 신약이 지난 몇 년간 나오지 않았다. 답답하다"라며 "서울대병원도 임상시험을 많이 하고 있으나 (의사들이) 더 열심히 연구해야 한다"라고 말했다(한세원 교수를 만난 이후인 2023년 말과 2024년에 미국 FDA가 새로운 대장암 치료제 2가지를 승인했다. 미국 FDA는 2023년 11월에는 프루킨티닙(제품명 프루자클라)을, 2024년 여름에는 아다그라십을 승인했다).[5] 암을 일으키는 유전자 돌연변이가 같아도, 폐암이나 흑색종에 효과적인 약이 대장암에서는 치료 효과가 떨어지는 경우가 많다. 한세원 교수는 "그 이유는 정확히 규명되지 않았다. 대장암이 유전자이상이나 종양 미세환경이 더 복잡해서 신약 개발이 어려운 게 아닌가 싶다"라고 말했다. 종양 미세환경은 암세포를 둘러싼 환경을 말한다. 암세포는 이 공간에서 주변 세포들(혈관내피세포, 암 관련 섬유아세포, 지방세포, 면역세포 등)과 상호작용한다.

한세원 교수는 "대장암 치료는 작전을 잘 짜야 한다"고 말했다. 대장암 치료는 크게 3가지 방법으로 접근한다. 한세원 교수는 "외과적인 수술이 제일 중요하다"라고 말했다. 외과 수술 다음으로 항암화학요법과 방사선 치료가 중요하며, 그가 하는 일이 항암화학요법이다. 항암화학요법은 암이 많이 퍼진 4기 환자를 대상으로 하거나, 수술 뒤 재발률을 줄이기 위해 사용한다. 대한위대장내시경학회 웹사이트에서 볼 수 있는 대장암 병기 구분에 따르면, 대장암이 점막층에 국한되어 있으면 0기, 점막하층을 침범한 경우는 1기, 근육층과 장막층을 침범한 경우는 2기, 4개 층(점막, 점막하층, 근육층, 장막층)을 다 뚫고 내려가 림프절을 침범하면 3기, 대장에서 멀리 떨어진 폐와 간 등의 장기로 다 퍼진 경우는 4기다([그림 2-3] 참고).[6]

대장암 1기는 대장내시경으로 치료한다. 소화기내과 의사가 내시경을 보면서 암의 싹을 잘라낸다. 내과 의사가 하는 것은 '시술'이라고 한다. 대장암 2, 3기는 외과 의사가 '수술'한다. 수술 뒤에는 재발률을 낮추기 위해 항암치료를 하는데, 이는 혈액종양내과의 몫이다. 4기의 경우 수술할 수 없으면 항암치료만 계속한다. 항암치료를 하다가 반응이 좋으면, 전이된 장기의 암 크기가 줄어든다. 이런 경우 전이된 암을 제거하는 수술을 할 수 있다. 대장에서는 암이 간이나 폐로 잘 전이하는데, 항암치료로 간암 혹은 폐암을 수술할 수 있게 되면 외과로 환자를 연결해준다. 한세원 교수는 "아무리 노력해도 암으로

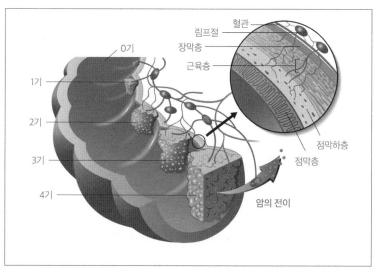

〔그림 2-3〕 대장암의 진행을 보여주는 그림. 대장암은 점막층에 생긴 용종에서 시작하고(0기), 용종이 커져 점막하층을 침범하면 1기다. 종양이 근육층과 그 아래의 장막층까지 침범하면 2기다. 장막층까지 뚫고 내려가 림프절까지 가면 3기, 멀리 있는 장기까지 가면 4기다. 대장암은 단계마다 작용하는 유전자 돌연변이가 있는, 교과서적인 진행을 보인다.

고통받고 돌아가신다. 마지막 케어를 잘 해드려야 하는데, 요새는 서울대병원에도 완화의료에 집중하는 선생님이 있다.[7] 그쪽에서 상담하고 마지막 호스피스 케어는 서울대병원 밖의 협력 호스피스 병원에서 받도록 하고 있다"라고 말했다.

한세원 교수에 따르면, 대장암에서는 APC 유전자와 P53 유전자 변이가 가장 흔하다. 대장암 환자의 80~90%에서 세포 내 APC 유전자 돌연변이가, 환자의 70~80%에서 P53 유전자 돌연변이가 발견된다. APC 유전자가 고장 나면 대장암의 출발 신호인 용종(폴립)

이 나타난다. 대장 점막에 있는 내피세포가 과도하게 활성화되고, 비정상적으로 분열한 것이다. 그런데 APC나 P53 유전자 돌연변이를 공략하는 대장암 치료제가 없다. 두 유전자 모두 '종양억제 유전자'이기 때문이다. '종양억제 유전자'는 '종양유발 유전자'와 함께 암을 일으키는 유전자다. '종양유발 유전자Oncogene'가 돌연변이를 일으키면 암이 되는데, 이 경우는 비교적 대처하기 쉽다. 유전자를 망가뜨려 버리면 '종양 유발'이라는 고유의 기능을 발휘하지 못해, 암을 일으키지 못한다. 지금까지 개발된 표적치료제 대부분은 종양유발 유전자를 겨냥한다. 반면에 '종양억제 유전자Tumor suppressor gene'가 고장 나 암이 발생하면 공략하기가 어렵다. 유전자를 무력화하는 방식으로는 문제를 해결할 수 없다. 유전자를 정상으로 돌려놔야 암을 억제하는 고유의 기능을 하는데, 유전자 원상 복구는 쉽지 않다.

종양억제 유전자에 대해 추가로 설명하면 다음과 같다. APC는 β-카테닌이라는 단백질 분해를 조절한다. 정상적인 상태에서 APC는 다른 단백질과 복합체를 이뤄, 세포 내 β-카테닌 수준을 낮게 유지하여 관련 세포 신호Wnt가 과도하게 활성화하는 것을 막는다. 하지만 APC 유전자가 돌연변이를 일으키면 β-카테닌이 세포 안에 지나치게 많이 축적되고, 그 결과 세포 증식을 촉진하는 유전자들이 활성화한다. 그러면 암 발생 위험이 올라간다. 또한 APC는 정상적으로 대장상피세포가 분화하지 않으면 세포 사멸을 유도하는 일을 한다. 이 기능 역시 돌연변이로 인해 제대로 작동하지 않으면 불량 세포를 제거하지 못해, 암세포가 발생할 수 있다. P53 유전자는 '유전체 수호자'라는 엄청난 이름을 갖고 있는 종양억제 유전자다. P53는 학자들에게 주목받는 유전자여서 P53 유전자에 관한 연구가 많이 이루어졌다. P53은 암으로 가는 마지막 길을 지키는 유전자로, 이것이 무너지면 세포는 암화한다고 알려져 있다. 예컨대, 복사본인 딸세포가 모세포와 정확하게 똑같이 만들어졌는지를 확인해서 그렇지 않은 경우 세포 분열이 더 이상 진행하지 못하도록 멈춰 세우는 것이 P53이 하는 일 중 하나다.

이와 달리 RAS는 종양유발 유전자다. 대장암 4기 환자는 RAS 유전자K-RAS, N-RAS 돌연변이가 있는지를 확인하기 위해 유전자 검사를 한다. RAS 유전자 변이가 한국인 대장암 환자의 약 40%에서 발견되며, RAS 돌연변이 중에서도 K-RAS 돌연변이가 가장 많다. 한세원 교수는 "RAS 유전자 돌연변이 검사를 하는 이유는 대장암 치료제인 세툭시맙(제품명 얼비툭스)을 쓸 수 있는지 알기 위해서다"라고 말했다. 유전자 검사 결과 RAS 유전자 돌연변이가 없는 사람, 즉 'RAS 정상형wild type'인 경우에 세툭시맙을 쓴다. RAS 유전자 변이가 있는 나머지 40%의 환자는 세툭시맙이 효과가 없으므로, 다른 표적치료제(베바시주맙)를 사용한다. 약물 이름에서 '맙mab'은 특정 표적 단백질을 결합하도록 설계된 약물을 뜻한다.

세툭시맙 혹은 베바시주맙으로 항암치료를 시작하고 6개월~1년이 지나면 이들 1차 치료제가 듣지 않는다. 내성이 생긴 거다. 환자의 대장암 세포 유전자에 추가적으로 돌연변이가 생기면 2차 치료에 들어간다. 2차 치료에 쓰는 표적치료제는 1차 치료제로 뭘 사용했는지에 따라 달라진다. 1차 치료 때 세툭시맙을 쓴 사람에게는 베바시주맙을 쓴다. 베바시주맙을 1차 치료 때 쓴 사람은 애플리버셉트(대장암 치료 약물)를 쓸 수 있다. 2차 치료도 6개월 정도 하면 효과가 사라진다. 3차 치료에 들어가야 한다. 3차 치료에 사용하는 항암제는 레고라페닙(표적치료제)+트리플루리딘/티피라실(세포독성항암제)이다.

대장암 유전자 검사에서 볼 수 있는, RAS 유전자 외에 다른 바이오마커들이 있다. '미세부수체 불안정MSI-H'이 그중 하나다. '미세부수체 불안정'으로 분류되는 사람은 전체 환자의 5%다. '미세부수체'는 유전자에 있는 특정 부위를 가리킨다. 1~6개 정도의 짧은 DNA 염기서열이 반복된다. 염기서열은 4가지 문자(A, T, C, G)로 표현되는데, 이 중 C(시토신)와 A(아데닌)가 반복될 수 있다. 이 경우 CACACACACACA와 같은 염기서열이 가능하다. 미세부수체가 생기는 이유는 종양세포에서 DNA 복제 오류가 일어나기 때문이다. '미세부수체 불안정'에 해당하는 경우에는 면역항암제가 잘 듣는다. 면역항암제는 면역세포, 즉 T세포의 활성화를 높여 암을 죽이는 약이다. 돌연변이가 많기에 '이 세포는 이상하군'이라고 면역세포가 생각하기 쉽고, 그 결과 암세포를 공격할 수 있다. 효과가 좋은 대표적인 면역항암제가 펨브롤리주맙(성분명. 상품명은 키트루다)이다.

'미세부수체 불안정'이 아닌 사람은 '미세부수체 안정MSS'이다. 전체 대장암 환자의 95%가 미세부수체 안정 인데, 이들을 위한 면역항암제가 없다. 한 교수는 "미세부수체 안정에 속하는 환자들에게 쓸 면역항암제 치료법을 개발해야 한다"라고 말했다.

어떻게 하면 항암치료를 필요로 하는
사람만을 골라낼 수 있는가

지금까지 대장암 4기 환자의 치료에 대해 이야기했다. 이제 대장암 2, 3기 환자의 항암치료에 관해 알아보도록 하자. 한세원 교수에 따르면 수술을 받은 2, 3기 환자도 항암치료를 하는데, 이들에 대한 항암치료는 보조 항암요법이라고 한다. 즉 수술치료에 대한 보조 수단으로 항암치료를 한다. 한세원 교수는 "2, 3기 환자 대상 항암치료의 화두는 어떻게 하면 항암치료를 필요로 하는 사람만을 골라낼 수 있는가다"라고 말했다. 그는 이어 "3기 대장암 환자의 대략 50%는 수술만으로도 완치되고, 나머지 20~30%는 수술 후 보조 항암치료 효과로 인해 재발하지 않는다. 이들을 제외하면, 뭘 해도 재발하는 환자가 전체의 20~30%다"라고 말했다.

항암 약물 치료는 부작용으로 인해 대단히 힘들다. 머리카락이 빠지고 구토를 하고, 손발 끝이 저리다. 그런 만큼 항암치료로 재발률을 낮출 수 있는 사람만을 대상으로 하는 것이 좋다. 그런데 가려내기가 쉽지 않다.

대장암은 결장암과 직장암으로 구분할 수 있다. 대장 중에서 항문에 가까운 부분은 직장이고, 직장을 제외한 나머지 대장, 즉 알파

벳 U자를 엎어놓은 모양이 결장이다. 한국인의 경우 두 암의 발생이 반반으로 비슷했으나 지난 10여 년 새 결장암이 늘고 있다. 결장암 환자의 경우, 수술 후 '재발 고위험 환자'를 찾아내는 방법이 '순환종양 DNActDNA, circulating tumor DNA' 검사다. ctDNA는 핏속을 돌아다니는 암유전자 조각이다. 암세포가 배출하는 유전물질이다. ctDNA는 '미세잔존암' 유무를 판별하는 데 유용하다. 미세잔존암은 눈으로 보이지 않는 아주 작은 종양이다. 눈에 보이는 암은 수술을 통해 제거했더라도 미세잔존암이 남을 수 있는데. 이것이 ctDNA를 내놓는다. 4기 대장암 환자 혈액에서는 ctDNA가 많이 나온다. 수술을 한 3기 환자인데도 혈액 검사에서 ctDNA가 나올 수 있다. 미세잔존암이 나온다는 건, 암이 몸속 어딘가에 숨어 있음을 의미한다. 수술로 대장암 덩어리를 제거했지만, 의사가 확인 못 한 게 남아 있는 것이다. 이런 환자에 대해 선택적으로 항암치료를 한다거나, 항암치료를 기존보다 세게 하는 것이 상식이다. 이런 '상식'이 옳은지 확인하는 연구를 여러 나라가 하고 있다. 한 교수 설명을 옮겨본다.

"미국과 일본 등에서 대규모 임상시험을 하고 있다. ctDNA가 나오면 수술한 대장암 3기 환자에게 보조 항암치료를 해야 하는지를 확인하기 위한 연구다. 한국도 이 임상시험을 시작했다. 내가 책임연구자다. 국립암센터의 5년 과제다. 서울대병원 등 9개 병원이 참여하고 있다."

한세원 교수가 참여하고 있는 신약 개발을 위한 임상시험은 얼마나 될까? 한 교수는 "기관 책임자로 참여하는 연구가 10여 개이고,

공동연구자로 참여하는 연구는 수십 개"라고만 말했다. 초기 임상, 즉 임상 1상 시험을 많이 진행한다. 한 교수는 "요즘 임상시험은 전과 달라졌다. 하나의 임상시험 안에서 (제약사가 갖고 있는) 여러 가지 의학적인 질문에 답을 찾고 싶어 한다"라고 말했다. 전에는 한 가지 약을 가지고 약 용량을 늘려가면서 결론을 내고, 이후 다음 단계로 넘어갔다. 하지만 요즘은 하나로 시작해서 이후 다른 약물과 조합하고, 조합 약물로 복합 치료도 해본다. 다양한 시험을 해서 신약 개발에 걸리는 시간을 줄이려고 한다. 여러 약을 섞어서 쓰는 연구들이 진행되고 있고, 대장암이라는 하나의 암에서도 다양한 유전자 돌연변이를 대상으로 시험을 하는 '우산 연구umbrella study'가 진행되고 있다. 한 교수는 "임상 1상→임상 2상→임상 3상 패턴으로 진행되는 임상시험은 옛날 얘기다"라고 말했다.

대장암을 수술로 치료하는 외과 의사를 다시 만나보자.

의료계의 혁명,
로봇 수술의 시대

같은 병원에 근무하는 최규석 교수의 추천으로 박준석 칠곡경북대병원 교수(대장항문외과)를 만났다. 박준석 교수는 대장암을 수술로 치료하는 외과 의사다.

박준석 교수를 만나려고 동대구역에서 내려 지하철을 탔고, 다시

3호선 도시 철도로 갈아탔다. 동대구역을 출발한 지 1시간 정도 지나 칠곡경북대병원에 도착했다. 대장항문외과 외래 진료실은 그가 환자와 만나는 장소다. 외래 진료실 입구의 한쪽에 '국소진행성 대장암 임상연구 참여자 모집'이라고 쓰인 안내문이 있다. 국소진행성 대장암은 대장암 병기 2기, 3기를 가리킨다.

박준석 교수는 알고 보니 중앙대학교 의과대학 출신이다. 2012년부터 경북대병원에서 일하기 시작했다. 대구 경북에 연고가 있는지를 물었더니 없다고 했다. 의사가 되기 위해 의대 6년→수련의(인턴)→전공의(레지던트)→전임의(펠로우)를 거치는 동안 서울에서 내내 살았다.

박준석 교수가 서울을 떠나 경북으로 온 건 수술할 환자를 찾아서다. 서울의 대형병원으로 의사나 환자가 몰리는 게 대한민국의 현주소다. 그런데 그는 그 흐름을 거스르고, 지방으로 갔다. 예외적인 일이다. 박 교수는 "외과 의사에게는 수술을 하는 게 중요하다"라고 말했다. 경북대병원은 대장암 수술 기회가 많기에 찾아왔다. 외과 의사는 수술을 많이 할수록 수술 숙련도가 올라간다. 박 교수는 "이곳에 위대한 서전(surgeon, 외과 의사)이 있고, 굉장히 수술을 잘 하신다. 견문도 넓힐 겸해서 대구에 왔다"라고 말했다. 위대한 외과 의사란 최규석 교수를 가리킨다.

박 교수는 "대구에 와서 제일 좋은 건 로봇 수술을 배운 거다"라고 말했다. 2010년까지만 해도 한국에서는 로봇 수술을 많이 하지 않았다. 최규석 교수가 이끄는 경북대병원 대장항문외과는 선도적으로 로봇 수술을 했다. 이전에는 복강경 수술로 했다. 복강경 수술과 로봇 수술은 어떻게 다를까? 박 교수 이야기를 옮겨 본다. "옛날에는 배를 열고 개복 수술을 했다. 지금은 배를 열지 않고 배에 구멍 3~4개를 뚫는다. 가위나 젓가락 같은 것이 구멍을 통해 들어가고, 내시경을 보면서 수술하는 게 복강경 수술이다. 배에 뚫는 구멍 수는 사람마다 다르다. 어떤 사람은 2개 뚫고, 어떤 사람은 4개를 뚫는다. 최근에는 미국에서 수술로봇이 개발되면서 수술 방식이 더 정교해졌다. 로봇은 사람 손목처럼 부드럽게 움직이고, 3차원 화면을 보여준다. 시야가 내시경으로 보는 것과 다르다. 로봇 수술이 10배 이

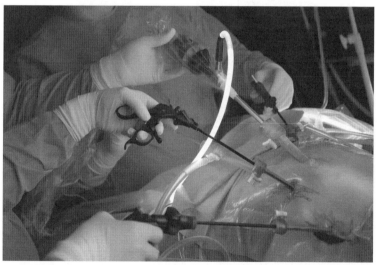

[그림 2-4] 복강경 수술 이미지. 투관침으로 배에 구멍 몇 개를 뚫고, 투관침 안의 구멍을 통해 수술 도구를 집어넣는다. 수술 도구를 움직이며 대장암 수술을 한다. 위의 사진에는 4개의 투관침이 배에 들어가 있고, 수술 도구들이 그곳을 통해 복부 안으로 들어간 걸 알 수 있다.

상 잘 보인다."

어느 회사 로봇 수술기를 쓰느냐고 물었더니. 미국 업체인 인튜이티브 서지컬Intuitive Surgical 한 곳밖에 로봇 수술기를 만드는 곳이 없다고 했다. 인튜이티브 서지컬은 캘리포니아의 실리콘밸리 한복판에 있다. 로봇 수술을 할 때 환자는 침대에 누워 있고, 의사는 수

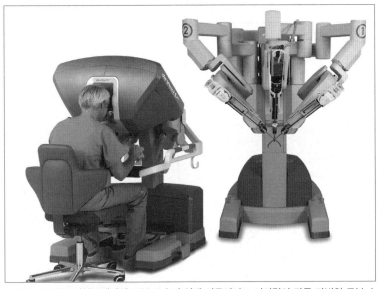

〔그림 2-5〕 미국 실리콘밸리의 로봇 수술기 업체 인튜이티브 서지컬이 만든 다빈치 로봇 수술 시스템. 의사는 콘솔 박스에 앉아서 수술한다. 인튜이티브 서지컬 창업자는 미국 산부인과 의사인 프레데릭 몰(Frederic Moll, 1952년생)이다. 복잡한 수술 절차의 부작용을 줄이는, 정밀하면서도 덜 침습적인 방법을 찾았다. 그는 1995년 회사를 설립해 원격조종 기술과 3D 시각화를 수술 분야에 접목시켰고, 다빈치 수술 시스템은 2000년에 FDA 승인을 받았다. 프레데릭 몰은 의료 기술 산업에서 창업가 정신의 상징이 되었다. 그는 2002년 인튜이티브 서지컬을 떠난 이후에도 여러 의료 기술 회사를 설립해, 혁신을 계속하고 있다. 최근에는 폐암을 더 빠르고 정확하게 진단하기 위한 로봇 보조 내시경(monach system)을 개발했다.
ⓒ https://www.fool.com

술방 한쪽에 있는 콘솔 박스에 앉아 조이스틱을 갖고 모니터를 보며 게임하듯이 수술한다.

로봇 수술의 장점은 무엇일까? 박 교수는 "대장암도 그렇지만 특히 전립선암은 로봇이 없으면 수술하지 못한다"라고 말했다. 그 이유는 골반 수술이 제일 어렵기 때문이다. 골반이 있으면 그 위에서 아래로 대장이 지나간다. 좁은 공간에 있는 암 조직을 정밀하게 끄집어내는 데는 로봇만 한 게 없다. 복강경으로는 어려운 수술인데, 로봇을 쓰니 수술이 잘됐다.

대장 안벽에 혹이 생기면 병변 아래위로 대장을 15cm 잘라낸다. 이어 잘라내고 남은 대장 아래위를 연결한다. 그래야 장내 물질이 내려와 장 밖으로 배출된다. 대장의 끝은 항문이다. 항문에서 대장 위쪽으로 15cm 지역에 대장암이 가장 많이 생긴다. 직장이라고 불리는 곳이다. 직장에 암이 많이 생기는 이유는 아직 과학적으로 규명되지 않았다.

직장 말고 대장의 다른 곳에도 암이 생기는지 물었다. 박 교수가 대장의 모양과 대장암의 발생을 설명하기 위해 시각적인 도구를 갖고 와서 설명해줬다. 오른쪽 대장(상행결장)과 왼쪽 대장(하행결장)에도 많이 생긴다고 했다. 비율로 따지면 상행결장이 3, 하행결장이 3, 그리고 직장이 4쯤 된다.

직장에 암이 생기면 직장의 끝에 있는 항문까지 제거해야 할까? 과거에는 항문까지 모두 제거했다. 하지만 요즘은 직장 끝, 즉 항문을 살리고, 어떻게든 장과 연결한다. 직장 끝을 1cm만이라도 살릴 수 있으면 항문을 남긴다. 박 교수는 "환자가 항문 기능을 유지하고 싶어 한다"라고 말했다.

항문이 없으면 생활하기 불편하다. 항문이 없어지면 '대변 주머니'를 차야 한다. 그가 방 밖으로 나가더니 '대변 주머니'를 갖고 왔다. 그러면서 대변 주머니를 옆구리 쪽 배에 갖다 대어 보인다. 항문이 없으면 대변 주머니를 통해 장내 물질을 배출한다. 하루에 두 번씩 대변주머니를 열어 비운다. 대변 주머니를 차고 수영해도 될 정도로 밀폐가 잘 된다. 항문이 있으면 화장실에 가서 힘을 줘야 장내 물질이 배출되는데, 대변 주머니는 그럴 일이 없다. 장과 대변 주머니가 연결되어 있으니, 장에 물질이 쌓이면 대변 주머니로 그냥 밀려 나온다. 박 교수가 "그런데 요즘은 대변 주머니가 거의 사라졌다. 로봇 수술 덕분에 기술이 좋아져서 웬만하면 항문을 살리기 때문이다"라고 말했다. 환자들 삶의 질도 좋아졌다. 그는 "수술 기술이 좋아지는 데는 수술을 많이 하는 게 최고다"라고 다시 힘주어 말했다. 지난 10년간 항문 보존 수술이 극적으로 좋아졌다. 복강경 수술로 해도 되는데 로봇 수술이 더 좋다.

박 교수에게 대장암 수술 분야에 어떤 기여를 했는지 물었다. 박 교수는 "나는 주로 로봇 수술 경험을 학회에서 많이 발표했다. 칠곡 경북대병원이 로봇 수술에서 선두주자였으니, 초기 경험을 많이 발표했다"라고 말했다. 로봇 수술을 세팅하는 법, 그다음으로는 항문 살리는 기술에 관해 발표를 많이 했다. 대장암이 골반 림프절로 번지는 경우 림프절을 청소하는 수술법에 대해서도 수차례 발표했다.

항문을 살리는 기술에 대해서도 좀 이야기해달라고 했다. 박 교수는 "설명이 어렵다. 이틀 동안 설명해도 안 된다"라고 말했다. 그러더니 좋은 자료가 하나 있다고 했다. 스마트폰 검색을 하더니 자료를 하나 보여줬다. 검색 사이트에서 '박준석 항문 보존'을 검색하면 관련 내용을 확인할 수 있을 거라고 했다. 나중에 박 교수 이름을 넣고 온라인 검색을 해봤다. "대장암 수술 98.5%, 항문 보존 가능하다"라는 제목의 기사가 많았다. 2011년에는 외과 최상위 학술지 〈외과학 연보Annals of Surgery〉에 발표한 논문으로 대한대장항문학회 학술상을 받았다.

"이 분야에서 기여를 좀 했다는 얘기를 할 만한 논문이 무엇이 있느냐?"라고 묻자, 그가 "로봇 얘기를 계속해서 좀 그런데, 내일 보도 자료 하나가 나간다"라고 했다. 〈외과학 연보〉에 실리는 논문 관련 자료다. 이 학술지에 논문을 쓰는 의학자는 한국에서 몇 명 안 된다고 했다. 박 교수는 "〈외과학 연보〉에 논문이 나가는 건 이번이 벌써 세 번째다"라고 말했다. 다음 날 홍보 자료가 나갈 세 번째 논문은 "직장암에 대한 복강경 수술과 로봇 수술의 비교"였다. 보도자료를 읽어보니 "로봇 수술과 복강경 수술의 수술 안전성을 비교하고, 수술 후 환자를 대상으로 환자 삶의 질적 변화를 추적 관찰한 결과"라고 되어 있다. 경북대병원(최규석, 박준석), 고려대병원, 세브란스병원 이렇게 총 3개 대학 그룹이 협력한 연구다. 2011년 연구를 시작했고, 환자 295명을 추적 관찰했다. 수술의 기술적인 완성도에서 로봇이 복강경보다 좀 더 효과가 좋은 것으로 나왔다. 그는 "복강경 수술이 90점이라면, 로봇 수술이 95점 정도로 나온 것"이라고 말했다. 그 정도가 점수 차이가 큰 것인가? 외과학계의 최상위 학술지가 중요하다고 볼 정도인가? 느낌이 잘 오지 않았다.

이에 대해 박 교수는 "로봇 수술과 복강경 수술을 비교한 연구 중에서 여러 병원, 즉 다기관이 무작위로 비교한 임상시험 사례가 별로 없다. 임상 연구에서 가장 강력한 것이 무작위 비교 임상 연구다. 또한 단일기관이 아니라 3개 대학이 컨소시엄을 구성해서 임상시험을 한 것이 학술지 편집장의 마음을 움직였을 것이다"라고 말했다.

박 교수는 정기적인 대장내시경 검사에 대해 "반드시 해야 한다"라며 "조기 진단을 위해 과거에는 4년마다, 즉 올림픽 할 때마다 대장내시경 검사를 받아야 한다고 했다. 나는 개인적으로 3년마다 한다. 아무래도 예민한 탓이다"라고 말했다.

환자 중에는 30대도 많다. 그는 "요즘은 젊은 환자가 많다"라고 말했다. 이들은 평소에 아무 증상이 없었으나, 건강검진을 받으러 온 내시경 검사에서 용종이 있어 확인해봐야 한다는 말을 듣고 대장암센터를 찾아온 경우가 대부분이다. 그런 환자는 소화기내과 의사를 먼저 찾아가 진단을 받는 것일까? 박 교수는 "내과와 외과 구분이 많이 약해졌다. 이제 질환 센터 중심으로 치료한다"라고 말했다.

그는 "대장암 치료는 수술 아니면 항암제 치료 2가지밖에 없다. 수술 못 할 정도면 항암제밖에 없다"라고 말했다. 검진센터에서 암 진단을 받고 오면, 박 교수는 그 사람에 대해 추가로 CT, MRI를 찍게 한다. 암이 한 곳에만 있는지, 번졌는지를 보기 위해서다. 그는

"대장암은 한 곳에만 있는 경우가 대부분이다"라고 말했다.

CT나 MRI 이미지만을 놓고 암의 진행 정도, 즉 병기가 몇 기인 지를 진단하지 않는다. 정확도가 높지 않아서다. 수술로 암 덩어리를 잘라내면, 그걸 가지고 조직검사를 한다. 조직검사는 병리학과 교수가 하는데, 결과가 나오는 데 1~2주 걸린다. 병기가 1기인지, 2기, 3기인지가 나온다. 수술에 소요되는 시간은 사람마다 다르다. 그냥 잘라내는 경우라면 보통 2시간 걸리고 항문 근처로 갈수록 수술이 어려워진다. 이 경우 로봇이 필요하고 4시간 걸릴 수 있다. 골반의 림프절 청소 수술은 6시간까지 걸린다. 암의 80~90%가 대장 용종에서 발견된다. 박 교수는 "대장암은 췌장암에 비하면 순한 암"이라고 했다. 완치율이 1기는 95%, 2기는 80~85%, 3기는 70~75%에 달한다.

박 교수가 시계를 자꾸 봤다. 본업인 외과 수술뿐만 아니라 의료기기 스타트업 창업까지 빡빡한 일정을 소화하느라 다음 일정에 늦은 탓이다. 박준석 교수가 창업한 스타트업 '이롭'이 취급하는 대표적인 의료기기는 수술보조로봇이다. 보통은 의사가 복강경 수술을 하는 동안에 다른 의료진이 뱃속을 비추는 내시경 카메라를 손으로 잡고 있어야 한다. 이 일은 고역인 데다, 요즘은 이 일을 할 사람을 구하는 것도 쉽지 않다. 인건비 문제도 있다. '이롭'은 이러한 문제를 해결해주는 수술보조로봇을 국내 최초로 만들어 판매하고 있다.[8] '질문을 그만하겠다'라고 하자, 그는 부리나케 대장암센터 밖으로 뛰어갔다.

최적의 수술은
원칙을 지키는 수술

다음으로 세종특별자치시에 있는 세종충남대병원에 김진수 교수
를 찾아갔다. 김진수 교수에게 대장암 수술에 관해 궁금했던 점들을
추가로 질문하기 위해서다. 세종충남대병원은 세종으로 들어가는
북쪽 초입에 있다. 2020년에 열었는데, 병원 건물이 깨끗하고 널찍
하다. 서울에서 KTX 열차를 타고 오송역에서 내려 붉은색 버스를
타면 20분도 채 걸리지 않는다.

김진수 교수를 찾아오는 대장암 환자는 동네 병의원, 즉 1차 병원
에서 암으로 진단받은 경우가 많다. 대장내시경 검사를 받고 대장암
진단을 받았거나, 내시경 검사를 평소 하지 않다가 대변에 피가 많
이 섞여 나와 병원에 갔다가 암 진단을 받은 사람들이 대부분이다.
특히 농촌 주민 중에서는 대장내시경 검사에 무관심한 경우가 적지
않다. 세종충남대병원을 찾는 이들 중에는 세종시 주민도 있고, 인
근의 공주와 보령, 조치원에서도 많이 온다. 세종충남대병원 응급실
에 극심한 복통 때문에 왔다가 대장암 진단을 받은 사람도 한 달에
2~3명은 된다. 이들은 암 덩어리가 커져 대장을 막아(대장 폐색) 배가
불러오거나, 대장에 구멍이 뚫린 경우(대장 천공)다.

김진수 교수가 수술하는 대장암 환자는 병기 기준으로 2기와 3기
가 많다. 대장암 2기는 암이 대장 인근의 림프절로 옮겨가지 않은 상
태이고, 3기는 림프절로 옮겨간 경우다. 4기는 간이나 폐 등 다른 장

기로 전이된 상태다. 2기는 수술만으로 완치되는 경우가 90% 가까이 된다. 3기는 항암치료를 해야 하는 경우가 많은데 완치 가능성은 70~80% 정도이고, 4기의 경우는 완치 가능성이 40~70%로 떨어진다. 대장암 진단을 받은 환자 중에 4기는 50%에 달한다. 김진수 교수는 외과 의사가 된 이유에 대해 "생사의 고비를 넘나드는 환자를 진료하고, 그들의 생명을 살리는 의사가 되고 싶었다"라며 "그게 의사다운 의사라고 생각했다"라고 말했다.

김진수 교수는 "혁신적인 수술법에 관심이 많은 사람도 있으나, 나는 좀 더 보수적으로 진료하는 데 집중한다"라고 말했다. 보수적인 진료를 그는 다른 말로 '최적의 수술'이라고 표현했다. 김 교수는 "최적의 수술은 원칙을 지키는 수술"이라며 다음과 같이 설명을 계속 이어갔다. "대장암 치료에 있어서 수술은 병기와 상관없이 가장 중요한 치료법이다. 수술 원칙 중 하나는 림프절 절제를 충분히 해야 한다는 것이다. 림프절은 동맥 주변에 존재하는데, 대장에서 시작된 종양은 림프절과 혈관을 통해 다른 장기로 옮겨간다. 암의 진행을 막으려면 림프절을 넓게 잘라내야 하고, 혈관의 경우는 가능하면 대동맥에서 가까운 상·하장간막 동맥 주변을 결찰(묶는 것)해야 한다."

그는 이어 "환자의 대장 기능에 문제가 생기지 않도록 수술해야 한다"라며 다음과 같이 말했다. "지나치게 장을 많이 잘라내면 안 된다. 음식을 먹고 소화시키며 배변하고, 변을 잘 참는 기능에 문제가 없도록 해야 한다. 이런 게 최적의 수술이다. 현재 다양한 수술법이 나와 있으나, 크게 째면 수술 후 회복이 느리고 기능에도 문제가 생길 수 있다. 그렇기에 가급적 적게 째면서도 충분히 절제하는 것이 중요하다. 물론 때로는 배를 크게 째는 개복 수술이 최적의 수술인 경우도 있다." 김 교수는 '개복 수술' 세대가 아니다. 그는 외과 의사가 되었을 때 복강경 수술로 시작했다. 당시에 로봇 수술도 도입되고 있었다.

김 교수는 "대장이 다른 장기와 비교해 특징적이라고 할 수 있는 것은, 최소 침습 수술을 상당히 일찍 도입했다는 점"이라고 말했다. 대표적인 최소 침습 수술이 복강경 수술이다. 배를 열어서 하던 개복 수술이 아니라 최소 침습 방식으로 개발된 수술법이 복강경 수술이다. 대장은 배에 있는 다른 장기에 비해 혈관 분포와 혈관 구조가 비교적 단순하다. 대장암에서 복강경 수술을 일찍 도입할 수 있게 된 배경에는 대장의 해부학적 단순성이 있다. 복강경 수술을 하려면 우선 배꼽을 통해 카메라를 집어넣어, 배 안을 살핀다. 이후 투관침 trocar이라는 도구로 배에 구멍을 뚫는다. 구멍은 3~4개 만든다. 구멍마다 투관침이 꽂혀 있고, 투관침을 통해 배 안으로 도구를 집어넣어 수술한다. 수술 후 떼어낸 신체 부위를 밖으로 꺼내기 위해 큰 구멍이 필요하다. 배를 4~6cm 크기로 절개한다. 과거 개복 수술 때는 20~30cm 절개했고, 큰 흉터가 남았다. 이에 비해 복강경 수술은 조그만 흉터를 남긴다.

김 교수는 "최소 20cm는 잘라낸다"면서 때로 대장을 모두 절제하는 경우도 있다고 했다. 평균적으로는 오른쪽 대장(상행결장)을, 왼쪽 대장(하행결장)보다 더 많이 잘라낸다. 왼쪽 대장을 30cm 절제하면, 오른쪽은 50cm 잘라낸다. 왜 그럴까? 궁금증이 일었다.

김 교수에 따르면 상행결장의 암이 예후가 더 나쁘다. 상행결장의 암이 하행결장 암보다 늦게 발견된다. 하행결장은 항문에서 가깝고, 상행결장은 항문에서 멀다. 하행결장에 암이 생기면 대변에서 피가 보이는 등 증상을 비교적 쉽게 알아볼 수 있으나, 뱃속 깊이 있는 상행결장은 암이 많이 진행된 후 증상이 나타난다. 상행결장은 소장과 만난다. 소장이 영양분을 흡수한 후 나머지를 대장으로 보내는데, 그 시작점이 상행결장이다. 상행결장에 문제가 있어 잘라내면 소장을 대장에 새롭게 연결해야 한다. 대동맥에서 소장까지 가는 핏줄은 길다. 따라서 소장을 대장의 새로운 부위까지 끌고 가서 연결하는 데 큰 문제가 없다. 하지만 하행결장은 사정이 다르다. 대장의 일부를 잘라내면, 잘라내고 남은 아래위 대장을 연결해야 하는데, 대장에 들러붙어 있는 혈관이 상대적으로 짧다. 연결하는 데 어려움을 겪을 수 있어서, 하행결장은 상행결장보다 잘라낼 수 있는 길이가 짧다.

그는 "상행결장이 굵고, 하행결장은 상대적으로 가늘다"라고 말했다. 처음 듣는 얘기였다. 왜 그런지 물었더니, "상행결장은 작은창자에서 넘어온 장내 물질을 반죽해서 변을 만드는 일을 주로 한다. 내부 공간이 넓을수록 반죽하기가 좋다. 반면에 하행결장은 변을 죽죽 짜서 직장으로 보내는 일을 주로 한다. 그러니 약간 가늘어도 된다. 가령, 우측 대장의 지름이 5cm라면, 왼쪽 대장은 2~3cm다. 상행결장이 더 굵다."라고 말했다.

대장암 역시 나이가 많을수록 빈발한다. 김진수 교수가 지난 10년간 진료한 환자 데이터를 정리해보니 대장암 환자의 평균 나이가 67세였다. 대장암 환자의 80% 이상이 60세 이상이었고, 40~50대 환자도 꾸준히 있다. 젊은 층의 대장암은 행동이 매우 공격적이다. 빨리 자라고, 다른 곳으로 빨리 옮겨간다. 이로 인해 젊은 나이에 대장암 진단을 받으면 이미 많이 진행되어, 수술을 못 하는 경우가 있다.

국가가 대장내시경 검사를 국민에게 해주는 프로그램은 없을까? 대장내시경 검진은 국가가 지원하지 않는다. 정부가 그 문제를 연구하고 있기는 하다. 현행 대장암 검사는 대변검사(분변잠혈검사)다. 대변에 혈액이 묻어나오는지를 본다. 정확도가 떨어진다. 대장암뿐 아니라, 많은 질환에서 대변에 혈액이 섞여 나올 수 있다. 분변잠혈검사 말고 대장내시경 검사로 대체할 수 있는지를 살피는 게 정부의 사업 목적이다. 김진수 교수는 "정부가 대장암 진단을 위해 대장내시경 검사를 해주는 나라는 없는 걸로 알고 있다"라고 말했다. 시행하기 어려운 이유가 있다. 대장내시경 검사를 하다가 1,000명 중 한두 명꼴로 대장 천공이 발생한다. 잘못해서 대장에 구멍을 뚫어버리는 거다. 이 경우 치료를 위한 비용을 국가가 책임져야 하는 문제 등이 있다. 대장은 위보다 벽이 얇다. 김진수 교수는 "하지만 내시경 술기가 발전하고, 내시경을 하는 의사도 늘어났다. 대장내시경 검사를 국가 검진 차원에서 해야 한다는 분위기가 있다"라고 말했다.

외과 의사인 김진수 교수도 내시경을 사용할까? 대장내시경은 소화기내과 의사의 도구 아니었던가? 김진수 교수는 "내시경을 내과 의사만 쓸 이유가 없다. 특정 과 전용의 술기나 기구라는 게 조금씩 허물어지는 추세다"라고 말했다.

나는 내과 의사가 내시경을 대장암 진단과 조기 대장암 치료에 사용한다고 다른 의사로부터 들은 적이 있다. 그렇다면 외과 의사는 어떤 경우에 대장내시경을 사용할까? 그의 말을 다시 옮겨본다.

"초기 병변은 작아서 눈으로 보이지 않는다. 내시경을 통해 대장 암 병변에 미리 표시하고, 수술장에서 그 부위가 보이도록 한다. 수술 하루 전날 내시경을 통해 염색약을 종양 주변에 주입한다. 다음 날 수술 때 복강경으로 보면 병변이 녹색으로 보인다. 또 수술이 잘 되었는지 확인하려고 내시경을 사용한다. 암이 있는 대장을 잘라내고 그 아래위를 연결했다고 하자. 수술실에서는 잘 붙어 있는 것으로 보였는데, 미세하게 출혈이 생길 수 있다. 이런 일이 없는지 확인하기 위해 내시경을 통해 그 연결 부위를 외과 의사가 확인한다."

김진수 교수는 "대장암은 수술해야 산다"면서 "대장암을 내시경만으로 치료하는 경우는 매우 드물다. 조기라도 그렇다"라고 말했다. 그는 이어 "조기 대장암의 경우 내시경으로 절제해서 완치까지 가는 경우도 있으나, 그래도 상당히 조심스럽다"면서 "대장암 진단을 받고 전이 정도가 아주 심하지 않으면 수술 치료를 우선적으로 생각해야 한다"고 말했다. 내시경으로는 대장암이 얼마나 안으로 깊숙이 침입했는지를 알 수 없다. 또 종양 크기가 2cm를 넘으면 내시경으로 절제하기 어렵다. 김진수 교수는 "대장암 치료 계획은 의사마다 다를 수 있다. 요즘은 다학제 진료가 활성화되어 있다"고 말했다. 소화기내과, 종양내과, 외과, 방사선종양학과, 영상의학과 교수들이 진료실에 모여 환자와 함께 앉아, 환자에게 가장 잘 맞는 치료법을 결정한다. 다학제 진료는 주로 많이 진행된 대장암 3기나 4기를 대상으로 한다. 그는 "수술만으로 완치할 수 있는 경우도 존재하지만 수술뿐 아니라 항암치료, 방사선 치료, 내시경 치료 등 다양한 치료법을 통해 완치할 방안을 고민해야 하는 경우가 많다"고 말했다.

글을
마무리하며

대장암은 일련의 과정으로 발전하는 선형적인 암이라는 것을 우리는 이제 알고 있다. 대장암은 일정한 패턴으로 진행한다. 장에 용종이 생기고, 용종이 악화하면 암으로 간다. 그런 만큼 정기 검진으로 용종이 대장 내에서 자리 잡았는지만 챙겨 보면 대장암은 막을 수 있다. 그렇지 않고 비선형적인 패턴으로 진행하는 암들이 있음을 감안하면, 내가 보기에 대장암은 순한 암이다.

30, 40대의 대장암 발생 빈도가 높아지는 건 경계 대상이다. 앞에서 만난 의사들도, 노인이 아닌 사람의 이례적인 대장암 발생 증가를 경고했다. 서구화된 생활 습관이 대장암 발생 연령대를 끌어내리고 있다는 추측이다. 거리에 비만한 30대, 특히 남성이 얼마나 많은

가를 보라. 체질량지수BMI가 '과체중' 이상인 30대 남성이 절반이 넘는다.

우리는 빵과 같은 밀가루 음식을 지나치게 좋아하고, 고기와 같은 기름진 음식에는 환장을 한다. 나도 빵가게 앞을 그냥 지나치지 못하나, 다행히도 '자정 능력'을 때로 발휘할 수 있다. 가능한 빵가게를 덜 가려고 하고, 고기는 가능한 한 먹지 않는 대신 야채는 많이 먹는 편이다. 음식을 가려 먹고, 정기적으로 대장내시경 검진을 받으면 대장암 진행은 차단할 수 있다.

암에 관해 알아야 할 10가지 팩트

1 음식으로 암을 예방하거나 치료할 수 있는 방법은 없다.
그러나 균형 잡힌 식단을 섭취하면 암 발병 위험을 줄이는
데 도움이 될 수 있다. 채소, 과일, 콩, 견과류, 통곡물, 콩류
를 다양하게 섭취하도록 하자.

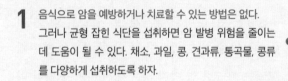

2 흡연은 폐암의 주된 원인이다.
NHS(영국 국민보건서비스)에 따르면
폐암은 영국에서 전체 암 사망률의
약 4분의 1을 차지하며, 폐암 사례의
90%는 흡연과 관련이 있다.

3 모유 수유는 엄마와 아기 모두에게 좋다.
장기간 모유 수유를 하면 아이에게 평생
강력한 면역 체계를 제공하고 유방암 예방
에도 도움이 된다.

4 전립선암은 남성에게 흔한 3대 암 중 하나다.
셀레늄, 비타민 E, 라이코펜과 같은 영양 보충제가 전립선
암 위험을 낮출 수 있다.

5 합성 화학물질을 피하라.
화장품, 청소용품, 개인 관리 제품에서 합성 화학물질을 피하면 유방암 발병 위험을 줄일 수 있다. 합성 화학물질 중 일부는 내분비계 교란 화학물질(EDCs)로, 호르몬과 상호작용해 암 위험을 높일 수 있다.

6 건강한 체중을 유지하라.
규칙적인 신체 활동은 암 위험을 줄이는 데 도움을 준다. 특히 대장암, 유방암, 자궁내막암 발병률을 감소시키는 것으로 알려져 있다.

7 암은 어린아이에게도 영향을 미친다.
백혈병, 림프종, 중추신경계 종양은 아이들에게 흔히 발생하는 암이다. 스트레스를 줄이고, 건강한 식사를 하며, 규칙적으로 운동하는 습관이 아이들을 보호할 수 있다.

8 운동은 호르몬 균형 유지에 도움을 준다.
규칙적인 운동은 호르몬 수준을 건강하게 유지하는 데 도움을 준다. 하지만 특정 호르몬 수치가 높아지면 암 위험이 증가할 수 있다.

9 매년 200만 건 이상의 피부암 사례가 진단된다.
대부분은 간단한 예방 조치를 통해 피부암을 막을 수 있다. 실내 태닝을 피하고 과도한 햇빛 노출로부터 피부를 보호하자.

10 조기 발견이 핵심이다.
자신의 몸 상태를 잘 알고 '정상'이 어떤 상태인지 이해하라. 이상한 점이 있다면 주저하지 말고 의사에게 상담하자.

대장암의 초기 증상과 위험 요인

대장암 초기에는 설사, 변비, 혈변 등 대변의 변화, 복부 통증, 체중 감소, 만성적인 피로감 등의 증상이 나타날 수 있다. 위험 요인은 다음과 같다.

- 나이: 50세 이상의 연령에서 주로 발생
- 가족력: 대장암 또는 폴립의 가족력이 있는 경우
- 생활 습관: 고지방, 저섬유질 식단, 흡연, 과도한 음주
- 염증성 장질환: 크론병이나 궤양성 대장염과 같은 질환

대장암의 단계

- 0기: 암세포가 점막층에 국한되어 있는 경우
- 1기: 암세포가 점막하층을 침범한 경우
- 2기: 암세포가 근육층과 장막층을 침범한 경우
- 3기: 암세포가 장막층까지 모두 뚫고 내려가 림프절을 침범한 경우
- 4기: 암세포가 대장에서 멀리 떨어진 폐와 간 등의 장기로 다 퍼진 상태

대장암을 치료하는 주요 약물

- 세툭시맙(Cetuximab): 암세포의 표면에 있는 EGFR 수용체를 차단하여 암세포의 성장과 증식을 억제한다.
- 베바시주맙(Bevacizumab): 암세포가 새로운 혈관을 만들어 영양을 공급받는 것을 막아 암의 성장을 저지한다. 흔히 혈관 신생 억제제로 불린다.
- 펨브롤리주맙(Pembrolizumab): 면역세포(T세포)를 활성화시켜 암세포를 공격하는 면역항암제. 유전자 돌연변이가 많거나 '미세부수체 불안정(MSI-H)'이 높은 환자에게 사용된다.

3장

위암
헬리코박터 제균 치료, 위암 발병률을 낮춘다

한국인 암 발생 실태를 알린 최초의 보고서는 일제 강점기인 1929년에 나왔다. 당시 세브란스병원 외과 의사인 알프레드 어빙 러들로(Alfred Irving Ludlow, 1875~1961)가 '중국의학 학술지'에 논문을 보고했고, 이를 통해 우리는 100년 전 한국인이 앓았던 암에 관한 정보를 얻을 수 있었다. 러들로는 논문에서 세브란스병원에 입원해서 치료를 받은 암 환자 중 1위는 위암이라며, 환자 수가 2위(자궁암), 3위(음경암)에 비해 압도적으로 많다고 말한다. 1934년 11월 6일 자 〈동아일보〉에 "암이란 병은 무슨 병인가"라는 기사가 실렸는데, 이걸 보면 당시 위암이 가장 흔한 암이었음을 확인할 수 있다. 기사를 보면 이런 내용이 있다.

"문둥병은 유전보다 도리어 전염으로 인한 것이나, 암은 도리어 유전성이 만든 것이다. 따라서 암의 계통을 가진 사람도 많다. 그러면 우선 암이란 무엇인지를 설명한 다음에 어떻게 하면 위암을 피할수 있고, 또 식도암을 예방할 수 있는가를 이야기하겠다…."

100년 전과 비교하면 지금의 위암은 달라졌다. 위암은 한국인을 위협하는 세 번째 악성종양이기는 하나, 그 위험도가 예전보다는 많이 줄어들었다.

위암을 유발하는
헬리코박터균

위암이 위염에서 시작된다는 것은 잘 알려진 사실이다. 나도 건강검진 때 위염 판정을 받은 지 오래됐다. 위염이 위암으로 진행된다고 생각했기에, 정현수 서울대병원 소화기내과 교수를 찾아가 위염에 관해 먼저 물었다. 정현수 교수는 "내시경 검사를 해보면 한국인 80%가 위염 진단을 받는다는 연구 결과가 있을 정도다. 위염이 없는 위를 찾기가 쉽지 않다"라고 말했다. 그는 이어 "하지만 대부분의 위염은 건강에 크게 위험하지 않다"라고 말했다.

위염도 여러 종류가 있다. 정 교수는 "위염에서도 제일 흔한 건 만성 표재성 위염이다"라고 말했다. '표재성表在性'이란 '겉에 있다'는 뜻이다. 위 점막 표면에만 염증이 있는 표재성 위염은 우리에게 많이 알려진 헬리코박터균과 관련 있다. 헬리코박터균은 위에 들어가 살고 있는 세균, 즉 박테리아다. 세계보건기구는 1994년 헬리코박터균을 위암 위험인자로 분류했다. 정 교수는 "헬리코박터균 감염 경로는 아직 정확히 모른다. 불결한 위생과 관련 있다고 추정한다"라고 말했다.

헬리코박터균에 감염되면 위에 염증이 생기고, 이런 염증 과정이 수십 년 지속되다 보면 위의 분비샘이 파괴된다. 분비샘 수가 줄어들고 샘을 이루고 있는 층의 두께가 얇아지는데 이를 위축이라고 표현한다. 내시경으로도 위의 벽 두께가 얇아진 걸 확인할 수 있다. 혈관도 투명하게 보인다. 만성 위축성 위염이다. 그런 과정이 더 진행하면 장腸상피화생으로 간다. 위 점막세포가 장에 있는 세포인 술잔세포 goblet cell로 바뀌는 변화가 일어난다. 위 점막에 작은 돌기 같은 것이 많이 생긴다. 위의 표면점액세포는 위산으로부터 위를 보호하는 물질을 내놓는데, 장의 술잔세포는 분비물이 좀 다르다. 그러므로 위 점막을 보호하는 기능이 약해질 수 있고, 위암으로 발전할 가능성이 높아진다. 위에 있는 표면점막세포가 장 점막세포로 바뀌는 위염의 진행 과정을 설명하는 이론을 코레아 가설Correa cascade이라고 한다. 남미 콜롬비아 병리학자 펠라요 코레아(Pelayo Correa, 1927년생)가 1990년대에 제시한 가설이다. 헬리코박터균 감염→만성 위축성 감염→장상피화생→위선종(이형성)→위암 순서로 병이 진행한다는 주장이다.

나는 만성위염이라는 얘기는 건강검진 때 들었으나, 치료하라는

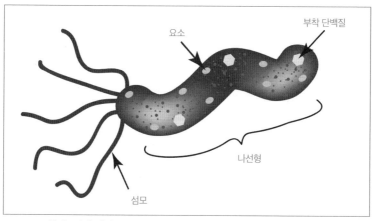

〔그림 3-1〕 헬리코박터 파일로리의 섬모 구조. '헬리코박터'는 나선 모양(helix)의 박테리아라는 뜻이다. '파일로리'는 유문(幽門)이라는 뜻의 라틴어 'pylorus'에서 왔다. 유문은 위에서 십이지장으로 넘어가는 '관문'이고, 괄약근이 있다. 헬리코박터균은 유문에 주로 산다. 몸은 나선형(spiral shape)이다. 4~6개의 섬모를 갖고 있어 움직임이 좋다. 전체 길이는 3마이크로미터 정도다.

말을 의사로부터 듣지 않았다. 그러면 표재성 위염 상태로 머물러 있는 것인가? 정 교수는 "위축성 위염이 있다는 얘기를 못 들었다면 거기까지는 가지 않았거나, 너무 흔한 소견이라 의사가 굳이 설명해주지 않았을 수도 있다"라고 말했다. 그는 "한국 성인 중에 위축성 위염이 30~40%이고, 장상피화생까지 간 경우가 30% 된다는 연구 결과가 있다. 이 과정에는 헬리코박터균이 관여한다. 그렇기에 한국은 여전히 세계적으로 위암이 가장 많은 나라 중 하나다"라고 말했다.

위축성 위염이 있을 경우에는 헬리코박터균 검사를 한다. 감염되어 있으면 균을 제거하는 제균 치료를 한다. 만성 위염 환자에서 헬리코박터균이 있더라도 치료 안 해도 된다고 말하던 때가 있었다.

하지만 국민건강보험 적용 범위가 확대되어 헬리코박터 균주 검사와 제균 치료가 적극적으로 이루어지고 있다.

헬리코박터균 검사에는 피 검사, 내시경 조직검사, 호흡 검사 등이 있다. 피 검사는 핏속에 헬리코박터균에 대한 항체가 있는지를 확인하는 것이다. 헬리코박터균이 몸에 있으면 우리 몸은 균을 공격하기 위해 항체를 만든다. 피 검사로 항체를 확인할 수 있다면 간단할 것이다. 내시경 조직검사는 내시경으로 보고 위 점막을 채취해서 현미경으로 균의 존재를 확인한다. 신속 요소분해효소 검사CLO test라는 검사 키트를 이용해 헬리코박터균이 있는지를 확인할 수도 있다.

그런데 호흡 검사로 어떻게 헬리코박터균이 있는지를 알아낸다는 것인가? 신기하게 들린다. 원리가 궁금해서 정 교수에게 캐물었다. 정현수 교수에 따르면 호흡 검사는 '요소 호기 검사urea breath test, UBT'로 불린다. 요소urea는 사람 소변에 들어 있는 물질인데, 음식물에도 흔하다. 화학식은 $CO(NH_2)_2$이다. 요소 호기 검사의 원리는 다음과 같다. 헬리코박터균은 요소를 분해하는 효소를 만든다. 이 능력 덕분에 강한 위산이 있는 위 속에서 살 수 있다. 헬리코박터균은 요소를 암모니아NH_3와 이산화탄소CO_2로 분해한다. 이런 상황인데, 요소 알약을 환자가 먹는다고 하자. 헬리코박터균이 위에 있다면 알약 형태로 들어간 요소를 분해할 것이다. 이제 요소가 분해됐는지 확인하려면 환자에게 숨을 내쉬라고 하고, 그 공기 속의 이산화탄소를 분석하면 된다. 요소 알약에 들어 있는 요소를 헬리코박터균이 분해했다면, 검사해보면 알 수 있다. 환자가 내쉬는 이산화탄소에 이를 구분할 수 있는 표지자가 들어 있기 때문이다. 요소 알약에는 일반적인 탄소, 즉 $_{12}C$가 아니라 탄소 동위원소 $_{13}C$가 들어 있다. 우리가 들이마시는 공기 속에 있는 탄소는 탄소 원자가 12개 들어 있으나, 요소 알약에 집어넣은 탄소 동위원소에는 탄소 원자가 13개 들어 있다. 요소 알약을 먹은 사람에게 숨을 내쉬라고 해보자(호기呼氣, 즉 날숨), 이때 나오는 이산화탄소를 분석해보고 $_{13}C$ 농도가 높게 나오면 헬리코박터균이 몸속에 있는 것이다.

정현수 교수는 "헬리코박터균이 있다고 다 암이 생기는 건 아니다. 1% 정도의 감염자에서 위암이 발생한다고 보고 있다"라며 "위축성 위염 환자가 헬리코박터균을 갖고 있을 때 제균하면 좋아지는 경우가 상당히 많다"라고 말했다. 장상피화생 단계의 경우, 헬리코

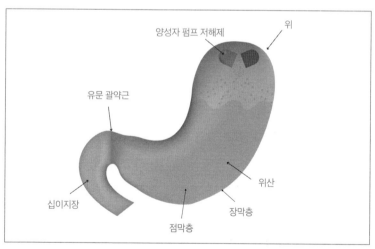

[그림 3-2] 양성자 펌프 저해제는 위의 산도를 떨어뜨리는 효과가 있다. 급성 위염의 경우에 위산 분비를 억제해서 산도를 낮춰야 하므로, 양성자 펌프 억제제 약을 쓴다.

박터 제균이 효과가 있는지 여부가 논란이다. 일부에서는 제균하면 좋아지는 게 관찰되므로, 적극적으로 치료하자고 주장하고 있다. 장 상피화생에서 헬리코박터 제균 치료의 효과에 대한 연구가 한창 진행되고 있고, 중요한 이슈로 주목받고 있다. 정현수 교수는 "위에서는 헬리코박터가 가장 중요하다고 보고 있다"라며 다음과 같이 설명을 계속했다. "고위험군(위암의 가족력이 있거나 과거력이 있는 경우)에서 헬리코박터를 제균하면 그렇지 않은 경우에 비해 위암 발병률이 감소한다는 것이 밝혀져 있다. 일반인에게서 헬리코박터 제균을 하는 게 효과가 있느냐 없느냐, 있으면 얼마나 있고, 몇 살까지 해야 하느냐 하는 그런 세부적인 부분에 대해서는 아직 잘 모르기 때문에 이런 부분에 관심을 갖고 있다."

물론 급성 위염의 경우에는 위산 분비를 억제해서 위산 자극을 줄이는 치료를 한다. 저용량 PPI(양성자펌프 억제제), H_2 수용체 길항제와 같은 약을 2주 정도 쓴다. 그런 뒤 점막을 보호하는 치료를 한다. 급성 위염은 대개 자연적으로 회복된다. 문제는 만성 위염이다. 헬리코박터균 치료를 해야 하는데, 헬리코박터균은 세균인데도 항생제 공격에 끄떡없다. 위의 강한 산성 환경이 유지되면 헬리코박터균이 잘 살기에, 항생제 공격에 무너지지 않는다. 따라서 위산 분비억제제를 써서 위 안의 산도를 떨어뜨린다. 그러면 헬리코박터균이 취약해지며, 이 틈을 타서 항생제로 공격한다. 사용하는 항생제는 아목시실린, 클라리스로마이신, PPI 3가지 약을 같이 쓰는 3제 병용요법이 표준 치료법이다. 정현수 교수는 "한국인에 많은 헬리코박터균은 클라리스로마이신에 대한 내성률이 높은 편이다. 내성 확률이 15~35%로 보고된다"라고 말했다. 그래서 2차 치료, 3차 치료로 가기도 한다. 치료 기간은 최소 10일이다.

정현수 교수는 "(위 점막이 얇아지며 위분비샘 조직이 감소하는) 위축성 위염과 (위점막 세포가 장점막 세포 모양으로 변하는) 장상피화생이, 암 전 단계인 위선종이나 암으로 가는 과정을 알아내는 게 의사들의 관심사다"라고 말했다. 예를 들어, 장상피화생에서 암이 생기는 것인지, 아니면 주변에 장상피화생이 있을 때 암이 잘 생기는 것인지가 논란이다. 즉 장상피화생이 암으로 발전하는 데 직접적인 역할을 하는지, 아니면 구경꾼bystander인지를 우리는 잘 모른다. 이를 규명하기 위해 여러 그룹이 연구하고 있다.

두 번째 위암 연구의 최전선은 위장 내 세균총microbiome과 위암 간의 관계를 밝히는 것이다. 헬리코박터균이 있는 경우 위 내부의 세균총, 즉 마이크로바이옴에서 헬리코박터균이 90%를 차지한다. 헬리코박터균을 없애면 위 내 세균 분포가 달라진다. 예컨대 스트렙토코커스(연쇄상구균의 한 종류), 아시네토박터(그람음성균의 한 종류)와 같은 세균이 있다. 헬리코박터균이 없음에도 위암이 발생하는 경우, 다른 세균의 역할이 궁금하다.

위암 연구의 세 번째 최전선은 위점막 세포가 장점막 세포로 바뀐 장상피화생에 대한 치료제 개발이다. 몇 가지 후보 약제가 있지만 효과는 불분명하며, 일본 등에서 소규모 임상시험이 진행되고 있다.

위축성 위염이나 장상피화생, 이형성에서 암으로 가는 과정에서 고위험군을 어떻게 선별할 수 있는가가 정현수 교수의 관심사다. 헬리코박터균의 경우 감염자 1%만이 위암으로 가고, 나머지 99%에서는 위암이 생기지 않는다. 그러니 감염자 중 누구에게 위암이 생기는지, 즉 누가 고위험군인가를 알아내는 게 중요하다. 예를 들어 선종은 납작한 혹과 같이 생긴 병변이다. 일부는 암으로 진행되지만, 일부는 그렇지 않다. 그런 만큼 내시경 치료로 선종을 다 도려낼 필요가 있는가 하는 의문이 있다. 암으로 가는 고위험 선종을 구분할 수 있으면 불필요한 시술을 최소화할 수 있다. 그렇기에 내시경 소견이나 유전체 검사 등의 다양한 방법으로 고위험군을 골라내는 작업이 필요한데, 정현수 교수가 고위험군을 골라내는 작업, 즉 인공지능 내시경 연구를 하고 있다. 요즘 인공지능을 활용해서 위암을 진단하는 기술을 많이 개발하고 있다. 의사가 내시경을 보고, 인공지능이 보조하는 것이다. 정현수 교수는 "대장에서는 인공지능이 상용화되었으나, 위는 대장보다 진단이 더 어렵다"라며 "위에서도 마찬가지 연구를 하고 있다"라고 말했다.[1]

위암 수술 받으러 미국에 가는 건
어불성설

이상일 충남대병원 교수(위장관 외과)는 위암 수술을 한다. 위 수술 치료에 대해 묻기 위해 찾아가 자리에 앉자마자 바로 질문을 던졌다. "요즘도 위암으로 죽는 사람이 있나 생각했다."

이 말을 듣고 이 교수 눈이 휘둥그레졌다. 그래서 나는 빨리 분위기를 바꾸려고 시도했다. "그랬는데, 취재를 시작해보니 사망자가 아직도 많은 걸 알았다." 이상일 교수는 국립암센터 통계를 보여주면서 "2020년 국립암센터 통계에서는 발병자 수에서 갑상선이 1위이고, 위암은 2위다. 위암 발병자가 33만 217명이다. 갑상선암은 진단 기법이 좋아지면서 갑자기 늘어났고, 생존율이 워낙 좋다. 그래서 '암'으로 보지 않으려는 경향조차 있다. 그럼에도 위암이 한국인을 가장 위협하는 암이다"라고 말했다.

이상일 교수는 "위암과 대장암이 사실상 1, 2위다"라고 말했다(그는 폐암을 빼고 이야기한 거다). 위암은 줄어드는 추세이고, 대장암은 늘고 있다. 그는 "위암은 계속 줄고 있다고 하나, 한국인에게는 가장 위험한 암이다"라고 말했다. 미국에서 위암은 암 발병 건수에서 16위(미국 국립보건원, 2023)다. 그는 "위암에 걸리는 미국인이 많지 않다 보니, 미국에서는 위암에 대한 관심이 떨어진다"라고 말했다. 미국에서 위암 수술하는 병원은 주마다 한두 개 있을 정도다. 이상일 교수는 "한국은 위암 환자가 많고, 치료하는 의사도 많고, 경험이 많다. 그러니 치료 성적도 좋다"라고 말했다.

이상일 교수는 위암의 진행을 세 종류로 분류했다. 국한localized 위암, 국소진행regional 위암, 원격 전이 위암이다. 국한 위암은 암이 위에만 있는 경우다. 이런 경우 5년 생존율은 한국에서는 97.5%이고, 미국은 75%다. 한국 의사들의 성적이 한참 앞선다. 국소진행 위암은 암이 위에서 시작해 위 주변 림프절로 퍼진 상태를 말한다. 한국에서 치료받으면 5년 생존율이 62.3%이나, 미국에서는 35%다. 그리고 원격 전이는 암이 온몸으로 퍼진 상태다. 완치율이 한국에서는 6.7%이고, 미국에서는 7%로 비슷하다. 이상일 교수는 "한국과 미국의 위암 수술 치료 효과가 크게 차이 난다. 그러니 위암 수술 받으러 미국에 간다는 건 이제 어불성설이다"라고 말했다.

위암을 약물로 치료하는 성과는 다른 암에 비해 만족스럽지 않다. 미국을 비롯한 선진국에서 약물 개발에 대한 투자를 많이 하는데 미국에서는 위암이 희귀 질환에 가깝기 때문이다. 환자가 많지 않으니, 만들어봤자 돈이 별로 되지 않는다. 그는 "오히려 일본에서 위암에 대한 투자가 많다"라고 말했다. 위암이 선진국형 질환이 아니라면, 후진국형 질환인가? 꼭 그런 건 아니다. 이상일 교수는 "위암은 동북아시아, 그러니까 한국, 중국, 일본에 많다. 동유럽, 남유럽, 중미, 남미에서도 발병률이 높다"라고 말했다.

오래된 음식이
위암 유발의 원인이다

무엇이 위암을 일으킬까? 이상일 교수는 "위암을 일으키는 대표적인 요인이 오래된 음식이다"라며 설명을 계속했다. "흔히 짠 음식, 자극적인 음식 얘기를 많이 한다. 내 생각에는 음식의 경우, 오래된 음식이 문제라고 본다. 식품을 오래 저장하기 위해 소금, 설탕, 식초에 절인다. 훈제 식품도 있다. 이게 다 위암과 관련이 있다. 한국에서는 소금에 절인 음식, 즉 소금만 강조되고 있으나, 저장된 음식은 몸에 좋지 않다. 저장된 음식이 좋지 않은 이유는 오래된 음식은 썩기 때문이다. 균이 활동하면서 음식에 들어 있는 물질을 변환시키고, 변환된 물질이 우리 몸에 들어와서 발암물질로 작용한다."

의학도들이 보는 대표적인 내과학 분야 교과서 중 하나가《해리슨 내과학Harrison's Principles of Interal Medicine》[2]이다. 의사들을 만나러 다니다가 어깨너머로《해리슨 내과학》을 알게 되었다. 세 권으로 된 벽돌책으로, 본문만 4,045쪽 분량이다. 이 책 제1권의 '위암' 편을 열어보니 위암에서도 위선암의 원인으로 음식을 가장 먼저 언급한다. 건조, 훈제, 소금에 절인 음식 속에 포함된 고농도의 질산염을 장기간 섭취하는 것이 위암 발생을 증가시킨다고 보았다. 질산염이 세균에 의해 발암물질인 아질산염으로 전환된다는 것이다. 김치는? 김치야말로 소금에 절인 음식이 아닌가? 온라인을 검색해봤다. 논란이 있다. 많이 먹으면 위암 발생 위험이 있다는 식으로 조심스럽게 써놓았다. 나는 김치 중독자인데, 경계해야 할 일이다.

이상일 교수에 따르면, 위 수술은 얼마나 잘라내느냐에 따라 크게 2가지로 볼 수 있다. 위를 전부 잘라내야 하는 경우와 아래쪽만 잘라내는 경우다. 잘라내는 정도는 암 덩어리 위치에 달려 있다. 전부 잘라내는 것을 '위전全절제술'이라고 하고, 아래쪽 3분의 2를 잘라내고 위쪽을 남겨두는 걸 '원遠위부절제술'이라고 한다. 이상일 교수는

"원위부절제술을 가장 많이 한다"라고 말했다. 위의 윗부분을 남겨놓고, 아래쪽을 잘라내는 것이다. 위암이 많이 발생하는 부위는 아래쪽 3분의 1 지점이다. 그는 "내가 수술하는 환자의 70%쯤이 원위부절제술로 한 거다"라고 말했다. 위의 아래쪽에 암이 많이 생기는 이유는 무엇일까? 아무래도 음식물이 아래쪽에 많이 쌓이기 때문일까? 이상일 교수는 "아무래도 그렇게 생각된다"라며 다음과 같이 보충 설명했다. "식도에서 음식물이 내려와 위벽을 타고 내려간다. 위를 바나나처럼 휜 모양이라고 생각해보자. 이때 안쪽 부분과 바깥쪽 휜 부분이 있다. 안쪽 휜 부분을 '소만Lesser curvature'이라고 하고, 바깥쪽 휜 부분을 '대만Greater curvature'이라고 한다. 음식물이 '소만' 부위를 더 많이 지나가는데, 이런 음식물의 이동이 위 점막에 영향을 주어서 소만 쪽의 점막에 위암이 더 많이 생기는 것으로 추정된다."

이 부분에서 궁금한 점이 있어 물었다. 음식물이 식도에서 위로 들어오면 음식물이 중력에 의해 위의 아래쪽으로 떨어지는 게 아닌가? 그러면 '대만' 쪽으로 음식물이 많이 와서 닿을 것 같다. 이 교수는 "그럴 것 같은데, 그렇지 않다. 위가 사실은 서 있는 게 아니라, 누워 있다"라고 말했다. 처음 듣는 얘기였다. 위가 위아래로 수직으로 있는 구조가 아니라, 수평으로 누워 있다니. 이상일 교수는 "식도에서 음식이 들어오면 위에서 옆으로 음식물이 이동한다. 위가 음식물을 짜서 이동시킨다. 그러므로 위의 운동이 중요하다"라고 말했다.

아래쪽 위를 어디까지 자르느냐를 판단할 때 가장 큰 문제는 유문부를 잘라낼지 여부를 판단하는 것이다. 유문은 위와 십이지장 사이에 있는 관문이다. 괄약근이어서, 위에서 십이지장으로 음식물이 넘어가는 것을 조절한다. 유문이 없으면 음식물이 위에서 십이지장으로 그냥 내려간다. 이때 생기는 증상이 덤핑dumping 증후군이다. 복통, 설사, 구토가 있을 수 있다. 그걸 막기 위해 가능하면 유문을 살려두려고 한다. 이러한 수술을 '기능 보존 위절제술'이라고 한다. 이상일 교수는 "환자 삶의 질을 생각하면 유문을 살리는 게 중요하다"라고 말했다. 조기 위암 중에서도 초기여야 유문의 기능을 살리는 것이 가능하다. 위암은 위 점막에 암세포가 얼마나 뚫고 들어갔는지에 따라 악화 정도를 구분한다. 겉면인 점막층과 점막하층에만 암세포가 있으면 유문을 보존하는 것이 가능하다. 그 아래의 근육층까지 암세포가 침투했다면 유문 기능을 보존하는 수술을 하기가 힘들다.

위를 전부 혹은 일부를 잘라내면, 절제하고 남은 소화관의 위아래를 연결해야 한다. 이때 어디를 잘라내고 이었는지에 따라 위-십이지장 문합술, 위-공장 문합술, R-Y 문합술, 3가지 문합술(연결술)로 구분된다. 어떤 연결술을 사용하느냐에 있어 변수는 첫째가 길이다. 잘라내고 남은 위가 작으면, 위와 십이지장을 연결하기가 쉽지 않다. 십이지장을 위로 당겨서 연결하는데 연결이 빡빡하면 위-십이지장 문합술을 한 부분에 장력이 발생한다. 즉 수술 부위가 벌어질 수 있다. 소장은 십이지장, 공장jejunum, 회장으로 이루어졌다. 십이지장과 달리 나머지 소장은 위 상부까지 올라갈 정도로 충분히 길다. 그러므로 장력이 신경 쓰일 때는 위-공장 문합술을 한다. 위를, 십이지장을 건너뛰고 공장과 바로 연결한다. 공장 일부의 위쪽을 열고 위와 붙여서, 위의 음식이 그곳으로 들어가게 한다. 이때 위에서 떨어진 십이지장은 어떻게 될까? 그대로 둔다. 십이지장을 통해 흘러나온 소화액(췌장과 간이 분비)은 공장으로 그냥 내려가 음식물과 만난다. 이상일 교수가 선호하는 수술법이 '위-공장 문합술'이다. 그는 "문합술마다 장단점이 있다. 수술하는 의사마다 선호하는 방식이 다르다"라고 말했다.

수술 후 우려스러운 점은 연결한 부위에서 문제가 생길 가능성이다. 꿰맸는데 새면 큰일이다. '위-십이지장 문합술'을 했는데 장력이 있어 상처가 벌어져 십이지장에서 소화액이 새면 치명적이라서 조

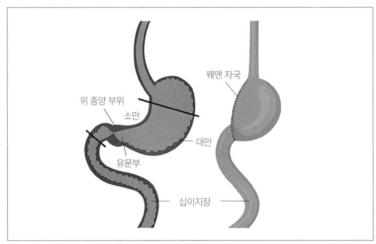

〔그림 3-3〕 위-십이지장 문합술. 위암은 아래쪽에 잘 생긴다. 암이 있는 아래쪽 위를 잘라내고 위에 남은 부분과, 십이지장을 바로 연결하는 것이 '위-십이지장 문합술'이다.

심스럽다. 또한 '위-공장 문합술'을 하면 담즙이 위를 거치게 된다. 위를 지나면서 위염이 생길 수 있다. 원래 담즙은 위로 가지는 않는데, '위-공장 문합술'을 하면 십이지장에서 공장으로 담즙이 흘러가, 공장에서 위로 흘러갈 수 있다.

위-십이지장 연결술과 위-공장 문합술의 단점을 보완하는 제3의 수술법이 있다. R-Y 문합술이다. 소화액이 위를 거치지 않고 소장으로 바로 내려가기에, 위염에 걸릴 우려가 없다. 하지만 R-Y 문합술은 위뿐만 아니라 십이지장 부위도 잘라낸다는 단점이 있다. 위는 폐기하고, 잘라낸 십이지장 구간은 소장 부위와 연결해야 한다. 외과 의사 손이 한 번 더 간다. 이 교수는 "손이 많이 가는 만큼 다른 문제가 발생할 수 있다"라고 말했다. 장 정체증, 장 유착, 장 폐색증과 같은 문제가 생길 수 있다.

이상일 교수는 "요즘은 복강경 수술이 개복 수술보다 많아졌다"라며 "비율은 7 대 3 정도"라고 말했다. 수술 시간은 개복 수술이 2~3시간, 복강경 수술이 3~4시간 걸린다. 위암 환자 수술을 해야 할 경우에는 우선 복강경으로 할 것인지, 배를 열어서 개복 수술로 할 것인지를 결정한다. 수술하기 전에 복강경으로 배 안, 즉 복강을 관찰한다. 그래서 수술이 가능한지를 확인한다. 위암 병기 기준 1, 2기는 수술을 하고, 3기도 수술을 많이 한다. 이상일 교수는 "4기인 경우에는 수술을 해서 환자에게 도움이 될지를 고려해야 한다"라고 말했다. 위에서 시작된 암이 복막으로 전이되거나, 다른 장기로 퍼지는 '원격 장기 전이'를 일으킬 수 있다. 복막 전이의 경우 CT(컴퓨

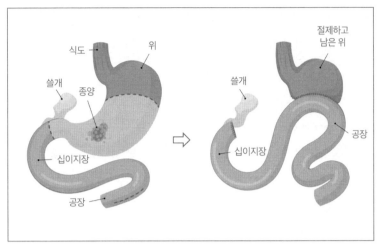

〔그림 3-4〕 위-공장 문합술. 잘라내고 남은 위를, 십이지장 아래쪽 소화관인 공장에 붙인다. 십이지장으로 나오는 소화액이 위로 넘어와 위에 손상을 줄까 염려될 경우에 시행한다.

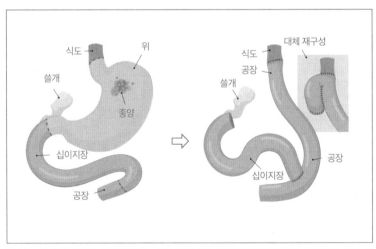

〔그림 3-5〕 R-Y 문합술. 종양이 있는 위를 잘라내고, 십이지장을 공장에서 끊어낸다. 이후 식도와 공장을 바로 연결한다. 십이지장은 공장에 결합시켜, 췌장 등에서 나온 소화액이 장으로 가게 한다. 위염 우려가 없는 수술법이다.

터 단층촬영)에서 잘 확인되지 않기에 육안 관찰이 필요하다. 이상일 교수는 "이 모든 과정을 검토한 후 위 절제를 예정대로 진행할지 최종적으로 결정하게 된다"라고 말했다. 대개의 경우 수술실에 들어오기 전에 예측한 대로 수술이 진행된다. 드문 경우지만, 수술 중 변경이 필요할 때 수술실에서 나와 보호자에게 설명하고 수술 방식을 바꿔야 한다. 예컨대 예정대로 복강경 수술을 계속할 것인지, 아니면 개복 수술로 전환할 것인지를 판단해야 한다.

항암제의 출발점은
생화학무기인 질소 겨자 가스

충북대병원 한혜숙 교수는 위암을 약으로 치료하는 종양내과 의사다. 그는 한국의 《위암 치료 가이드라인》(임상진료 지침)을 개정하는 데 큰 역할을 했다. 《위암 치료 가이드라인》은 의사를 위한 치료 매뉴얼이다. 대한위암학회 등은 4년 주기로 위암 치료와 관련된 표준 치료 지침을 담은 가이드라인을 업데이트해서 책자로 발간하는데, 한 교수는 2018년, 2022년 판 《위암 치료 가이드라인》 제작에 참여한 핵심 인물이다. 2022년에는 태스크포스의 제2팀장으로 일했다. 제2팀은 약물 치료와 방사선 치료 분야를 맡았고, 같이 일한 의사는 십수 명이었다. 2023년에 나온 《위암 치료 가이드라인》은 제4판이다. 한혜숙 교수는 《위암 치료 가이드라인》을 8번이나 개정한 일본에 비하면, 한국은 일본을 따라가는 것처럼 보일지 모른다. 실제로는 그렇지 않다. 이제는 한국이 일본에 필적하고 있고, 일본보다 더 잘 짜인 가이드라인을 만들었다고 말할 수 있다"고 자랑했다.

한혜숙 교수는 2008년부터 충북대병원 교수로 일하기 시작했다. 당시 충북대병원 종양내과에는 신약 임상 연구가 없었다. 은사이자 종양내과 선배 교수인 이기형 교수가 한혜숙 교수에게 신약 임상 연구를 하는 데 필요한 임상 연구 코디네이터를 고용하자고 했다. 임상 연구는 의사 혼자만으로는 진행할 수 없다. 훈련받은 전문 코디네이터가 필요하다. 이러한 필요성을 바탕으로 시작해, 지금은 충북대병원 종양내과 소속의 임상 연구 코디네이터 15명과 함께 암 환자 연구를 발전시키고 있다.

한혜숙 교수는 "지금은 임상 연구를 하지 않으면 암 환자에 대해 적절한 치료를 못 하는 병원이라는 생각이 들 정도가 되었다"라고 말했다. 신약 개발이 가장 활발한 종양내과 분야에서 가장 앞선 신약을 환자에게 먼저 적용할 수 없다면, 열심히 하는 의사라는 얘기를 듣기 쉽지 않다. 충북대병원 종양내과의 임상 연구 건수를 서울의 대형병원과 비교할 수는 없다. 그러나 지역의 어느 국립대병원보다 연구가 활발하다. 한 교수는 위암과 관련해 10건 이상의 임상 연구를 진행하고 있다. 종양내과 의사로서 모든 암의 항암 약물 치료를 담당했던 적도 있었다. 시간이 지나면서 종양내과 의사들 간에 영역이 세분화했다. 치료가 복잡해지면서 의사들이 암을 세분화해서 보기 시작했다.

한혜숙 교수에게 내가 한 첫 번째 질문은 위암을 고치는 기적의
약이 있는가였다. 한혜숙 교수는 "위암에서 생존 기간을 획기적으로
늘린 신약은 없다"라며 "위암은 아직도 세포독성 화학요법을 근간
으로 하고 있고, 세포독성 화학약제에 분자적 표적치료제, 면역항암
제를 같이 쓰면서 생존 기간이 조금씩 늘어나고 있다"라고 말했다.

한혜숙 교수는 기적의 위암 약이 없는 이유를 2가지 들었다. 우선,
위암의 이질성이다. 그는 "위암은 다른 암종에 비해 이질성이 높다"
라고 말했다. 사람마다 갖고 있는 위암이 다르고, 한 사람이라도 몸속
위치에 따라 위암이 다르다. 위암은 간, 복막 등으로 전이가 잘 일어
난다. 가령 간에 전이된 위암은 위에 남아 있는 위암과 또 다르다. 하
나의 암 덩어리 내에서도 암세포마다 특성이 다르다. 시간에 따라서
변하는 특성도 있다. 그리고 위암은 다른 암종에 비해 치료 타깃이 되
는 지배적이고 우세한 변화를 찾기 어려워, 효과적인 항암제 개발이
어렵다. 예를 들어 폐암의 주요 원인 중 하나는 EGFR 유전자 돌연변
이고, 이를 표적으로 한 효과 좋은 약들이 나와 있다. 그러나 위암에
는 그러한 치료제가 없다. 한 교수는 "위암은 한마디로 천방지축 암
종이어서 말을 잘 듣게 하기가 어렵다"라고 말했다.

한 교수에 따르면, 암을 유발하는 유전자 변화에는 크게 돌연변
이, 증폭, 재배열, 세 종류가 있다. '돌연변이'는 특정 유전자의 염기
서열이 달라지는 것이다. 유전체genome를 유전자 책이라고 하면 이
책에 오자가 일부 생긴 거다. '증폭'은 유전체 내 특정 유전자의 사본
수가 늘어난 것이다. 예컨대 위암 세포에서 HER2 유전자가 증폭됐

다는 것은, 유전자 정보에 특정 문자 서열이 여러 세트 들어 있다는 뜻이다. 그 결과 HER2 단백질이 많이 만들어진다. 한혜숙 교수는 "HER2 양성 위암이 위암의 10~20% 정도를 차지한다"라고 말했다. HER2에 작용하는 표적치료제는 트라스투주맙(제품명 허셉틴)이다. 약물 이름은 대개 계열과 작용 기전을 반영하는데, 트라스투주맙의 '맙-mab'은 단일클론 항체 치료제(예: 세툭시맙, 베바시주맙)를 의미한다. 트라스투주맙의 효능을 입증해 전 세계 HER2 양성 위암의 완화적 항암약물요법에 변화를 가져온 연구는 한국 연구진이 주도한 결과라고 했다. 완화적 항암약물요법은 암을 완치할 수 없거나 치료 목표가 생명 연장이나 증상 완화인 경우에 사용한다. 또한 '유전자 재배열'은 염색체 내에서 특정 유전자 위치가 달라지는 '전위'가 일어나면서 암이 되는 것이다. 만성 골수성 백혈병의 원인이 유전자 재배열이다.

일본은 한국과 마찬가지로 위암 환자가 많아서, 위암 약 개발을 열심히 했을 것 같다. 한혜숙 교수는 "위암 수술 후 재발을 막기 위해 쓰는 S-1이 있다. S-1은 경구 투여제로, 일본(다이호약품공업)에서 나왔다"라고 설명했다. S-1은 임상시험 3상 결과가 2008년 미국 임상의학지 〈뉴잉글랜드 의학저널〉에 소개되었다. HER2의 표적치료제인 트라스투주맙은 일본에서 나온 약이 아니나, 이걸 변형한 약은 일본업체(다이이찌산쿄)가 개발했다. 분자적 표적치료제인 트라스투주맙에 세포독성항암제(세포독성 화학약제)를 탑재했다. 이런 약을 항체-약물 중합체ADC라고 한다. 약 이름은 트라스투주맙데룩스테칸이다. 항체-약물 중합체는 '항체'와 '약물'이라는 2가지 무기를 탑재

한다. '항체'라는 무기만 갖고 있는 것이 트라스투주맙이다. 트라스투주맙이 몸에 들어가면 암세포를 찾아가서 암세포 표면의 HER2에 결합한다. 그러면 암 성장인자라는 게 HER2 수용체에 결합하는 것을 막을 수 있다. 암 성장인자가 HER2 수용체에 결합하면 암세포 안으로 신호가 전달되는 스위치가 켜지고 암세포가 더 많이 만들어진다. 그러므로 수용체에 결합하는 것을 차단해 스위치가 켜지지 않도록 하면 암세포 활동을 잠잠하게 할 수 있다. 이것이 항체 약품 트라스투주맙의 작동 기전이다. 그러면 항체-약물 중합체 중에서 '약물'은 또 어떤 역할을 하는 걸까? 트라스투주맙이 암세포 표면수용체 HER2에 결합하면, '약물'은 암세포 안으로 들어가 암세포를 공격한다. 그러므로 '항체-약물 중합체'는 암세포를 무기력화하는 항체 기능에, 암세포를 죽이는 화학 폭탄 기능을 추가한 것이다.

한혜숙 교수가 '항암치료'와 관련해 정확한 용어 사용을 강조했다. 종양내과 의사가 다양한 항암제로 약물 치료하는 것을 '항암약물요법'이라고 한다. 항암약물요법에는 '세포독성항암제'와 '분자적 표적치료제', '면역항암제' 3가지가 있다. 세포독성 화학요법은 위암 치료의 기본으로 1세대 항암제인 세포독성항암제를 사용하는 것이다. 한혜숙 교수가 항암제의 시초가 언제인지 아느냐고 물었다. 내가 엉뚱한 말을 하자, 그는 이렇게 설명했다.

"제1차 세계대전 때 독일군이 쓴 생화학무기인 질소 겨자 가스가 항암제의 출발점이다. 영국군과 프랑스군이 많이 죽었는데, 병사들을 부검해보니 골수와 림프절이 다 말라 있었다. 피부도 물집이 생기고 벗겨졌다. 피부와 골수, 림프절이 말라 있는 것을 보고, 화학약품인 질소 겨자 가스는 세포 분열이 빠른 것을 타깃으로 한다는 사실을 알았다. 이 생화학무기를 약으로 활용하면 빠르게 자라는 암세포가 죽지 않을까 하는 아이디어를 떠올렸고, 이렇게 해서 개발된 것이 항암제다. 1946년에 육종 환자를 저용량 질소 겨자로 치료한 결과가 발표되었다. 어떻게 보면 화학약을 쓴 거다. 이제는 암세포의 분자적 특징을 이용한 분자적 표적치료제, 암세포 주변의 면역환경을 활용한 면역항암제가 항암제 시장을 휩쓸고 있다. 그러므로 이러한 치료를 통칭할 때는 '화학요법'이 아니라 '항암약물요법'이라고 하는 것이 정확하다."

위암 역시 수술을 받아야 살 수 있다. 수술로 절제가 불가능하거나 전이된 위암에는 '완화적 항암약물요법'을 쓴다. 암을 조절해 생존 기간을 연장하고 삶의 질을 높이는 것이 치료 목적이다. 수술을 받은 사람이라도 진행성 위암(2~3기)은 미세전이가 있을 수 있다. 미세전이를 없애 재발률을 낮추기 위한 목적으로 항암약물요법을 쓰며, 이는 '수술 후 보조 항암약물요법'이라고 한다. 또 수술 전에 항암약물요법을 받기도 한다. 수술이 불가능했던 암이 작아지면 수술이 가능해지기도 하고, 미세전이를 없애 재발률을 낮출 수도 있다. 이는 '수술 전 선행 항암약물요법'이다. 최근 일부 진행성 위암 환자에게 선택적으로 사용할 수 있다.

완화적 항암약물요법에서는 어떤 약을 쓸까? 완화적 1차 항암약물요법은 환자의 위암 특성에 따라 치료를 달리한다. HER2 양성 위암에는 트라스투주맙과 세포독성 화학요법을, PD-L1 발현 위암이라면 면역관문억제제인 항PD-1약제(니볼루맙)와 세포독성 화학요법을 병합하여 쓴다. 이러한 특징적 변화가 없는 위암은 세포독성 화학요법만 시행한다. 완화적 1차 요법이 더 이상 효과가 없거나 독성이 있으면 완화적 2차 항암약물요법을 쓴다. 완화적 2차 항암약물요법에서는 '혈관생성억제제'를 쓴다. 한혜숙 교수는 "위암이 혈관이 많은 편이다. 간암만큼은 아니나 혈관이 많아서 혈관 신생을 억제하는 약을 쓴다. 논에 물 대는 걸 막는 거다"라고 설명했다. 혈관 신생을 억제하는 약은 라무시루맙이다. 이것과 같이 쓰는 세포독성 화학약제는 파클리탁셀이다.

위암 환자의 1차 요법은 약을 얼마 동안 쓰는지 묻자, 한혜숙 교수는 "오전에 진료하면서 같은 질문을 환자 다섯 명으로부터 받았다"라고 말했다. 항암제로 암을 조절하는 것이기에 특별한 기간은 없다. 암이 조절되는 기간이 길수록 생존 기간이 늘어나므로 어찌 보면 약을 오래 쓰면 쓸수록 좋다. 약을 쓰면 종양 크기가 줄어드는데, 이후 특정 시점에서 종양이 다시 커진다. 약에 대한 내성이 생긴 것이다. 그러면 2차 요법을 시도한다. 그는 "1차 요법의 약효가 6개월을 넘기기가 쉽지 않다"라고 말했다. 1차 요법에서 종양 크기가 줄어드는 사람이 전체의 60%쯤 되고, 효과가 있다면 6~8개월 정도 간다. 2차 요법으로 가면 종양 크기가 줄어드는 사람은 30% 정도이고, 약효 유지 기간이 4~5개월로 짧아진다. 위암에 효능을 입증한 약제가 모두 내성이 생기면 위암은 조절할 수 없는 상태가 된다. 위암 4기의 평균 생존 기간이 완화적 항암약물요법을 적극적으로 시행했을 경우 약 1년~1년 6개월이다. 4기라도 평균 생존 기간이 3년이 넘는 폐암이나 유방암과 다르다. 4기 다음은 말기 암이다. 말기 암은 항암제가 환자에 더는 도움이 되지 않는다고 판단하는 경우다.

한혜숙 교수는 "일반인은 4기와 말기 암이 같은 줄 아는데, 그렇지 않다"라고 말했다. 정확히 어떻게 구분되는 것인가? 4기 암은 완화적 항암약물 치료를 통해 생존 기간을 연장할 가능성이 있는 상태이고, 말기 암은 이러한 가능성이 없는 경우다. 그는 "완화적 항암약물 치료를 1년여간 시행해오면서 전이성 위암을 조절하던 환자가 항암제들에 모두 내성이 생겨 암을 조절할 방법이 없는 상태가 되면 말기 암이다"라고 말했다. 기저질환이 많은 90세 할아버지, 간 기능이 매우 나쁜 환자, 투석 환자 등도 항암제로 인한 '득'보다 '실'이 커서 약제를 쓰지 못한다. 말기 암이 되면 환자를 포기하는지 물었더니, 한 교수는 "포기라고 생각하지 않는다. 최선을 다한 결과다"라고 말했다.

위암은 효과가 좋은 약이 없어서, 환자에게 좋은 얘기를 해주는 일이 폐암이나 유방암보다 적다. 안 좋은 얘기를 환자에게 해야 하는 일은 의사도 힘들다. "항암제가 듣질 않네요", "4개월 만에 내성이 생겨, 암이 커졌네요"라는 환자에게 청천벽력 같은 말을 하기가 쉽겠는가? 그래도 그는 위암을 전문 분야로 삼았다. 한혜숙 교수는 "내가 만든 항암치료 가이드라인이 세계 위암 치료의 가이드라인을 바꾸고 있다는 자부심을 갖고 있다"라고 말했다.

복막으로 전이된
위암 환자의 치료

분당서울대병원 강소현 교수(위장관 외과)는 '복막 전이를 보인 위암 환자를 대상으로 한 임상시험'으로 대한외과학회 추계학술대회에서 베스트연구자상을 받았다. 항암제 임상시험을 한 것이다. 외과의사도 항암제 임상시험을 하는지 궁금했다. 항암제 사용은 혈액종양내과의 영역이라고 알고 있기 때문이다. 강소현 교수를 찾아가 위암 치료 임상 연구에 관해 물었다. 강소현 교수에 따르면 조기 위암은 치료 효과가 매우 좋다. 분당서울대병원의 경우 1기 위암 환자의 5년 생존율이 90%를 넘는다. 조기 위암인 환자 생존율을 높이는 과제는 거의 달성했다. 그는 "남아 있는 문제는 전이성 위암, 즉 다른 장기로 전이된 4기 암 환자다"라며 "특히 내가 가장 관심 있었던 부분은 복막으로 전이된 위암 치료다"라고 말했다.

위암은 복막과 간으로 많이 전이된다. 복막은 배 안쪽을 싸고 있는 얇은 막이다. 강소현 교수가 외래 진료실 책상 위에 놓인 컴퓨터 키보드를 덮고 있는 투명한 비닐 덮개를 보더니, 비닐 덮개를 복막이라고 생각하면 되겠다고 했다. 강소현 교수는 "위암의 복막 전이가 무섭다. 한 군데에 전이암이 생기면 복막을 통해 순식간에 여러 부위에 암이 생길 수 있다. 며칠 안에 암세포가 퍼지는 경우도 있다"라고 말했다. 복막으로 암세포가 전이된 4기 환자에 대한 기본 치료는 항암 약물 치료다. 수술은 하지 못한다. 항암치료를 해도 생존율이 낮다. 중앙 생존값이 1년이 안 된다. 복막 전이를 치료하기 위해 다양한 노력을 하고 있고, 난소암과 대장암에서는 복강 내에 항암제를 직접 주입하는 치료가 간혹 시행되고 있다. 기존의 항암치료인 혈관에 항암제를 넣는 방식과는 다르다. 문제는 복막에는 혈관으로 주입한 항암제가 잘 도달하지 않는다는 점이다. 복막에 미세혈관이 있기는 하나, 항암제 농도가 암 치료에 필요한 정도까지 도달하지 못한다. 그래서 복막 전이암에서는 항암제가 효과를 발휘하지 못하는 경우가 많다.

강소현 교수는 "혈관 주입으로 충분하지 않다면 배 안에 직접 주입해보자는 발상에서 시작된 것이 복강 내 항암치료다"라고 말했다. 일본에서 '피닉스 GC'라는 이름의 대규모 복강 내 항암치료 임상시험 연구가 있었다. 연구 책임자는 도쿄대학교 의과대학 이시가미 히로노리石神 浩德 교수다. 2018년쯤 연구 결과가 나왔다. 강소현 교수에 따르면, 이 연구는 복강 내 항암치료의 효과가 명확하지 않았고, 통계적으로도 유의미한 결과를 보이지 않았다. 연구에 허점도 있었다.

복강 내 항암치료를 할 때는 환자 배를 약간 째고 그곳을 통해 관을 집어넣는다. 관을 통해 항암제를 주입한다. 복강 내에 들어간 약물은 복수와 같이 복강 내에 머물고, 복막은 약물을 자연스럽게 빨아들인다. 그러면 복막에 있는 암세포에 약이 바로 전달되는 효과가 있다. 복막에 직접 항암제가 닿으므로 혈액을 통해 주입할 때에 비해 약 농도를 낮춘다. 식염수로 약 농도를 약하게 한다. 강소현 교수는 "크림과 같은 국소 요법이라고 한다. 크림으로 바르는 느낌으로 복강 내에 항암제를 발라주는 거다"라고 말했다. 하루가 지나면 항암포트를 통해 복강으로 들어간 약이 복막에 다 흡수된다. 복강 내 항암요법을 외과 교수가 하는 것이 분당서울대병원의 방식이다. 혈액을 통한 항암화학요법은 혈액종양내과에서 한다. 이렇게 영역이 구분되어 있다는 게 흥미롭다.

분당서울대병원 외과 암센터장으로 일했던 김형호 교수(현재 중앙대학교 광명병원 근무)가 복강 내 항암치료를 위한 임상시험을 이끌었다. 정맥주사를 통한 항암화학요법에 복강 내 항암요법을 병행하면, 위암 4기 환자에 대해 추가적인 치료 효과를 거둘 수 있을까? 이것이 임상 연구를 시작할 때 가진 의학적인 의문이었다. 임상시험은 1상과 2상으로 진행됐다. 1상 임상시험은 2019년 10월에 첫 환자를 등록했고, 2020년 12월까지 모두 13명을 대상으로 시행했다. 임상시험의 목적은 새로운 치료의 안전성과 적정용량을 확인하는 것이다. 임상 1상이 끝난 뒤에는 임상 2상을 2021년 2월부터 8월까지 진행했다. 위암이 복막에 전이된 환자 22명이 대상이었다. 이때는 환자의 '1년 생존율'이 목표였다. 1상 연구 결과가 2022년 학술지 〈외과종양학 연보Annals of Surgical Oncology〉에 나갔다. 강소현 교수는 논문이 해당 학술지에 실린 배경에 대해 "복강 내 항암요법(파클리탁셀)을 시행하고, 동시에 혈액으로는 폴폭스FOLFOX를 주입하는 항암요법을 썼다. 이 2가지를 결합한 임상시험이 기존에는 없었고, 또 치료 성적이 좋게 나왔기 때문으로 생각한다"라고 말했다.

항암화학요법으로 많이 사용하는 요법 중 하나가 폴폭스다. 폴폭스는 5-FU, 류코보린, 옥살리플라틴이라는 세포독성항암제 3개를 같이 사용하는 치료법이다. 3개 약물을 주입해, 암세포를 죽이는 효과를 최대한 끌어내고자 한다. 강소현 교수 등 분당서울대병원 팀은 여기에 복강 내 항암화학요법으로 파클리탁셀을 투여했다. 파클리탁셀 역시 세포독성항암제 중 하나다. 정맥주사요법과 복강 내 항암치료를 동시에 하는 것을 '양방향 항암화학요법'이라고 한다. 한국에서는 환자 치료를 위한 방법으로 이 요법이 아직 승인되지 않았고, 연구 목적으로 제한적으로 시행하고 있다.

임상 1상의 목표는 항암의 안전성을 확보하는 것으로, 항암 부작용이 없는 약물의 용량을 찾는 데 있다. 예상되는 항암 부작용으로 면역세포의 일종인 호중구 감소증이 있다. 백혈구 중 하나인 호중구 수치가 혈액 속에서 감소할 수 있다. 혈관으로 들어가는 폴폭스 용량은 검증이 끝났으므로 복강에 들어가는 파클리탁셀의 적정 용량을 알아내야 한다. 환자 3명에게 40mg의 파클리탁셀을 투여한 결과, 항암제 부작용이 나타나지 않았다. 그래서 환자 4명을 추가해 60mg을 투여했다. 부작용이 없었다. 다시 20mg을 추가해 80mg을 복강에 투여했다. 6명 중 2명에서 부작용이 나타났다. 최종적으로 60mg이 적정 용량이라고 판단했다.

임상 2상은 '1년 생존율' 보기, 즉 약효를 확인하는 것이다. 환자 25명이 등록했으나 3명은 포기했다. 강소현 교수는 "항암요법에 대한 두려움이 작용한 것으로 보인다. 일부는 자연요법을 하겠다며 투약을 거부했다"라고 말했다. 항암화학요법은 구역질과 손발 끝 저림 등 고통이 심하다. 어떤 등록 환자는 항암치료 세 사이클을 받고는 더 못 하겠다고 손들었다. 항암치료 사이클은 2주 간격으로 돌아갔다. 세 사이클 투약이 끝나면 CT를 찍어 약물 반응을 확인한다. 또한 6 사이클 내지 9 사이클이 됐을 때 CT를 찍어 결과를 본 뒤에 진단적 복강경을 시행한다. 배 안에 복막 전이가 몇 개나 있는지를 눈으로 확인하는 것이다. 복강 내 항암요법을 한 결과, 1년 생존율이 81.8%로 나왔다. 강 교수는 "4기 전이암 환자의 평균 생존 중앙값이 1년인데, 1년 생존율이 81.8%라는 건 매우 좋은 결과"라며 "앞으로 임상 3상을 통해 더 약효를 확인해봐야 한다"라고 말했다.

위에서 시작한 암이 다른 장기, 즉 복막으로 전이된 4기의 경우 수술을 하지 못하고, 항암요법만 쓴다. 그런데 '복강 내 항암요법' 임상시험에 참여한 일부 환자는 항암치료 효과가 좋아, 복막 전이암이 크게 감소했다. 그래서 위 절제 수술을 받을 수 있는 상태가 되었다. 이런 환자가 받는 수술을 전환 수술Conversion Surgery이라고 부른다. 임상 1상에 참여한 13명 중에서는 3명, 임상 2상에 참여한 22명 중에서는 9명이 전환 수술을 받았다. 예컨대 임상 2상에 가장 먼저 등록한 환자는 50대 여성이다. 그는 '복강 내 항암요법'을 시작하고 치료 효과가 좋아 5개월 만에 전환 수술을 받았다. 그는 4기 전이암 진단을 받고도 35개월 생존이라는 좋은 성적을 보이고 있다.

전환 수술을 받게 된 사람의 공통점은 무엇인가? 또 못 받은 사람들의 특징은 어떠할까? 강소현 교수는 "정확한 이유는 밝혀지지 않았다. 그걸 알기 위해서는 3상 연구가 필요하다. 복강 내 항암요법을 받은 사람과, 받지 않은 사람을 비교하는 연구를 해야 한다"라고 말했다. 예컨대 4기 위암을 선고받고도 전환 수술을 받아 35개월째 생존하고 있는 사람도, 그것이 복강 내 항암요법을 추가로 한 덕분인지, 아니면 다른 원인 때문인지가 명확히 밝혀지지 않았다.

강소현 교수는 "임상 2상 시험 결과를 전해들은 많은 다른 환자가 복강 내 항암요법을 기대하고 있다"라고 했다. 임상 3상을 하려면 2상보다 훨씬 많은 환자를 등록해야 하며, 시험을 디자인하는 것도 엄격하고 진행 관리도 잘해야 한다. 이를 위해 적지 않은 비용이 필요하다. 또한 복막 전이암은 환자가 상대적으로 젊다는 특징이 있다. 임상시험에 참여한 환자의 평균 나이가 50.3세. 강소현 교수는 "복막 전이 환자가 젊은 이유는 아직 규명되지 않았다. 일반적으로 위암 환자는 60대 이상인데, 복막 전이 환자는 40대, 심지어 20대도 있다"라고 말했다.

**글을
마무리하며**

이상일 충남대병원 교수를 만났을 때, 나는 아직도 위암에 걸리는 사람이 있냐고 말했다가 뜨끔한 적이 있다고 앞에서 언급했다. 위암을 쉽게 생각했지만, 주변을 둘러보면 그렇지 않았다. 치명률은 떨어진다고 하나, 주위에 위암 수술을 받은 사람이 꽤 있다.

나는 위내시경 검사를 정기적으로 받고 있다. 그때마다 위염이 있다는 얘기를 들었으나, 이제 위암 공부를 하고 건강검진 결과표를 꺼내 보니 '표재성 위염'이라고 적혀 있다. 이제야 '표재성 위염'이라는 글자가 눈에 들어온다. 전에는 '위염'이라고만 알았으나, 이제는 '표재성 위염' 하면 '음, 내가 이게 무엇인지 알지' 하는 느낌이 든다. 서울대병원 정현수 교수는 표재성 위염이 악화하면 '만성 위축성 위염'으로 진행한다고 알려주었다.

위암의 가장 큰 위험 요인은 헬리코박터균인데, 다행히도 나에게는 이 균이 없다. 예전에 제균 치료를 받은 적이 있다. 건강한 식습관을 유지하고, 흡연과 음주를 줄이는 것도 중요하다고 의사들은 조언한다. 건강한 식습관을 위해 나는 소금을 적게 섭취하고, 채소와 과일을 먹고, 소시지와 같은 가공육은 잘 먹지 않는 편이다. 다만 한 가지, 약물을 관리할 필요성이 있다. 몸이 아프면 약국에서 소염진통제를 사먹거나, 병원에서 처방받는 경우가 많다. 그러나 소염진통제를 좋아하다간 위에 구멍이 날 수 있다. 위궤양이 생기지 않도록 약을 줄일 필요가 있다. 위암은 조기 검진과 건강한 생활 습관으로 충분히 예방할 수 있으며, 치료 기술도 꾸준히 발전하고 있다.

세균이
암을 발생시킨다고?

위암은 세균에 의해 발생한다. 헬리코박터 파일로리는 위암을 일으키는 세균이다. 헬리코박터 파일로리 발견자이고, 위암과의 연관성을 밝힌 연구로 2005년 노벨생리의학상을 받은 호주 과학자 로빈 워런(J. Robin Warren)과 배리 마셜(Barry J. Marshall)은 연구 결과를 발표했음에도 처음에는 학계의 인정을 받지 못했다. 스웨덴 카롤린스카대학교의 노벨생리의학위원회 위원장은 당시 두 사람의 수상 이유를 설명하면서 다음과 같이 소개했다.

"나폴레옹 보나파르트 프랑스 황제는 독살된 것이 아니라 위궤양에서 발전한 위암 때문에 사망했습니다. 작가 제임스 조이스는 저서 《피네건의 경야Finnegans Wake》에 대한 반응이 별로 좋지 않아 크게 실망했고 결국 천공성 궤양으로 사망했습니다.… 궤양은 스트레스와 잘못된 식습관 때문에 생긴다고 오랫동안 알려져 왔습니다. 그러므로 궤양 원인을 박테리아성 전염이라고 한 배리 마셜 박사님과 로빈 워런 박사님의 혁명적인 주장에 사람들은 처음에는 상당히 회의적이었습니다.… 박사님들의 발견은 만성 감염과 암의 관계에 관한 연구를 전 세계적으로 촉진했습니다."[3] 세계보건기구 산하 국제암연구소(IARC)가 헬리코박터 파일로리를 1군 발암물질로 분류한 것이 1994년이다. 두 사람이 노벨상을 받기 11년 전이다.

바이러스는 세균보다 더 많은 암을 일으킨다. 인간이 앓은 암의 9분의 1은 바이러스가 원인이라는 말이 있다.[4] 바이러스는 세균보다 더 작은 감염원이다. 바이러스 중 하나인 코로나19 바이러스의 대유행으로 많은 사람이 사망했다. 바이러스는 간암을 일으키며, 자궁경부암의 원인이다. 간암을 유발하는 바이러스가 B형 간염 바이러스, C형 간염 바이러스이고, 자궁경부암은 사람인두종 바이러스가

일으킨다. 또 엡스타인-바 바이러스
(EBV, 헤르페스 바이러스 계열)는 림프종
(버킷 림프종, 호지킨 림프종)을, 인간면
역결핍 바이러스(HIV)는 카포시 육종
이라는 우리에게 낯선 종양을 발생시
킬 수 있다.

인류는 암을 일으키는 원인을 밝히
기 위해 꾸준히 연구해왔다. 초기에는
닭을 감염시키는 바이러스가 암의 일
종인 육종을 유발한다는 사실이 밝혀
지면서 바이러스가 암의 주요 원인이

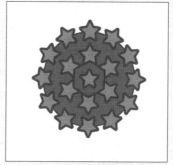

〔그림 3-6〕사람유두종 바이러스 이미지.
사마귀를 만드는 바이러스인데, 이것이
때로 자궁경부암을 유발한다.

라는 잘못된 인식이 퍼졌다. 라우스 육종 바이러스는 미국 연구자 프랜시스 페이턴
라우스(Francis Peyton Rous)가 1911년에 발견했고, 그는 그 공로로 1966년 노벨생리
의학상을 받았다.

1970년대 이후 분자생물학이 발전하면서 암의 정체는 유전질환이라는 게 밝
혀졌다. 분자 수준에서 생명 현상을 이해하면서 생물학자들은 라우스 육종 바이
러스가 숙주세포에 들어와 닭 유전자에 돌연변이를 일으키면 암으로 진행한다는
사실을 알아냈다. 바이러스는 유전자에 돌연변이를 일으키는 여러 가지 이유 중
하나에 불과했다.

모든 유전자 변이가 문제가 될까? 그렇지 않다. 모든 유전자가 아니라, 특정 유
전자에 돌연변이가 생기면 암으로 진행할 수 있다. 이런 특정 유전자들은 다시 종
양억제 유전자(예: P53, BRCA 1, 2)와 종양유발 유전자(예: RAS, HER2)로 나눌 수 있
다. 종양억제 유전자는 평상시 종양이 생기지 않도록 억제하는 단백질을 생산하
지만, 변이가 일어나면 그 기능을 상실하여 해당 세포가 암세포로 변할 수 있다.
종양유발 유전자는 암을 유발시키는 능력을 가진 유전자다. 정상 세포의 증식, 분
열, 분화를 근절하는 중요한 일을 하지만, 돌연변이가 생기면 과도하게 활성화해
세포를 암세포로 만들 수 있다.

위암 초기 증상

위암 초기에는 특별한 증상이 없거나 애매한 증상이 나타날 수 있다.

- 소화불량: 지속적인 속쓰림, 더부룩함
- 체중 감소: 식욕 부진, 이유 없이 몸무게가 감소
- 구토 또는 혈변: 위출혈에 의한 증상
- 복통: 명치 부위의 통증

위암 병기와 특징

- 0기: 위 점막에만 암이 존재하며 내시경으로 제거할 수 있음
- 1기~2기: 점막하층과 근육층으로 암세포가 퍼지며 수술 외에 방사선 치료나 항암치료를 고려
- 3기: 암세포가 림프절로 전이되어 수술 방사선 차료와 항암치료를 병행
- 4기: 암세포가 원격 장기로 전이되어 생존율이 낮음. 증상 완화와 생존 기간을 연장하는 치료 시행

위암을 예방하려면

- 정기적인 검진: 위암을 조기 발견하면 완치율이 높아지므로, 40세 이상은 정기적으로 위내시경 검사를 받는 것을 권장한다.
- 헬리코박터균 관리: 헬리코박터균은 위암의 주요 원인 중 하나다. 헬리코박터균 감염이 확인되면 제균 치료를 통해 위암 위험을 낮출 수 있다.
- 식습관 개선: 소금에 절인 음식, 훈제 음식, 오래된 음식은 피하고, 신선한 과일과 채소를 섭취해 위를 보호한다.

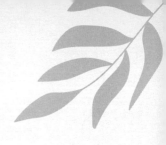

4장

유방암
발병률은 높지만
충분히 관리 가능한 질환

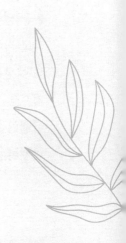

유방암에 관한 기록은 기원전 1600년까지 거슬러 올라간다. 기원전 2625년경 살았던 이집트 의사 임호텝의 파피루스 두루마리에는 "유방에서 튀어나온 덩어리를 살펴볼 때면 그것이 유방 전체로 퍼졌는지 알아보라. 유방 밑에 손을 대서 차가운지, 손을 댔을 때 거기에서 열기가 전혀 느껴지지 않는지를 알아보라"라고 적혀 있다. 오래전부터 인류에게 알려진 유방암은 오늘날까지도 여성을 가장 괴롭히는 암으로 여성에게 발생하는 암 중에서 압도적으로 1위다. 다행히 사망률에서는 순위가 좀 떨어져 4위다. 국가암센터에 따르면, 한국에서는 40대와 50대 여성에게 유방암이 많이 발생하고 있다. 다행히 조기에 발견하면 생존율이 90%를 넘기지만,

그럼에도 여전히 여성들에게는 두려운 병이다.

할리우드 배우 안젤리나 졸리는 BRCA 유전자 돌연변이 검사에서 유방암 발생 확률이 87%에 이른다는 진단을 받고, 예방적 양쪽 유방 절제 수술을 감행했다. 졸리의 용기 있는 결정은 전 세계 여성들에게 큰 울림을 주었고, 유방암 검사의 중요성을 다시금 각인시켰다.

한국 유방암,
발병률은 높으나 사망률은 낮다

세계보건기구 산하기관인 국제암연구소IARC는 글로보캔Globocan이라는 암 통계를 2년마다 발표한다. 국가별, 지역별 암 발생률과 사망률을 분석해 세계적인 암 발생 현황을 알려준다.[1] 국제 표준 자료이고, 공신력이 있다고 이경훈 서울대병원 혈액종양내과 교수가 알려줬다. 글로보캔 2022년 통계에서 유방암은 암 중에서 발병률이 1위고, 사망률은 4위였다. 유방암 발병률은 특이하게도 북미(미국, 캐나다)와 북유럽이 세계 최고 수준이고, 사망률도 상대적으로 높다. 북미와 북유럽의 발병률은 10만 명 중 각각 95.1명과 90.8명이고, 사망률은 10만 명 중 각각 12.3명과 13.8명이다. 한국의 발생률은 10만 명 중 61.5명이고 사망률은 10만 명 중 5.8명이다(나라별 연령 구조 차이를 보정한 연령 표준화 적용).[2] 북미, 북유럽과 비교할 때, 한국은 발병률은 조금 낮으나 사망률은 많이 낮다. 다행이다.

주요 암의 발생률(연령 표준화) 변화

암 종류	발생 기간	연간 % 변화율
유방암	2007~2021	4.6
폐암	1999~2021	1.2
대장암	2009~2021	-2.0
자궁경부암	1999~2021	-3.7
간암	2010~2021	-4.0

ⓒ 중앙암등록본부, 2023

이경훈 교수에 따르면, 한국 여성의 유방암 발병률은 과거에 매우 낮았으나 지금은 빠르게 증가하고 있다. 그가 중앙암등록본부 통계를 보여준다. 2000년과 2017년 사이에 발병자 수가 연 6,400명에서 2만 6,430명으로 4배 이상 늘어났다. 대한유방암학회가 펴낸 《2024 유방암 백서》에 따르면 미국의 사망률은 정점을 지나 내려오고 있으나, 한국은 증가하고 있다.

발병자 나이 패턴도 다르다. 이경훈 교수는 "미국은 나이가 많을수록 유방암 환자가 늘어난다. 고령으로 갈수록 발생 빈도가 증가하는 병이고, 고령 여성 질환이다. 반면에 한국은 50대 초반에 가장 많다"라고 말했다. 다시 말하면, 서양의 경우 유방암은 폐경이 지난 여성에게 많이 나타나지만, 한국은 폐경 전 또는 폐경 진행 중인 50대 초반 여성에게서 많이 나타난다. 한국 여성의 유방암 발생 나이가 미국과 다른 건 인종과 유전적인 특성이 다르기 때문이라고 추정된

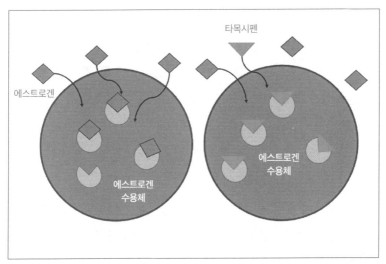

〔그림 4-1〕호르몬 수용체 양성 유방암 세포를 공략하는 타목시펜 약물의 작용 원리. 위 그림을 암세포 내부라고 상상하자. 에스트로겐이 세포 안으로 들어와 에스트로겐 수용체와 결합한다(왼쪽 그림). 호르몬 수용체 양성 유방암 세포는 에스트로겐 수용체를 많이 갖고 있다. 그래서 '호르몬 수용체 양성'이라고 한다. 오른쪽 그림은 치료법이다. 에스트로겐이 암세포 내의 수용체와 결합하기 전에 약물을 보내 에스트로겐 수용체에 재갈을 물린다. 타목시펜이 암세포의 수용체를 무력화하는 재갈이다. 타목시펜은 화학자가 합성한 저분자 화합물(small molecule)이다. 항체약(단백질)은 아니다. ⓒ owise.us

다. 유방암의 특징이 다르기에, 미국 유방암 환자와 한국 유방암 환자가 쓰는 약도 같지 않다.

　한국 유방암 의사의 관심사 중 하나는 한국인 유방암 환자의 나이가 앞으로 어떻게 달라질 것인가이다. 미국처럼 60대로 이동할 것인지, 현재와 같은 40, 50대 빈발 패턴을 유지할 것인가가 주목 대상이다. 이경훈 교수는 "많은 사람이 한국에서도 유방암 발병 특성이 점차 미국처럼 고령 여성의 질환으로 바뀔 것으로 보고 있다"라고 말했다.

　국립암정보센터에 따르면 한국의 2023년 유방암 사망자는 2,832명이다. 이경훈 교수는 "유방암으로 진단되면 수술, 항암제, 방사선 치료 등 쉽지 않은 치료 과정을 거쳐야 한다. 그럼에도 유방암은 살 수 있는 병이다"라고 말했다. 그는 이어 "대부분의 암은 결국 수술을 해야 산다. 수술할 수 있는 환자가 전체 환자 중 얼마 안 되는 일부 암과 달리, 유방암은 90% 이상 수술이 가능하다"라고 말했다. 대부분의 사람은 수술이 가능한 병기인 유방암을 진단받으나, 수술 이후 재발하거나 진단 당시에 다른 장기로 암이 전이하면 완치가 어렵다. 치료하면 생존 기간은 길어지지만 결국 사망에 이르게 된다.

　유방암은 크게 3가지로 분류할 수 있다. ▲호르몬 수용체 양성 유방암, ▲HER2 양성 유방암, ▲삼중음성 유방암이다. 호르몬 수용체 양성 유방암이 전체 유방암의 70% 이상으로 가장 흔하고, HER2 양성 유방암과 삼중음성 유방암이 각각 15~20%를 차지한다.

　호르몬 수용체 양성 유방암이 무엇인지 알아보자. 이때 호르몬은 에스트로겐, 프로게스테론과 같은 여성호르몬을 가리킨다. 호르몬을 끌어당기는 수용체가 정상세포보다 훨씬 많다. 유방암은 여성호르몬(에스트로겐과 프로게스테론)을 먹고 산다고 할 수 있다. 난소에서 활발하게 에스트로겐을 만드는 폐경 전 여성이라면 에스트로겐 작용을 억제하거나, 난소를 억제하여 에스트로겐 생성을 줄이는 쪽으로 치료한다. 이때 쓰는 대표적인 약이 타목시펜이다. 타목시펜은 화학자가 개발한 저분자 화합물small molecule drug이다. 타목시펜의 개발자 도라 리처드슨Dora Richardson은 아스트라제네카의 전신인 영국 화학기업(임페리얼 화학) 소속으로, 당시 여성 화학자로서는 드물게 세계를 바꿀 약을 탄생시켰다. 1962년에 처음 합성한 이 약 덕분에 수많은 유방암 환자들이 생명을 이어갔다. 타목시펜은 암세포가 여성호르몬을 먹고 자라는 것을 막아 암을 굶겨 죽이는 역할을 한다. 타목시펜의 항암 원리는 유방암 세포가 여성호르몬을 받아들이는 역할을 하는 호르몬 수용체의 작동을 방해하는 것이다. 암세포가 갖고 있는 호르몬 수용체가 호르몬을 붙잡기 전에 약물이 먼저 가서 수용체에 들러붙는다. 그러면 암세포는 호르몬과 결합하지 못한다.

전 세계적으로 유방암 연구를 선도하는 서양 연구자들은 고령 유방암 환자 치료에 관심이 많다. 서양 여성에게는 폐경 후 유방암이 흔하기 때문이다. 폐경 후에는 난소가 생산하는 에스트로겐 공급이 대부분 끊긴다. 그런데도 60대 여성에게서 에스트로겐을 먹고 사는 호르몬 양성 유방암이 생기는 이유는 몸의 다른 곳에서 에스트로겐이 조금씩 생산되기 때문이다. 연구자들은 이런 소량의 에스트로겐 공급을 막는 항암제를 만들어냈다. 아로마타제 억제제다.

그런데 잠깐, 폐경 이후 여성의 몸은 왜 굳이 에스트로겐을 생산하는 것일까? 에스트로겐 호르몬은 번식을 위한 생식을 위해서만 필요한 게 아니었나? 그게 아니다. 에스트로겐 호르몬은 인체에서 하는 일이 많다. 예컨대 에스트로겐은 뼈를 만드는 조골세포의 활동을 촉진하고, 뼈를 파괴하는 파골 세포의 활동은 억제한다. 이것이 잘 작동하지 않으면 뼈에 문제가 생긴다. 폐경 후 여성의 몸이 만

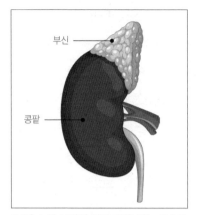

〔그림 4-2〕 부신이 콩팥 위에 있는 모습을 보여주는 그림. 폐경 후 여성은 부신에서 남성호르몬을 생산하며, 이 남성호르몬은 나중에 지방 조직에 가서 여성호르몬으로 바뀐다. 이런 소량의 여성호르몬 공급마저 막는 항암제가 나와 있다.

드는 에스트로겐은 콩팥 위에 붙어 있는 작은 장기인 부신에서 나온다. 부신은 에스트로겐을 직접 생산하는 건 아니고, 남성호르몬인 안드로겐을 생산한다. 부신이 만든 안드로겐은 혈액을 통해 지방 조직으로 이동하고, 지방 세포에서 아로마타제라는 효소에 의해 에스트로겐으로 바뀐다. 아로마타제 효소의 활동을 억제하면 에스트로겐 공급원을 차단하는 것이고, 호르몬 수용체 양성 유방암 치료제가 될 것이다. 이 약이 아로마타제 억제제로, 시중에는 아나스트로졸, 레트로졸, 엑세메스테인이 출시되어 있다.

이경훈 교수에 따르면, 호르몬 수용체 양성 유방암은 다른 유방암보다 천천히 진행되는 순한 암이다. 호르몬 수용체 양성 유방암은 4기 진단을 받더라도 보통 4~5년, 길게는 7~8년 생존하고, 치료 반응이 좋은 환자는 더 오래 산다. 호르몬 수용체 양성 유방암은 다시 루미날 A형과 루미날 B형 2가지로 나눌 수 있다. 이 교수는 "루미날 A, B형은 암세포 내부에 호르몬 수용체 발현이 많으냐 적으냐에 따라, 그리고 암세포 증식 속도가 빠른지 늦은지에 따라 구분한다"라고 말했다. 암세포 100개가 있을 때 세포 90% 이상에 에스트로겐 호르몬 수용체가 발현된 것이 루미날 A형이라면, 세포의 20~30%에서만 에스트로겐 호르몬 수용체가 발현하는 것이 루미날 B형이다. 그런 만큼 루미날 A형은 상대적으로 호르몬 항암제가 잘 듣고, 루미날 B형은 잘 듣지 않는다. 세포독성항암제에 대한 반응은 이와 반대다. 루미날 A형에는 잘 듣지 않고, 루미날 B형에는 잘 듣는다.

다음으로 HER2 양성 유방암과 삼중음성 유방암을 차례대로 살펴보자. HER2 유방암은 암세포 표면에 HER2가 많은 암이다. HER2는 정상세포에도 있으나, 암세포에서는 HER2가 정상세포보다 100배 이상 많다. HER2는 인간 표피성장인자 수용체2Human Epidermal Growth factor receptor 2의 줄임말이다. 이름이 거창하다. 차분히 따져보자. '인간 표피성장인자'는 '표피성장인자'인데 '인간'에서만 발견되는 종류이고, 표피성장인자는 세포 성장과 분화를 유도하는 신호 분자 중 하나다. HER2 암세포는 성장과 생존, 분열을 위해 표피성장인자를 악용한다. 이 신호를 대거 받아들여, 암세포를 무한 복제하는 데 쓴다. 이를 위해 수용체를 많이 만들어놨다.

HER2 양성 유방암은 호르몬 양성 유방암에 비해 빨리 자란다. 따라서 환자의 생존 기간도 상대적으로 짧다. 하지만 좋은 표적치료제가 계속 나와서 생존 기간이 극적으로 길어졌다. 이경훈 교수는 "HER2 약제는 지금도 계속 개발되고 있고 좋은 성과를 보인다. 생존 기간이 더 길어질 것으로 예상한다"라고 말했다.

삼중음성 유방암Triple-negative breast cancer은 3가지(삼중), 즉 에스

트로겐 수용체, 프로게스테론 수용체, HER2가 없는(음성) 유방암이
다. 삼중음성 유방암은 이런 세 종류의 수용체들이 없으니, 암세포
수용체에 재갈을 물리는 방식으로는 암세포를 제어할 수 없다. 현재
우리는 삼중음성 유방암을 공략할 길을 못 찾고 있다.

유방암의 세 종류에는 포함되지 않으나, BRCA(브라카) 유전자 돌
연변이 유방암도 있다. 흔히 BRCA 유전자라고 하는데, 1형과 2형이
있다. 1형과 2형은 서로 이름만 같고 염색체 내 위치가 완전히 다르
다. BRCA1 유전자와 BRCA2 유전자는 종양 억제 단백질을 만드는
종양억제 유전자다. 자기가 속한 세포의 망가진 DNA를 복구하는
것이 주어진 임무다. BRCA1 혹은 BRCA2 유전자에 돌연변이가 생
기면 DNA 유지보수 임무를 잘 수행하지 못해 정상세포가 암세포로
변할 수 있다. BRCA1, 2 돌연변이로 인한 유방암 환자는 전체 유방
암 중 5%쯤 된다. BRCA1 유전자 돌연변이를 갖고 있으면 70% 정
도가 유방암에 걸린다. BRCA2 유전자 이상이 있는 사람의 40~50%
에서 유방암이 생긴다고 알려져 있다. 미국 배우 안젤리나 졸리도
선천적인 BRCA1 유전자 돌연변이를 갖고 있어, 암을 일으키기 전
에 유방 절제 수술을 선제적으로 받았다. 이경훈 교수는 "BRCA 유
전자에 이상이 있는 사람은 유방암 중에서도 삼중음성 유방암에 좀
더 많이 걸린다. 특히 BRCA1 유전자 이상이 있는 경우 삼중음성 유
방암이 많다. 전체 삼중음성 유방암 중에서 10% 정도 된다"라고 말
했다. HER2 유전자 이상이 있으면, 호르몬 양성 유방암이 생길 수
도 있다. HER2 양성 유방암은 드물다.

난소암 환자 중 BRCA 유전자 돌연변이가 있으면 안젤리나 졸리처럼 난소를 사전에 절제하는 사람이 있다. 유방의 경우는 어떨까? 유방암 절제 수술에는 부분 절제와 전 절제가 있는데, BRCA 유전자 이상이 있으면 전 절제를 선택하는 사람이 많다. 이경훈 교수는 "난소의 경우 제거하는 것을 적극적으로 권장한다. 반면에 유방은 제거 여부를 선택할 수 있다"라고 말했다. 유방은 노출되어 있어 쉽게 검사하고 결과를 볼 수 있으나, 난소는 몸속에 있어서 병의 진행을 확인하기 어렵기 때문이다. BRCA 유전자 돌연변이 검사를 국민건강보험 적용으로 받을 수 있는 대상자가 따로 있다. 이 교수는 특히 이 부분을 많이 알려야 한다고 강조했다. 그가 준 자료에 따르면 보험 적용 대상은 다음과 같다. ▲유방암 혹은 난소암이 진단되었는데, 가족 및 친척 중 1명 이상에 유방암 혹은 난소암이 있는 경우(이때 친척은 환자와 유전자 25%를 공유하는 사람이다. 즉 할머니, 이모, 고모, 조카, 손녀 등이 이에 해당한다) ▲유방암과 난소암이 동시에 발병한 경우 ▲40세 이전에 유방암 진단을 받은 경우 ▲양쪽 유방에 암이 생긴 경우 ▲유방암을 포함한 여러 장기에 암이 생긴 경우 ▲남자가 유방암에 걸린 경우 ▲상피성 난소암[3] 진단을 받은 사람이 대상자다.

유방암 치료법은 어떤 것이 있을까? 유방암 종류에 따라 다르다. 호르몬 수용체 양성이고, 전이성 유방암(4기)이면 치료법은 호르몬 수용체 억제제를 단독으로 사용한다. 타목시펜(폐경 전후 여성)이나 아로마타제 억제제(폐경 이후 여성)가 대표적인 약이다. 타목시펜(제품명 놀바덱스)은 전설적인 약물이다. 1962년 등장해 50년 이상 계속 사용되며 호르몬 양성 유방암 치료의 표준으로 기여해왔고, 많은 사람이 이 약 덕분에 살 수 있었다.

이 교수는 "최근 이슈는 호르몬 수용체 억제제에 CDK 4/6 억제제가 추가된 것이다. 두 약을 병용하는 것이 표준 치료로 자리 잡았다"라고 말했다. CDK 4/6 억제제에는 입랜스(제조업체 화이자), 키스칼리(제조업체 노바티스), 버제니오(제조업체 릴리) 3가지가 있다. CDK는 사이클린 의존성 인산화효소cyclin-dependent kinase의 줄임말이고, 세포 주기를 조절하는 물질이다. 세포 주기는 세포가 분열하여 2개의 세포가 되는 과정을 가리키며, 분열 시작에서 다음 분열 시작 전까지가 한 사이클이다. CDK 4/6 억제제는 유방암 세포가 2개로 분열하는 과정에 관여하는 CDK 4와 6 단백질을 억제해 항암 효과를 낸다.

세포 주기에 중요한 단백질이 암과 관계가 있다는 얘기가 흥미로워 더 설명해달라고 했다. 이경훈 교수는 "세포 주기는 모든 암세포에서 중요한데, 이에 관여하는 단백질을 억제하면 암 치료 효과가 있다는 것을 유방암에서 증명했다"라며 다음과 같이 설명을 이어갔다. "암세포는 몸이 감당할 수 없을 정도로 미쳐서 분열한다. 세포 주기가 빨리 돌아간다. 세포는 분열 과정을 원래 굉장히 정교하게 통제한다. 하나의 세포가 둘이 되는데 똑같이 만들어지지 않으면 큰 일 나기 때문이다. 세포 분열이 잘 되고 있는지를 체크하는 여러 단계가 있다. CDK 4와 6은 여러 단계 중 하나인 G1 단계와 관련이 있다. 암이 된 유방 세포에서 CDK 4와 6 단백질을 억제해보니, 암세포의 분열 주기가 G1 단계에서 멈췄다. 그렇게 해서 항암 효과를 갖

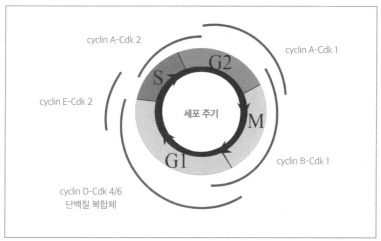

〔그림 4-3〕세포 주기를 보여주는 그림. 세포는 성장하고(G1기), 염색체를 복제하면서 계속 성장하고(S기), 세포 분열을 위한 준비를 끝내면서 더욱더 성장한 후에(G2기) 2개로 분열한다(M기). 일부 사람 세포는 24시간에 한 번 정도 분열한다. 이때 M기는 한 시간도 채 안 되나, S기는 12시간, G1과 G2기는 각각 5시간 안팎이다. G1 단계에서 세포 복제 주기를 진행시키는 것이 CDK 4/6이고, 이걸 억제하면 항암 효과가 있다. 암세포가 분열을 못 하게 하는 거다.

는다는 것을 알게 되었다."

지금까지 호르몬 수용체 유방암 치료제에 대해 이야기했다. 이번에는 HER2 양성 유방암 치료제를 알아보자. HER2 양성 유방암은 3가지 유방암 중에서도 환자 예후가 가장 좋지 않았으나, 신약이 나오면서 극적으로 달라졌다고 이경훈 교수가 말했다. 허셉틴(성분명 트라스투주맙)이 1998년 FDA 승인을 받은 첫 번째 약이다. 허셉틴은 HER2 수용체가 활성화하지 못하게 항체라는 재갈을 물린다. 허셉틴은 스위스 제약사 로슈의 자회사인 제넨텍이 개발한 약물로, HER2 양성 유방암 치료에 혁신을 가져왔다. 14년이 지난 2012년

제넨텍은 새로운 항체약 퍼제타를 출시해 미국 FDA 승인을 받는 데 성공했다. 허셉틴, 퍼제타와 같은 단클론항체약은 암세포 겉면의 특정 단백질 항원을 가진 암세포를 조준한다. 타깃인 암세포만 공격하므로 효과가 좋고 부작용은 작다. 전이성 HER2 양성 유방암 1차 치료제로 허셉틴, 퍼제타를 사용한다.

전이성 HER2 유방암 2차 치료제로 사용되는 약은 캐싸일라(2013년 FDA 승인)와 엔허투(2019년 FDA 승인)다. 캐싸일라와 엔허투는 새로운 개념의 약이다. 항체와 세포독성항암제를 결합해 항체-약물 중합체ADC, Antibody-Drug Conjugate라고 부른다. 항체 외에 '약물'을 추가했으니 항암 효과가 항체약 단독으로 쓰는 것보다 강력하다. 캐싸일라와 엔허투 모두 항체로는 '허셉틴(제품명)', 즉 트라스투주맙(성분명)을 사용하나, 세포독성항암제는 다르다. 캐싸일라는 로슈/제넨텍이 개발했고, 엔허투는 일본 제약업체 다이이찌산쿄가 아스트라제네카와 협력해 출시했다. 다이이찌산쿄가 남이 개발한 '트라스투주맙'을 가져다 쓸 수 있었던 건 허셉틴 특허가 끝났기 때문이다. 두 약 중에서 특히 엔허투는 놀라운 치료 성적을 보이고 있다. 6년 먼저 시장에 나온 캐싸일라와 약효를 비교하는 임상시험에서 효과가 3~4배 좋음을 입증했다. 엔허투는 한국에서 2022년 시판이 허용됐다.

'HER2 저발현 유방암'은 호르몬 양성 유방암, HER2 양성 유방암, 삼중음성 유방암 분류를 뛰어넘는 새로운 범주다. HER2가 많지는 않으나 암세포 겉면에 일부 발현한 경우다. HER2가 저발현한 상태이면서 호르몬 수용체 양성 유방암 혹은 삼중음성 유방암일 수 있

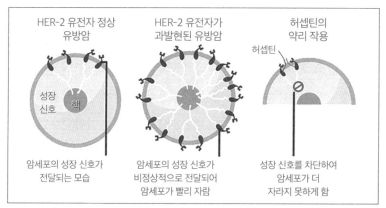

HER-2 유전자 정상
유방암

성장
신호 핵

암세포의 성장 신호가
전달되는 모습

HER-2 유전자가
과발현된 유방암

암세포의 성장 신호가
비정상적으로 전달되어
암세포가 빨리 자람

허셉틴의
약리 작용

허셉틴

성장 신호를 차단하여
암세포가 더
자라지 못하게 함

〔그림 4-4〕HER2 양성 유방암 치료제 허셉틴의 작용 원리. HER2 양성 유방암에 걸린 세포 표면에는 HER2 단백질이 많이 존재한다. 정상세포보다 훨씬 많이, 외부에서 도착한 신호를 내부로 전달한다(두 번째 그림). 그 결과, 암세포가 과도하게 증식한다. 허셉틴은 외부에서 오는 신호의 내부 전달을 차단해서 암세포를 죽인다. 외부 신호를 세포 내부에 전달하려면 HER2 단백질이 세포 겉면에 있는 다른 수용체(HER1 등)와 만나 이합체가 되어야 하는데, 허셉틴은 이합체가 되는 것을 방해한다(세 번째 그림). ⓒ 한국로슈

다. HER2 저발현 유방암이 전체 유방암의 50%를 차지한다. 엔허투는 'HER2 저발현 유방암'에도 효과를 증명했다. HER2 단백질을 타깃으로 암세포를 찾아내고, 그 안에서 강력한 독을 방출해 암을 정밀하게 공격한다. 기존의 HER2 유방암 치료제는 HER2 양성 유방암만 치료했지만 엔허투는 HER2 저발현 유방암까지 커버하므로 전체 유방암 환자의 절반을 치료하는 놀라운 성적을 보인다. 이경훈 교수는 "엔허투가 어마어마한 효과로 유방암 치료제의 판을 바꾸고 있다. 의학사에서 드문 놀라운 일이다"라고 말했다.

유방암의 세 번째 유형은 삼중음성 유방암이다. 이 암은 표적치

료제가 없고, 세포독성항암제만 쓴다. 삼중음성 유방암은 병기 4기의 경우 평균 생존 기간이 1~2년이지만, 그래도 긍정적인 건 항체-약물중합체, 면역항암제 등 다양한 약이 등장하고 있다는 것이다. 이경훈 교수는 "삼중음성 유방암도 조만간 더 나아지지 않을까 전망하고 있다"라고 말했다. 그는 "삼중음성 유방암을 진단받으면 우선

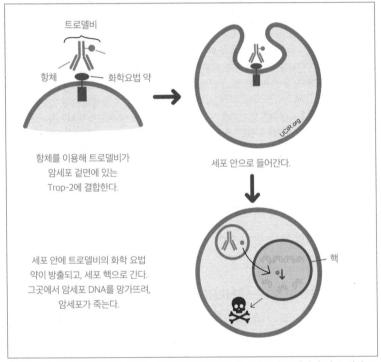

항체를 이용해 트로델비가
암세포 겉면에 있는
Trop-2에 결합한다.

세포 안으로 들어간다.

세포 안에 트로델비의 화학 요법
약이 방출되고, 세포 핵으로 간다.
그곳에서 암세포 DNA를 망가뜨려,
암세포가 죽는다.

핵

〔그림 4-5〕 삼중음성 유방암 세포는 90% 이상 TROP2라는 단백질을 겉면에 갖고 있다. 표적치료제 트로델비(성분명 사시투주맙 고비테칸)는 갖고 있는 항체(사시투주맙)로 TROP2와 결합하고, 암세포 안으로 들어간 뒤에는 세포독성항암제(고비테칸)를 방출해 암세포를 공격한다. '항체'와 '약물'을 2개 갖고 있는 항암제를 '항체-약물 중합체(ADC, Antibody-drug conjugate)'라고 한다. ⓒ ucir.org

자신이 BRCA1 혹은 BRCA2 유전자 돌연변이로 암이 생긴 게 아닌지를 확인하는 게 중요하다"라고 말했다. 삼중음성 유방암 중 일부는 BRCA 유전자 이상으로 생긴 것이고, 그중 상당수는 PARP 억제제를 쓸 수 있다. 결국 나빠지기는 하나, PARP 억제제는 세포독성항암제보다는 비교적 순해 오래 쓸 수 있다. PARP는 고장난 DNA 복구와 세포 주기 진행을 조절하는 단백질이다. BRCA 유전자 돌연변이를 갖고 있는 암세포는 DNA 수리 과정에서 어려움을 겪는다. 이때 PARP 효소가 DNA 복구를 하는데, 그걸 못 하게 하면 암세포가 DNA 손상을 복구하지 못한다. 결과적으로 암세포가 죽을 수 있어, PARP 억제제는 항암제가 된다. PARP 단백질을 표적으로 하는 표적치료제가 올라파립(아스트라제네카), 탈라조파립(화이자)이다. 또한 키트루다와 같은 면역항암제를 쓰면 전이성 유방암 환자가 비교적 오래 살 수 있다.

이경훈 교수는 "3가지 유방암 중 하나가 서울대병원을 찾아오는 환자들에게 모두 나타난다. 이들을 타깃으로 개발되는 신약으로 임상시험을 진행했고, 현재도 하고 있다"라고 말했다. 이 교수는 "BRCA 돌연변이로 삼중음성 유방암에 걸린 일부 환자를 PARP 억제제로 치료한다고 했는데, BRCA 유전자에 이상이 없어도 PARP 억제제가 잘 듣는 환자가 있을 수 있다. 왜 그런지를 규명하는 것이 중요하다. 아직은 임상적으로 규명된 게 아니어서 쉽지는 않지만, 그런 연구를 하고 있다"라고 말했다. BRCA 유전자에 돌연변이가 있으면 DNA 수리 기능이 망가진다고 한다. 그런데 BRCA 유전자

유방암 치료제의 작동 원리

	저분자 의약품	항체약(단클론항체약)	항체-약물 중합체
약 이름	타목시펜	허셉틴	엔허투
약 구성	화학자가 실험실에서 합성	트라스투주맙이라는 항체(단백질) 사용	항체는 트라스투주맙이고, 약물은 데룩스테칸이라는 세포독성항암제
적응증	호르몬 양성 유방암	HER2 양성 유방암	호르몬 양성 유방암
작동 원리	암세포 내부에 있는 에스트로겐 호르몬 수용체가 호르몬과 결합하지 못하게 방해.	암세포 표면에 있는 특정 단백질에 결합해, 결과적으로 암세포를 무력화한다.	암세포 표면의 특정 단백질에 결합해서 암세포를 무력화하고, 항체와 같이 있는 약물이 암세포 내부에 독을 풀어놓는다.
기타	저분자량(분자량 1,000 이하)으로 합성이 상대적으로 쉽고, 효과적인 약 디자인이 가능하다.		암 치료에서 마법의 탄환이라고 불린다. 2023년까지 14종의 항체-약물 중합체가 미국 FDA 승인을 받았다.

말고도 다른 기전으로 DNA 복구 기능에 이상이 올 수도 있다. 그걸 잘 알아낼 수 있다면, 다른 방법으로 유방암 치료 효과를 높일 수 있다는 게 그의 생각이다.

유방암은
선진국 병이다

한원식 교수(유방내분비외과)는 서울대병원을 대표하는 유방암 수술 의사이자 한국유방암학회 이사장이다. "유방암 정복이라는 목표에 얼마나 접근했느냐"고 질문하자, 한원식 교수는 "아직 멀었다"라고 말했다. 한 교수는 "유방암은 정복이라고 하기에는 반도 못 갔다. 아직 산을 넘지 못했다"라며 "치료가 굉장히 좋아지긴 했다. 그럼에도 아직 치료 못 하는 유방암 종류가 많다"라고 말했다. 그는 매년 1,000명에 가까운 유방암 수술을 하고 있고, 지금까지 1만 3,000명 이상 수술했다.

유방암은 어떤 특성이 있기에 치료가 어려운 걸까? 한 교수는 "유방암은 폐암과 같은 암에 비해 치료 기간이 길다. 또한 치료 후 시간이 많이 지나 재발하는 경우가 많다"라며 다음과 같이 말을 이어갔다. "다른 암은 수술 후 5년이 지나도 괜찮으면 완치됐다고 한다. 유방암은 아니다. 5년 이내 재발 건수와, 5년 이후 재발 건수가 비슷하다. 또 15년이 지나 재발하는 유방암이 전체의 10%다. 유방암은 아주 긴 싸움이다."

한원식 교수는 유방암 발병률 증가와 관련해 "유방암은 선진국병이다. 선진국이 되면 유방암이 늘어난다"라며 "한국이 선진국 대열에 든 지 얼마 안 됐으니, 지금 한국의 50대, 60대는 선진국의 같은 나이대 여성보다 유방암 발병 빈도가 낮다"라고 말했다. 반면 1988년 서울올림픽 이후에 태어난 세대가 50, 60대가 됐을 때는 미국과 유방암 발병률이 거의 같아질 것으로 예상한다. 한 교수는 "한국은 유방암 환자가 당분간 계속 늘어날 것이고, 2040년쯤 되면 서양과 발병률에서 비슷해질 것으로 본다"라고 말했다. 비만, 모유 수유의 감소, 식습관의 서구화 등이 유방암의 원인으로 알려져 있다.

유방암은 수술 가능한 사람이 전체의 90% 이상이다. 그럼에도 유방암으로 인한 사망자는 왜 이렇게 많은 것일까? 한원식 교수는 "발생자가 많으니, 사망자가 많을 수밖에 없다"라고 설명했다. 그는 "유방암은 많은 사망자를 발생시키는 질병인데, 과거보다 유방암 캠페인도 별로 없고, 유방암에 대한 한국 사회의 경계심이 안일해진 느낌이 있다"라고 말했다.

유방암은 치료약이 많다. 미국에서 유방암 연구를 많이 하는 덕분이다. 미국은 유방암 환자 수가 많고, 여성 암이라는 특성 때문에 국가가 엄청난 연구비를 투입해왔다. 유방암은 과거에는 드물었기에 크게 주목받지 못했다. 서울대병원에서 유방암 수술을 전문으로 한 첫 번째 의사는 노동영 명예교수(강남차병원 원장)다. 노동영 명예교수는 외과 선배들로부터 유방암을 전문으로 하라는 얘기를 들었을 때 '물먹었구나' 하고 생각했다고 전해진다. 시간이 지나자 사정이 달라졌다. 유방암 환자가 늘어나면서 유방외과의 위상이 크게 올라갔다. 한원식 교수는 노동영 교수의 첫 제자다. 그는 "유방암 수술과 항암치료는 한국이 세계적인 수준이다. (유방암 발생과 진행 기전 등 관련) 기초 연구는 발전하고 있지만 아직 약하다"라고 말했다.

한 교수는 2023년 5월에 한국유방암학회 제11대 이사장이 되었다. 임기 2년이다. 그는 취임하면서 "한국은 유방암 연구의 변방이었으나 그간 노력으로 진단, 치료, 기초연구, 임상시험에서 선진국과 어깨를 나란히 하게 되었다"라고 말했다. 한국의 유방암 연구와 치료 수준은 과연 어느 정도나 올라갔을까? 한 교수는 "솔직히 말하면 아직 변방이기는 하다"라며 "전통적으로 유방암은 선진국병이다 보니, 선진국들이 열심히 연구했다. 한국이 단기간에 따라잡기는 쉽지 않다. 한국유방암학회가 출범한 지 25년 됐는데, 발족 초기에 비교하면 한국의 위상이 그래도 많이 올라갔다"라고 말했다.

한원식 교수는 "결국 스타 연구자의 역할이 제일 중요하다. 그런 사람을 젊을 때부터 키워야 한다. 나이 들어서 스타 연구자가 되기는 쉽지 않다. 젊은 연구자가 해외 학회에 나가서 좋은 결과를 발표할 수 있는 기회를 주는 게 중요하다"라고 말했다. 미국에서 열리는 주요 유방암 관련 주요 학회는 샌안토니오 유방암 심포지엄(SABCS, 매년 12월 개최)과 시카고 ASCO(미국임상종양학회, 매년 6월 개최)가 있다.

한원식 교수의 개인 연구에 관해 물었다. 한 교수가 "호르몬 수용체 양성 유방암 환자들은 암 수술 후 항암치료를 해야 하는 경우가 있고, 안 해도 되는 경우가 있다. 재발 가능성이 높은지 여부를 미리 알 수 있다면 고통스러운 항암치료를 하지 않아도 된다"라며 "이걸 알아내기 위한 '다중유전자검사Multi-gene assay법' 연구를 했다"라고 말했다. 국가 과제를 따내 2014년부터 5년간 연구했다. 환자 검체에서 추출한 유전자 179개의 RNA를 보고 각각에 점수를 매겨, 전체 점수가 높으면 항암치료를 해야 하고 낮게 나오면 항암치료는 안 해도 된다고 예측할 수 있다. 그가 개발한 유방암 예측 다중유전자 검사 키트는 '온코프리OncoFREE'다. 그는 이 연구 결과를 바탕으로 2017년에 창업을 했다. 회사 이름은 디시젠이다. 외국에서도 관련

제품이 나왔으나, 디시젠은 한국형 제품을 만들어 검사 비용이 절반 수준이라고 했다. 이 유전자 검사 키트는 갑상선암으로 곧 사용 범위가 확대되며, 전립선암 적용을 위한 연구도 하고 있다.

그의 유방암 수술 관련 임상 연구로는 노틸러스 연구가 있다. 2019년부터 연구 과제를 수행 중이다. 한원식 교수는 "유방암 수술은 어떻게 하면 수술 부위를 적게 할지가 초미의 관심사다. 불필요하게 수술하면 합병증이 생기니까 그렇다"라며 "과거에는 유방암 수술을 할 때 겨드랑이 림프절을 떼어냈다. 그런데 그렇게 하면 팔이 붓는 부종이 생길 수 있고, 한 번 생기면 평생 간다"라고 말했다. 팔 부종을 유방암 환자들이 굉장히 힘들어한다. 그래서 림프절을 떼어내지 않아도 가능한지 여부를 알아보는 임상시험을 하고 있다. 떼어냈을 때와 떼어내지 않았을 때, 암 재발과 생존에 의미 있는 차이가 있는지를 보는 거다. 환자 1,734명 등록을 2022년까지 다 마쳤고, 5년 환자들을 지켜본 뒤 결과 데이터를 분석하면 된다.

한원식 교수는 기초과학 분야 연구개발 규모는 크나, "얼마 전까지도 임상시험에 대한 정부 지원은 거의 없었다"라고 했다. 제약업체가 자신의 제품 개발을 위해 지원했을 뿐이라는 것. 몇 년 전부터 정부가 임상시험 연구비를 지원하기 시작했고, 2019년 노틸러스 제약사의 과제가 이 사업에서 처음으로 받은 연구비라고 했다. 그는 "여전히 임상시험에 대한 정부 지원 연구비는 거의 없다"라며 "임상 연구가 굉장히 중요하다. 암에서는 경쟁력이 임상시험에서 나온다. 정부가 지원해야 한다"라고 말했다. 그는 이어 "임상시험을 주도적으로 하느냐, 연구 책임자가 누구냐가 중요하다. 그런 연구를 해야 최상위 임상의학 학술지 〈뉴잉글랜드 의학저널NEJM〉과 〈란셋The Lancet〉에 논문이 실릴 수 있다"라고 말했다.

유방암의 80%는
유관에서 생긴다

충남대병원 유방갑상선외과 이진선 교수는 유방암 수술을 한다. 이 교수는 "유방암 진단을 받으려면 유방암 검사와 조직검사가 가능한 병원이나 클리닉을 잘 찾아가야 한다"라고 말했다. 국가는 유방암을 포함해 위암, 간암, 대장암, 자궁경부암 등 5대 암에 대해 무료 국가 검진을 한다. 유방암의 경우, 국가 암검진 사업에 따라 40세 이상 여성에 대해 2년마다 촬영 검사를 한다. 국가 유방암 검진은 전국 12개 지역암센터와 유방암 전문병원에서 받을 수 있다.

국가 검진에서 유방 엑스선 촬영(유방 촬영술)을 하는데, 이상이 있다면 추가로 유방 초음파 검사를 받아야 한다. 유방 촬영술이나 유방 초음파 검사는 외과 의사가 하는 게 아니라 병원 내 영상의학과에서 한다. 영상의학과 교수가 초음파로 유방 내부 구조를 확인하다가 종양 의심 부위가 있으면 국소마취 후 조직검사를 한다. 이진선 교수는 "조직검사를 위한 총을 땅 쏘면 실처럼 가는 조직이 1~2cm 길이로 떼어져 나온다. 이런 걸 3~5번 정도 채취한다"라고 했다. 총 쏘는 소리가 난다고 해서 총조직검사gun biopsy라고 한다. 드라마 〈슬기로운 의사생활〉에서 여자 의사 채송화가 받은 검사가 바로 이거다. 채취한 조직을 병리과에 보내 조직검사를 해서 암인지 확인한다.

유방은 유방을 덮고 있는 피부층, 피부 아래의 피하지방층, 모유 통로인 유관, 모유를 만드는 소엽으로 구성되어 있다. 이 교수는 "유방암의 80%는 유관에서 발생하는 유관암이고, 모유를 만드는 소엽에 생기는 소엽암은 유방암의 5~10%쯤 된다"라고 말했다. 유관은 젖꼭지에서 시작되며 유방에 15~20개 정도 있다. 그 끝부분에 유엽이 있다. 유엽은 다시 여러 개의 소엽으로 이뤄져 있다. 유방 내부는 유관이라는 가지에 유엽이라는 포도송이가 주렁주렁 달린 구조라고 생각하면 된다. 또 유엽들에는 포도알에 해당하는 소엽들이 달려 있다.

이진선 교수가 한 환자의 가슴 촬영 이미지를 보여준다. 엑스선 촬영 때는 유방암이 잘 안 보였으나 초음파 검사를 하니 명료하게 보였다. 유방 조직이 빽빽한, 즉 치밀 유방인 경우에는 유방암이 엑스선으로는 잘 보이지 않을 수 있다. 환자는 수술할 당시 47세였고, 유방 조직검사에서 소엽암이라는 게 확인되었다. 한국 여성에게 발생하는 유방암 중 소엽암이 유관암에 비해 진단 10년 이후 사망 위험이 더 높다는 연구결과가 있다. 수술 후 조직검사 결과, 유방암 종양이 3.2cm 크기임을 확인할 수 있었다.

유방암은 유방 여러 곳에서 동시에 생기는 특징이 있다. 유방암 병변 범위를 평가하고, 다초점성multifocality, 다발성Multicentricity 유방암인지를 평가하는 것은 수술 방법을 결정하는 데 중요하다. 다초점성은 유방을 4개의 좌표 평면으로 나눴을 때 한 개의 사분면이나, 비교적 가까운 위치에 종양 여러 개가 몰려 있는 것을 말한다. 이 경우는 하나의 종양에서 병변들이 생겨난 것으로 본다. 다발성은 유방의 서로 다른 사분면에 종양이 흩어져 있는 경우이고, 종양들이 독립적으로 발생했다고 판단한다.

이진선 교수는 "유방암은 유방 조직이 있는 모든 곳에서 생길 수 있다"라며 "여러 연구에서 겨드랑이에서 가까운, 유방의 위쪽 바깥 사분면에 유방암이 가장 흔하게 생긴다는 결과가 나왔다"라고 말했다. 그 이유는 명확하지 않다. 유관 대부분이 겨드랑이에서 가장 가까운 유방 상부 바깥측에 있어서, 유방암이 그곳에 많이 발생하는

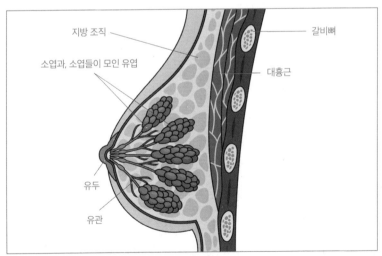

〔그림 4-6〕 유방 해부 구조. 유두에서 유관이 뻗어나가고, 각 유관의 끝에는 유엽들이 달려 있다. 포도송이와 같은 유엽들에는 포도알에 해당하는 소엽들이 달려 있다.

것으로 보인다(50%). 이에 비해 하부 내측은 유방 조직이 가장 적기 때문에 유방암 빈도가 가장 낮다고 추정된다(6%). 병리과는 외과 의사로부터 환자 조직을 받아 검사하고, 유방암이라면 어떤 종류의 암인지를 확인한다. 즉 ▲호르몬 수용체 양성 유방암인지, ▲HER2 양성 유방암인지, 아니면 ▲삼중음성 유방암인지를 확인한다.

이진선 교수가 열어놓은 컴퓨터 화면을 보니, 이를 확인하기 위한 8개 면역조직화학염색IHC 검사 항목이 눈에 띈다. 의사들은 무엇을 기준으로 유방암을 진단하고 평가하는지 궁금했다. 모니터에 고개를 박고 들여다보니, 8개 검사 항목에서 ▲에스트로겐 ▲프로게스테론이 먼저 눈에 띈다. 낯익은 여성호르몬들이다. 이들 호르몬과 결합하는 수용체가 많으면 암세포일 수 있다. 일부 유방암 세포는 에스트로겐 수용체를 많이 보유하고 있어서, 이 수용체들이 에스트로겐과 결합함으로써 생존과 증식을 유지한다. 예컨대, 세포 내 특정 신호 경로ER가 비정상적으로 활성화해 세포 분열 주기가 과도하게 빨리 돌아간다. 그다음에 나오는 6개 검사항목은 많이 낯설거나, 조금 낯설다. ▲P63 ▲Ki-67▲C-erbB-2는 정체를 모르겠다.

자료를 찾아보니, P63은 어떤 유방암인지를 구별하는 데 도움을 준다. 삼중음성 유방암에서 많이 발현된다. 발현이 증가할수록 예후가 좋지 않다는 보고가 있다. Ki-67은 세포 증식과 관련된 단백질이다. 세포의 분열 주기가 활성화되어 있음을 알리는 지표다. Ki-67 지표가 높으면 유방암의 증식 속도가 빠르다는 것을 의미한다. C-erbB-2는 또 무엇인가? 알고 보니 내가 아는 HER2 유전자의 다

른 이름이다.[4]

내 기준으로 다른 단백질 이름은 조금씩 들어봤다. ▲CDK-5/6는 사이클린 의존성 인산화효소로 세포 분열 주기를 조절하는 물질이며(앞에서 서울대병원 이경훈 교수가 설명해줬다), ▲EGFR는 상피성장인자 수용체이고, ▲E-카드헤린은 세포 간 접착을 매개하는 단백질이다. E-카드헤린은 세포 극성과 조직 구조를 유지하는 데 중요하다. 암세포는 침윤과 전이를 위해 E-카드헤린 발현을 감소시키고, 세포 간 접착을 약화시켜 이동성을 증가시킨다. 유방암에서 E-카드헤린 발현 여부를 확인하는 이유는 환자의 유방암이 침윤성 암인지 비침윤성 암인지를 확인하기 위해서다. 비침윤성 유방암은 암이 유방의 관(관상피내암)이나 소엽 안에 국한되어 있음(소엽상피내암)을 의미하며, 유방암 병기에서 0기에 해당한다. 침윤성 암이 되면 1기 이상이다.

면역조직화학염색은 조직과 세포에서 특정 단백질을 시각화하는 기술이다. 예컨대 HER2 단백질에 결합하는 항체와 같은 것들을 사용하며, 항체 결합 위치가 어딘지를 보기 위해 그 항체에 효소나 형광물질을 부착한다. 이진선 교수는 "면역조직화학염색 항목 각각은 의미가 있으나 특히 임상적으로 중요한 검사 항목은 이 중 4개다"라고 말했다. 4개의 생체표지자는 에스트로겐 수용체, 프로게스테론 수용체, Ki-67, HER2다. 이진선 교수는 "4개의 생체표지자는 향후 유방암 치료를 계획하는 데 중요하다"라고 말했다.

이진선 교수가 치료한 47세 여성은 병기가 2기 초였다. 2021년 6월 수술했다. 유방암을 수술하고 나서 보조 항암치료를 하는 사람이 있다. 조직검사에서 재발 가능성이 높게 나온 경우다. 이런 경우 항암치료를 진행한 뒤, 치료가 끝나면 추가로 방사선 치료를 받는다. 방사선 치료를 하는 사람은 부분 절제를 시행하거나, 암이 커서 수술로 전부 제거했음에도 주변에 암이 남아 있을 가능성이 높은 경우다. 추가적인 전신 치료가 필요한 경우에는 호르몬 치료, 표적치료를 한다. 호르몬 치료는 호르몬 수용체 양성 유방암인 경우에 타목시펜(폐경 전 여성), 아로마타제 억제제(폐경 후 여성)와 같은 약을 쓴다. 표적치료는 예를 들어 HER2 유방암인 경우에는 허셉틴, 엔허투와 같은 약을 사용한다. 이진선 교수는 "항호르몬 치료는 5~10년 한다. 유방암은 다른 암보다 보조 치료 기간이 길다"라고 말했다. 그는 "유방암은 다른 암보다 치료할 수 있는 무기가 많다. 생존율이 굉장히 좋은 암이다. 치료제를 암의 성격에 맞추어 사용하면 결과는 당연히 좋아질 수 있다"라고 말했다.

유방절제술은 절제 정도에 따라 유방 전절제술과 유방 보존술로 나눌 수 있다. 전절제술은 유방 전체를 제거하는 수술이다. 유방암이 유방 전체에 자리 잡고 있거나 여러 곳에 생긴 다발성인 경우에 시행한다. 과거에는 더 안전하다는 이유로 유방 전절제술을 많이 시행했다. 그런데 연구 결과, 환자 예후에 있어서 전절제술과 부분절제술(유방보존술)이 별다른 차이가 없는 것으로 나타났다. 현재는 유방 보존술을 받는 환자가 전체 수술 환자의 60% 이상이다. 유방암 수술을 할 경우, 먼저 유방 보존술이 가능한지 여부를 고려한다. 유방 보존술 시행이 어려운 경우에 유방 전절제술을 시행한다.

유방암 수술은 단순히 유방만 제거하는 것이 아니고, 주변 림프절까지 검사하는 것이 기본이다. 림프절을 떼어내 검사하는 이유는 유방에서 시작된 암이 림프절을 타고 몸의 다른 곳으로 전이하기 때문이다. 요즘은 겨드랑이 쪽 림프절을 다 제거하기보다는 전이 가능성이 제일 높은 림프절을 찾아, 그것만 제거한다. 암의 전이 루트상에 있는 첫 번째 림프절을 감시 림프절이라고 한다. 감시 림프절에 암이 전이되었는지 확인하는 게 '감시 림프절 생검'이다. 생검 결과, 감시 림프절에 암세포가 없는 것으로 나오면 겨드랑이 림프절을 추

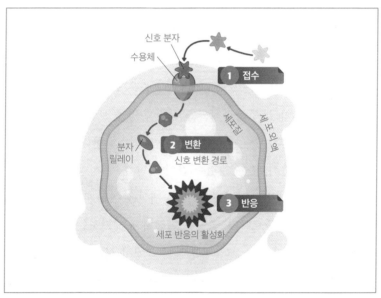

〔그림 4-7〕 생체신호의 원리. 세포 밖에서 신호 분자가 세포 표면에 도착하면 전용 접수창구(수용체)에서 그 신호를 접수한다. 그리고 세포 내부로 신호를 전달한다. 몇 개의 신호 경로에 있는 단백질들을 거쳐 최종적으로 세포가 특정 반응을 활성화한다.

가로 모두 제거할 필요는 없다.

어떤 림프절이 감시 림프절인지 어떻게 알아내는가? 염료나 방사성 동위원소를 이용한다. 염료를 이용할 경우 염료를 유두 쪽에 주사하고 가슴을 5분 정도 마사지한 뒤에 염료의 확산 경로를 확인한다. 암세포가 제일 먼저 전이했을 가능성이 높은 림프절이 파랗게 변한다. 방사성 동위원소를 사용할 경우, 수술하는 날 아침에 유두 주변에 방사성 동위원소인 테크네튬-99mTc-99m을 주입한다. 주입 몇 시간 후에 프로브(probe, 탐침)로 방사성 동위원소가 흘러 이동한 지점을 찾으면 감시 림프절을 확인할 수 있다. 그러고 나서 감시 림프절을 떼어내고 유방암 세포가 있는지 검사한다.

지금까지 유방암 수술은 수술 부위를 줄이려는 쪽으로 진화했다. 이진선 교수는 "림프절을 깨끗하게 제거하고 가슴을 전부 제거하면 과거에는 수술 잘했다는 말을 들었다. 요즘은 불필요한 액와부(겨드랑이) 수술을 줄이고, 부분절제술을 통해 유방을 보존하는 방향으로 치료가 이루어진다. 수술 부위는 가능하면 최소화한다"라고 말했다. 유방절제술 후 즉시, 또는 일정 시간이 지난 후에 성형 재건을 하는 경우가 많다. 그러므로 암 수술할 때 절개선을 어떻게 디자인하느냐가 성형 과정에서 중요하다. 종양을 안전하게 제거하는 동시에 미용적으로도 만족스러워야 한다. 유방암 수술에서 시행이 늘고 있는 로봇이나 내시경을 이용한 수술은 절개선이 작다. 정면에 절개선이 노출되지 않아 가슴 앞쪽에서 보면 수술 흔적이 잘 보이지 않는다.

글을
마무리하며

유방암은 여러 얼굴을 지니고 있음을 우리는 알게 되었다. 모든 암이 다양한 얼굴을 가지고 있으나, 유방암은 또 달랐다. 유방암이 크게 3가지 암으로 나뉜다는 점에서 특이했다. 여성호르몬 양성 유방암이 제일 환자가 많으나 HER2 양성 유방암, 삼중음성 유방암도 환자 비중이 작지 않다. 호르몬 유방암 치료제를 개발해도 나머지 절반 가까운 사람에게는 도움이 되지 않는다. 여성호르몬 양성 유방암 치료제 타목시펜이 나온 뒤에도 여전히 많은 여성이 유방암 치료에서 소외된 것이 그 이유다. 유방암은 이런 특징으로 인해 유방암을 이해하려는 암 생물학자, 치료약을 개발하려는 화학자와 의학자에게는 큰 도전이었다. 삼중음성 유방암은 여전히 난공불락이다.

유방암은 5년이면 완치 진단을 받는 다른 암과 다르다. 한원식 서울대병원 유방외과 교수는 "유방암은 5년 지나 발병하는 경우가 5년 이내에 발병하는 건수와 비슷하다"라고 말했다. 때문에 긴장의 끈을 놓지 않고 암세포의 재발 여부를 계속해서 주시해야 한다.

다행히도 유방암은 순한 암이다. 내가 만난 유방외과 의사들은 유방암 환자의 90% 가까이는 수술할 수 있다고 했다. 한국의 유방외과 의사들이 수술을 잘 하기에, 신뢰할 수 있는 의료진이 주위에 있다. 너무 가슴 졸이지 않아도 될 듯하다.

세포의 통신 수단, 호르몬과 신호 분자

유방암 공부를 하다 보니, 우리 몸이 어떻게 돌아가는지 알게 됐다. 성장인자와 같은 신호 분자의 존재와 역할을 깨달았다. 신호 분자는 호르몬과 함께 세포들이 신호를 주고받기 위해 사용하는 대표적인 2가지 신호 물질이다. 호르몬은 원거리 신호 전달 수단이고, 신호 분자는 근거리 신호 전달 수단이다. 일부 유방암은 신호 전달 물질을 악용한다. 호르몬(에스트로겐, 프로게스테론)과 신호 분자(성장인자)를 연료로 삼아 암세포는 끝없이 증식한다. 암세포는 다세포 공동체 질서를 파괴하는 이기적 세포다.

우리 몸이 신호 전달 물질을 필요로 하는 이유는 명확하다. 우리 몸은 37조 개 세포로 이뤄진 거대한 다세포 공동체. 만약 세포들이 각자 이기적으로 행동하면 공동체가 무너질 것이다. 이를 피하려고 세포들은 복잡한 신호 체계를 통해 대화하고 질서를 추구한다. 세포들은 다세포 공동체의 안녕을 위해 협력하며, 이 과정에서 어떤 세포는 프로그램된 세포 사멸(apoptosis)을 통해 스스로 제거되기도 한다. 세포들은 사멸 여부를 신호를 통해 판단하며, 내부와 외부 신호에 따라 행동을 결정한다.

그렇다면 세포는 어떻게 알아서 외부에 신호를 만들어 보낼까? 이렇게 많은 세포 구성원을 통솔하는 중앙 사령탑이 우리 몸에는 없지 않나? 뇌, 내분비계, 면역계가 신체의 여러 부분을 조절하기는 하나, 각 세포는 자체적으로 신호를 주고받으며 분산 시스템으로 작동한다. 가령 뇌가 신호를 보내지 않아도 심장은 독자적으로 박동을 만들어낸다. 면역계 역시 외부 물질이 침입하면 알아서 자체적으로 비상을 걸고 반응한다. 그런 방식으로 돌아가기에 뇌가 멈춰도 심장은 뛰기도 한다. 세포가 만드는 신호에는 생존 신호, 성장 및 분화 신호, 염증 신호, 스트레스 신호 등이 있다. 생명체는 배아 발달 과정에서 성장인자를 방출하여 주변 세포의 분열과 분화를 유도하고, 조직 형성과 기관 발달을 돕는다. 또한 조직이 손상되었을 때, 인근 세포들은 성장인자를 분비하여 손상을 복구한다. 성장인자는 섬유아세포와 면역세포를 활성화하여 염증 부위의 재생을 촉진한다. 성장인자(신경성장인자)를 최초로 발견한 이탈리아 과학자 리타 레비몬탈치니(Rita Levi-Montalcini)와 미국 생화학자 스탠리 코언(Stanley Cohen, 당시 밴더빌트대학교)은 1986년 노벨생리의학상을 받았다.

성체가 되면 모든 세포가 성장인자를 생성하거나 분비하지는 않는다. 건강한 유방 세포는 주로 주변 섬유아세포와 지방세포로부터 성장인자를 공급받는다. 이렇게 받은 성장인자로 유방 상피세포는 증식하여 유방 조직이 발달하고, 출산 이후 수유 준비를 한다. 폐경 후에는 성장인자 분비가 감소하면서 유방 조직이 퇴화한다. 하지만 유방 세포가 암화되면, 암세포는 면역세포 중 하나인 대식세포로부터 추가적인 성장인자를 조달한다. 평소에는 조직의 건강을 유지하기 위해 활약하던 대식세포가 암세포를 돕는 세력이 되는 것이다. 이 대식세포의 역할 변화는 과거 면역학자들에게 큰 충격을 주었다. 성장인자를 흡수한 암세포는 연료를 가득 채운 상태가 되어, 증식을 멈추지 않고 계속해서 세포 분열 공장을 가동한다.

손상된 세포는 상황에 따라 세포자살을 선택한다. 예컨대 DNA 손상, 산화 스트레스와 같은 내부 손상으로 복구 불가능하거나 바이러스에 감염된 세포가 그렇다. 암세포는 세포자살을 거부하며, 신호 경로를 무시하거나 차단한다. 반면 정상적인 세포는 세포자살 과정에서도 신호를 이용한다. 외부 면역세포의 도움을 받아 자살하는 것이 한 방법이다. 손상된 세포는 Fas 수용체와 TRAIL 수용체 같은 자살신호 수용체를 표면에 내건다. 이를 본 T세포가 다가와 수용체와 결합하면, 손상된 세포 내의 세포 자살 경로가 활성화한다. 세포 자살 과정에서는 미토콘드리아가 중요한 역할을 한다. 미토콘드리아의 내부에 있는 특정 단백질(시토크롬 C)이 미토콘드리아에서 빠져나가 세포질로 가서 세포자살 개시를 위한 신호탄을 쏜다. 다른 단백질(Apaf-1)과 결합하여 캐스페이즈-9이라는 효소를 활성화하고, 이어 캐스페이즈-3가 활성화한다. 캐스페이즈-3는 세포를 내부에서 질서 있게 해체한다. 염증 반응을 일으키지 않아 주변에 피해를 주지 않는다.

유방암은 식습관의 서구화, 비만 등 생활 습관, 호르몬 요인(여성호르몬 노출이 많은 경우), 유전적 요인(BRCA1, BRCA2 유전자 돌연변이)에 의해 발병하며, 한국 여성의 경우 40~50대에 주로 발생한다.

유방암의 초기 증상
- 유방 덩어리: 유방에 만져지는 딱딱하거나 고정된 덩어리
- 모양 변화: 유방 크기, 모양 변화나 비대칭 발생
- 유두 변화: 유두 분비물(혈액 포함), 유두 함몰
- 피부 변화: 유방 피부의 붉어짐, 오렌지 껍질 같은 질감

유방암 병기와 특징
- 0기: 암이 유관이나 소엽 안에 국한됨(비침윤성)
- 1기~2기: 암이 주변 조직으로 침윤. 수술과 항암치료로 완치 가능성 높음
- 3기: 암이 림프절로 전이되었지만 치료 가능
- 4기: 다른 장기로 전이된 상태로, 생존율이 낮아짐

유방암의 종류와 치료법
- 호르몬 수용체 양성 유방암: 여성호르몬(에스트로겐, 프로게스테론)과 관련되며, 치료제로 타목시펜(폐경 전), 아로마타제 억제제(폐경 후)를 사용한다.
- HER2 양성 유방암: 세포 표면의 HER2 단백질 과발현으로 발생하며, 치료제로 허셉틴, 퍼제타 같은 표적치료제를 사용한다.
- 삼중음성 유방암: 치료 표적 수용체가 없어 세포독성항암제를 사용하며, 항체-약물 중합체(ADC), 면역항암제 등이 있다.

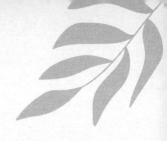

5장

전립선암
전립선암 수술에 최적화한
로봇 수술

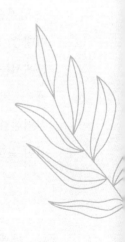

소변을 참지 못하는 요 절박증이 있는 한 남자 선배가 있다. 그는 모임 자리에서는 항상 문 쪽에 앉는다. 소변 배출 신호가 오면 화장실로 빨리 달려가기 위해서다. 50대 초반까지는 잘 몰랐지만, 나도 그 선배와 비슷한 증상이 생기고 있다. 나이 들어가는 남자를 괴롭히는 것 중 하나가 전립선이다. 많은 남성이 전립선 비대증, 전립선암 등으로 고통받고 있다. 전립선암이 미국, 유럽, 일본에서는 남성 암 1위다. 한국에서는 폐암, 위암, 대장암에 이어 4번째로 남성이 많이 걸리는 암이다. 2021년에 한국인 1만 8,697명이 전립선암을 진단받았다. 사망률을 보면 전립선암은 독하지 않다. 남성이 걸리는 암에서 일곱 번째 사망률을 보인다. 2023년 한 해에 전립선암으로 2,594명이 죽었다.

그렇다면 오늘날 전립선암 치료의 최전선은 어떨까? 놀랍게도 전 세계적으로 전립선암은 남성 암 중 증가율이 가장 높다. 하지만 다행히도, 조기 발견과 최신 치료법 덕분에 전립선암은 생존율이 크게 높아졌다. 전립선암 전문의들을 찾아가 전립선암에 관해 자세히 물었다.

전립선은 생식계를 보호하는
파수꾼

전립선암 명의를 검색하면 부산대병원 비뇨의학과 하홍구 교수 이름이 나온다. 하홍구 교수는 비뇨기 질환 로봇 수술을 1,000건 이상 했으며 2019년 의사가 추천하는 전립선암 부산 명의, 2020년 〈부산일보〉 전립선암 스타닥터에 선정되었다. 하홍구 교수에게 전립선암에 대해 물었다. 하홍구 교수가 2023년에 나온 "국가 암 등록 통계 참고자료"를 보여준다. 자료를 보니, 전립선암 발병에 비상 신호가 들어왔음을 알 수 있다. 전립선암은 2021년 남성이 걸리는 암 중에서 네 번째로 많다. 폐암, 위암, 대장암 다음이다. 하홍구 교수는 "주목할 점은 전립선암 증가율이 가장 높다는 사실이다"라고 말했다. 2015년 이후 증가율이 6.0%다. 다행스럽게도 사망률이 높지는 않다.

'전립선'이란 이름은 무엇을 뜻할까? 전립선前立腺은 '앞 전前, 설립立, 샘 선腺'으로 되어 있으니, '앞에 서 있는 샘'이라는 뜻이다. 무엇의 앞에 서 있는가 하면, 방광이다. 하홍구 교수는 "전립선이 무엇을 하는 기관인지 과거에는 몰랐고, 의미를 두지 않았다. 그래서 방광 앞에 있는 기관이라는 뜻으로 이름을 붙였다"라고 했다. 전립선은 영어로 'Prostate Gland'이다. 이 영어 단어를 일본인이 '전립선'이라고 번역했다. 'Pro'가 '앞'이고, 'state'는 '있다', 그리고 'gland'는 샘이란 뜻이다. 그러니 합하면 '앞에 있는 샘'이 된다. 전립선은 어떤 기능을 할까? 평생 전립선을 써왔음에도 몰랐던 부분이다. 그동안 나는 내 몸에 너무 무심했다. 하 교수의 설명을 따라가며, 이번 기회에 전립선이 어떤 일을 하는 기관인지 알아보자.

하홍구 교수는 "전립선의 첫째 기능은 외부 감염 차단을 위한 1차 방어선이다"라고 말했다. 오줌길은 외부 세계와 연결되어 있는데, 이 길을 통해 세균이 침입할 수 있다. 요도를 통해 균이 거꾸로 올라오면서 방광 등 요로에 감염이 생길 수 있다. 이를 역행성 감염이라고 한다. 전립선은 이 같은 감염에 대비해, 아연을 분비해서 살균 작용을 한다. 아, 그런가? 그렇다면 전립선에는 아연이 많이 있겠다. 흥미롭다. 확인해봤더니 전립선 세포는 ZIP1이라는 아연 수송 단백질을 갖고 있어, 전립선을 지나는 혈액에서 아연을 세포 내부로 끌어들인다.[1] 그 결과, 전립선 세포 안에는 다른 세포보다 아연이 10배나 많다.

전립선의 두 번째 기능은, 정자를 둘러싸고 있는 응고 물질을 녹이는 물질을 생산하는 것이다. 정자는 고환에서 만들어지고, 이후

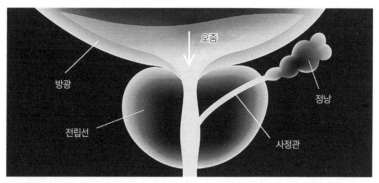

〔그림 5-1〕 전립선, 방광, 정낭의 해부학적 구조(위에서 내려다본 그림). 오줌은 방광에서 전립선 내부로 난 요도를 통해 배출된다. 정자 역시 전립선 내부로 나 있는 사정관을 지나 체외로 나간다. 정낭이 전립선 바로 옆에 있는 걸 알 수 있다.

부고환에 머무르며 운동성을 갖게 되는 등 성숙해진다. 성적 자극으로 사정하라는 신호가 도착하면 정자는 부고환에서 나와 사정관으로 이동한다. 사정관을 통과하면서 정자들은 정낭이 배출한 물질을 먼저 만나고, 이어 전립선이 생산한 물질을 몸에 묻히게 된다. 사정관은 전립선 내부를 지나고, 길이는 2cm 정도다. 정자가 사정관에서 처음 만나는, 그러니까 정낭에서 생산한 물질이 '세메노겔린 Semenogelin'이다. 세메노겔린은 체외로 나가면 액체 상태인 '졸'에서, 유동성이 없어지는 '겔' 상태로 바뀐다. 섬유상 단백질인 세메노겔린은 겔 상태로 정자를 감싸, 정자가 질의 산성 환경에서 일정 시간 생존할 수 있도록 한다.

그러면 전립선이 생산하고, 정자에 묻어 나간 두 번째 물질은 무엇인가? 전립선 특이항원PSA, Prostate-specific antigen이다. PSA란 이름은 전립선에서만 특이적으로 생산하는 항원임을 뜻한다. PSA는 질 안에서 정자를 둘러싸고 있는 세메노겔린을 녹임으로써 정자가 난자와 만나기 위해 필요한 활동성을 제공한다. PSA 생산이 전립선의 큰 기능 중 하나다. 정자의 포장을 벗기는 '언박싱' 물질 생산이 전립선이 하는 일이라니, 이런 이야기는 처음 듣는다.

의료진에게는 PSA가 전립선 질환 진단을 위한 생체 표지자로 잘 알려져 있다. 혈액 검사에서 PSA 수치가 높게 나오면 전립선암을 포함한 전립선 질환 가능성을 의심한다. PSA가 전립선 이상을 나타내는 표지자가 되는 이유는, 이 단백질이 전립선 상피세포에서 생산되기 때문이다. 전립선 상피세포들은 동그란 구조를 이루고, 그 안으로 PSA를 분비한다. 동그란 구조는 전립선 소관duct으로 연결되어 있고, PSA는 이를 통해 요도로 흘러나간다. 전립선암은 주로 상피세포에서 생긴다. 상피세포에서 암이 시작되면 암은 상피세포 아래층으로 내려간다. 상피세포 바로 아래층의 기저세포가 망가지고, 이어 기저세포 아래에 있는 기저막이 끊어진다. 그러면 상피세포가 생산한 PSA가 정상 통로 외에, 기저막 아래로 샌다. 기저막 아래에는 혈관이 있고, 혈관 안으로 PSA가 흘러들어간다. 혈관 내 PSA 수치가 올라간다. PSA 수치를 혈액검사를 통해 확인하고, 수치가 올라갔다면 전립선에서 PSA가 많이 새고 있다는 의미이므로 암을 의심하게 된다.

암이 아니라도 PSA 수치가 높은 경우가 있다. 전립선비대증과 전립선염이 그런 예다. 전립선비대증은 전립선 세포 크기가 커진 것이 원인이다. 하홍구 교수는 "나이 들면 전립선비대증이 생긴다"라며 "전립선암과 같이 전립선비대증에서도 전립선 세포가 증식하여 PSA가 상승할 수 있고, 전립선 구조의 일시적인 불안정으로 PSA가 상승할 수 있다"라고 말했다. 혈액검사에서 PSA를 검출하는 방법은 PSA가 '항원'이라는 특징을 이용한 것이다. '항원'은 우리 몸의 면역계가 인식하는 단백질 등 분자를 가리키고, 항원이 있는지 여부를 확인하기 위해서는 '항체'를 쓴다. 특정 항원에는 특정 항체가 결합할 수 있다. 그런 만큼 PSA라는 항원이 혈액 속에 돌아다니는지를 확인하려면 이 항원과 결합할 수 있는 항체를 사용하면 된다.

전립선은 호두만 한 크기인데, 안에는 Y자형의 길이 나 있다. 방광에서 나온 오줌길과, 부고환에서 시작한 정자가 지나는 길인 사정관이다. 두 길이 전립선 안에서 만난다. 전립선 내부의 오줌길에 인접한 부분은 '이행대'라고 하고, 전립선 바깥쪽을 싸고 있는 겉면은 '말초대'라고 한다. 전립선암은 전립선 바깥쪽 말초대에서 잘 생긴다. 이행대가 커지면 전립선비대증에 걸린다. 비대해진 전립선 조직은 인근을 지나는 오줌길을 압박하여 오줌이 가늘게 나오는 등 불편해진다.

전립선비대증은 자각 증상이 있으나 전립선암은 초기에는 환자가 알지 못한다. 요도를 압박하지 않기 때문이다. 하홍구 교수는 "증상도 없는데 내가 왜 전립선암이냐고 묻는 환자가 더러 있다"라고 말했다. 전립선암 세포는 전립선 겉면에 있으므로 손으로 만져서 있는지 없는지를 확인할 수 있다. 의사는 환자의 항문으로 손가락을 집어넣어 전립선을 만져본다. 하홍구 교수가 보여주는 모형을 보니, 전립선 뒷면이 직장에 닿아 있다. 이렇게 진단하는 법을 '직장수지手 指 검사'라고 한다. 손가락을 집어넣어 전립선 쪽을 만져봤을 때 딱 딱하게 느껴지면 암 덩어리로 의심할 수 있다. 암 덩어리가 의심되 면 조직검사를 한다. 긴 바늘을 항문에서 대장 쪽으로 집어넣고 대 장에서 전립선 쪽으로 바늘을 쏜다. 그러면 바늘이 튀어나갔다가 전 립선 조직을 물고 나온다. 전립선의 여러 곳에서 조직을 떼어낸다. 전립선의 10~12곳을 떼어내는 게 표준검사법이다. 그런 다음 암세 포가 있는지 병리검사를 하고 최종적으로 암 진단을 하게 된다.

그는 "전공의 4년 할 때 수술 중 전립선을 제대로 본 적이 거의 없 다"라고 말했다. 전립선은 골반 안에 깊숙이, 그것도 방광 아래 자리 잡고 있어 개복 수술을 할 때는 잘 보이지 않는다. 또한 골반 안은 장 기가 가득 찬 비좁은 공간이기에 전립선 수술은 정교해야 한다. 하 홍구 교수는 "로봇 수술은 전립선암 수술을 위해 생겨났다고 할 만 큼 전립선암 수술에 최적화되어 있다"라고 말했다. 내가 찾아간 날 아침에도 그는 60대 전립선암 환자를 수술했다. 아침 8시 반에 수술 을 시작해 오전 9시 20분에 봉합하고 수술을 끝냈다. 50분 걸렸다. 로봇 수술이기에 가능하다. 요즘은 환자가 전립선암은 으레 로봇 수 술로 해야 하는 줄 알고 찾아온다. 그가 처음 전립선암 수술을 한 건 2009년 4월 부산대병원 조교수가 되고 나서다. 첫 번째 전립선암 수 술을 할 때는 6~7시간이 걸렸고, 당시에는 로봇 수술이 아니라 복강 경 수술을 했다. 그로부터 14년이 지난 지금은 수술 시간이 7분의 1

로 단축됐다. 격세지감이 있다.

요실금은 전립선암 수술 후 나타날 수 있는 후유증이다. 잘못하면 괄약근 일부에 손상을 줄 수 있다. 괄약근은 항문 근처에 있는 외괄약근이 잘 알려져 있지만, 몸 안에 있는 내괄약근도 있다. 외괄약근은 대소변을 의식적으로 참을 때 사용된다. 8자 모양이다. 8자 모양의 구멍 하나 안에는 대변이 지나가는 항문이, 다른 구멍에는 소변이 지나가는 오줌길이 있다. 길을 조이면 대소변이 배출되는 것을 막을 수 있다. 반면 내괄약근은 좀 더 몸 안쪽에 있고, 남자의 경우 방광 아래쪽과 전립선이 만나는 부분에 있다. 내괄약근 역시 오줌이 일정량 차기 전에는 오줌이 전립선으로 흘러나가지 못하도록 길을 조여 막는 기능을 한다. 내괄약근은 뇌가 스스로 조절하는데, 우리는 의식하지 못한다. 전립선을 도려내는 수술을 하다 보면 내괄약근이 다칠 수 있다. 그러면 오줌길을 조이는 일에 문제가 생긴다. 이런 문제를 방지하려면 방광 쪽을 많이 살려서 내괄약근을 최대한 보존하는 쪽으로 전립선을 떼어내야 한다. 직장과 닿아 있는 쪽 전립선을 떼어내는 것도 조심해야 한다. 잘못하면 직장에 구멍을 낼 수 있다.

초기 전립선암은 수술이 주요한 선택지 중 하나다. 전이가 있는 경우는 안드로겐(남성호르몬) 박탈 치료와 같은 약물 치료를 우선적으로 한다. 이때까지는 안드로겐을 먹이로 해서 암이 살아가는 '호르몬 감수성 전립선암' 단계다. 이런 특성을 역으로 이용하여 안드로겐 공급을 차단하는 항암치료를 한다. 문제는 시간이 지나면 전립선암 세포가 남성호르몬이 없어도 살아갈 수단을 찾아낸다는 것이다. 호르몬 치료를 계속하면 결국 호르몬에 반응하지 않는 암세포들만 살아남아, '거세 저항성 전립선암' 단계로 진행된다. 하홍구 교수의 연구 관심사 중 하나가 바로 이 부분이다. 그는 '호르몬 감수성 전립선암'과 '거세 저항성 전립선암'의 차이를 만들어내는 유전자가 무엇인지, 단백질이 무엇인지를 2018년부터 파고들었다. 국립암센터 '암단백유전체 연구사업단'의 4년 프로젝트였는데, 하홍구 교수는 전립선암 부분에 지원하여 과제를 따냈다. 하홍구 교수 설명을 옮겨본다.

"암 연구에서 세계적으로 가장 앞선 질환은 유방암과 대장암이다. 유방암은 손으로 만져 확인이 가능하고, 대장암은 내시경으로 훤히 볼 수 있다. 암 조직을 구하기가 쉬운 점이 이들 암 연구가 앞서는 데 크게 작용했다. 전립선암은 조직을 구하기가 어렵다. 미국에서도 전립선암 세포가 생성하는 단백질에 관한 연구는 아직 나오지 않았다. 나는 2018년부터 전립선암 세포의 유전자와, 유전자가 만들어내는 단백질을 눈으로 모두 확인했다. 내가 보는 외래 환자가 1년에 1만 2,000명이다. 그러니 한 달에 1,000명이고, 하루 3시간 진료할 때 100명 정도 본다. 그래도 환자 동의를 구해야 하고, 연구 설계에 적합한 암종이어야 해서 샘플을 모으는 데 4년이 걸렸다. 전 세계적으로도 이런 데이터가 거의 없다."

하홍구 교수의 두 번째 연구 주제는 전립선암 영상 판독 AI 개발이다. 영상을 찍고 판독하는 것은 병리과 교수 일인데, 이게 시간이 많이 걸린다. 전립선암의 특징 때문이다. 전립선암은 대부분의 다른 암과 달리 여러 군데에서 나타난다. 즉 '단발성'이 아니라 '다발성'이다. 모두 찾아내려면 병리과에서 조직 슬라이드를 촘촘히 판독해야 하기에, AI가 해낼 수 있으면 좋다. 하 교수는 전립선암 영상 판독 AI를 한국 업체와 개발하고 있는데, 전립선암 영상 판독 AI를 개발하는 곳은 이스라엘 업체 등 세계적으로 2~3곳밖에 없다고 했다.

전립선암 진단율을 높인
PSA 검사

곽철 서울대병원 비뇨의학과 교수를 만난 곳은 서울대병원 의생명연구원 건물 11층 비뇨의학과의국 회의실이다. 곽철 교수는 전립선암 환자를 주로 치료한다. 그는 나를 만나기 전날에도 6건의 수술을 했는데, 이 중 전립선암 수술이 5건이었다. 곽철 교수가 로봇 수술을 시작한 건 2008년부터다. 2016년부터 로봇 수술 건수가 개복 수술 건수를 앞섰다. 서울대병원은 1년에 600건 이상의 로봇 전립선암 수술을 한다. 이 중 400건 이상을 곽철 교수가 집도했다.

곽 교수는 "전립선암은 남자 암 중에서 유일하게 지속적으로 증가하고 있다"라고 말했다. 그가 한국인 남성에게 발생하는 주요 암의 증감 추이를 보여주는 그래프가 포함된 슬라이드를 보여준다. 1999년 이후 추세인데, 녹색으로 표시한 전립선암만 급상승 커브를 그리고 있다. 폐암, 위암, 대장암, 간암, 췌장암은 모두 상향 곡선을 그리다가, 하향 곡선으로 꺾였다. 한국 남자에게 생기는 암 순위에서 전립선암은 지난 2019년 4위에서 2020년에는 3위로 올라서기도 했다. 전망은 더 비관적이다. 곽철 교수는 "전립선암이 2034년이면 전체 암 중에서 발생률은 2위이고, 사망률은 5위가 될 거라는 예측이 있다"라고 말했다. 이 말을 들으니, 의사들은 모두 자기가 진료하는 암이 가장 문제라고 이야기한다는 생각이 들었다.

서양의 경우 남성 암으로는 전립선암이 발생률 1위가 된 지 오래됐다. 곽철 교수는 "서양 남자의 경우 사망률에서도 전립선암이 2위쯤 될 것"이라고 말했다. 미국 암학회 사이트에 가보니 전립선암을 진단받는 10명 중 6명이 65세 이상이며, 40세 이하에서는 전립선암이 드물다. 이웃나라인 일본도 전립선암이 남성 암 발병률에서 1위다. 곽철 교수는 "전립선암이 치명률이 높지는 않으니 50대 이상이라면 PSA 검사를 매년 받으면 된다. 그러면 조기에 전립선암을 발견하고, 치료할 수 있다"라고 말했다. 전립선암을 진단하는 혈액검사인 PSA 검사는 1980년대 등장했다. 미국에서 PSA 검사가 보편화되면서 전립선암 발견율은 급증했다. 동시에 논란도 있었다. PSA 수치가 전립선암뿐만 아니라 전립선비대증이나 염증으로도 올라갈 수 있었기 때문이다. 현재 의사들은 PSA 검사와 함께 직장수지 검사와 정밀 조직검사를 병행해 정확도를 높이고 있다.

곽철 교수는 "내가 교수가 되었던 2000년대 초반만 해도 전립선암이 전체 암 발생률에서 10위 권 밖에 있었다"라고 말했다. PSA 검사를 하는 사람이 늘어나면서 전립선암을 발견하는 건수가 늘어난 게 사실이다. 그가 레지던트(전공의) 과정을 밟을 때만 해도 전립선암으로 수술을 받는 사람은 거의 없었다. 그런데 전립선암은 이제 급속도로 한국 남성을 위협하고 있다. 노령 인구의 증가와 서구식 식습관의 환경 변화 때문이다.

곽철 교수가 보여주는 슬라이드를 보니, 전립선은 5개 구역이 있고, 이 중 말초대, 이행대, 중심 구역에서 암이 생긴다. 암의 70~80%는 말초대에서 생기고, 이어 이행대(20% 차지), 중심구역(5% 차지) 순으로 잘 생긴다. 이행대는 전립선비대증이 일어나는 곳이고, 전립선 요도를 감싸며 안쪽에 있다. 전립선암은 뼈로 전이되는 특징이 있다. 곽철 교수는 "뼈 전이가 많다는 게 전립선암의 특징 중 하나다. 뼈로 전이되면 허리가 아픈 증상이 나타난다"라고 말했다. 요즘은 PSA 검사를 해서 수치가 높게 나오면 전립선암 검사를 받으러 오지만, 예전에는 PSA 검사가 없었기 때문에 허리 통증으로 병원을 찾았다가 전립선암 전이를 확인하는 경우가 많았다. 미국에서 PSA 검사를 받는 사람이 늘어나면서 전립선암이 전체 남성 암 발병률에서 1위까지 올라갔다. 곽 교수는 "한국도 미국이 간 길을 밟는 것 같다"라고 말했다. 현재 미국 남자의 3분의 1 가까이가 PSA 검사를 받는다. 한국의 경우 그 비율이 10분의 1이 채 안 된다. PSA 검사는 건강보험공단 검진에는 포함되어 있지 않다. 미국도 PSA 국가 검진은 하지 않고 있다. 효과가 있는지 의사들이 조사하기는 했으나, 통계적으로 의미가 있는지를 둘러싸고 논란이 있었다. 곽철 교수는 "대한비뇨의학회는 10여 년 전부터 정부에 대해 PSA 검사를 국가 검진에 포함시키라고 요구해왔다. 정부가 언젠가는 수용할 거라고 본다"라고 말했다.

뼈 전이가 온 경우는 평균 생존 기간을 3년 반에서 5년으로 본다. 운이 좋거나, 암의 경과가 좋은 경우 10년을 넘게 사는 사람도 있다. 전이가 없는 전립선암 치료를 위해 전립선을 제거하는 전립선 전절제술을 시행한다. 이 수술법은 미국 존스홉킨스 의과대학교의 패트릭 월시Patrick C. Walsh가 1980년대에 개발했다. 패트릭 월시는 전립선 해부학을 정밀하게 연구하기도 했다. 곽철 교수 얘기를 옮겨본다. "월시는 병리학자와 함께 태아의 전립선으로 전립선 해부 구조를 연구했다. 월시 이전에는 전립선 수술을 하는 방법을 잘 몰랐다. 전립선 수술을 잘못하면 피가 많이 나온다. 전립선에는 정맥이 발달해 있어서 칼을 잘못 대면 출혈이 심하다. 과거에는 이로 인해 사망하는 사람도 있었다. 월시 교수가 정맥을 정확히 확인하며 수술하면 출혈을 최소화할 수 있다는 점을 입증했다."

전립선 수술의 후유증 중 하나는 발기 능력 상실이다. 곽철 교수는 "전립선 옆으로 발기 신경이 지나간다. 눈에 보이지 않을 정도로 가는 발기 신경이 음경으로 이어진다"라고 말했다. 수술할 때 전립선에 바짝 붙여서, 혈관이나 신경을 많이 건드리지 않고 전립선을 꺼내야 발기 신경을 살릴 수 있다. 암이 많이 진행됐으면 발기 신경을 보존하기 힘들다. 발기 신경에도 암이 침범했을 수 있기 때문이다. 발기 신경을 찾아낸 사람이 패트릭 월시다. 월시는 전립선을 제거하되, 발기 신경을 살리면 수술 후에도 발기 능력을 유지할 수 있음을 입증했다. 월시는 환자의 90%가 발기 기능을 보존할 수 있다는 연구 결과를 논문으로 발표했다. 하지만 임상 현장에서는 그렇게까지 높게 수치가 나오지는 않는다. 곽 교수는 "환자의 3분의 2는 전립선 제거 수술 후에도 발기 능력이 돌아온다"라고 말했다.

전립선암을 진단받는 평균 나이는 60대 중반이다. 미국의 경우 66세라고 미국암학회 사이트에 나와 있다. 이 나이면 '발기' 문제에 별 관심이 없을 거라고 나는 생각했다. 건강하게 사는 것을 중요하게 여기지, 성생활을 할 수 있느냐 없느냐는 중요한 가치가 아닐 거라고 보았다. 그런데 내 예상과는 달리 곽철 교수는 "미국인들이 전립선 수술을 하지 않는 이유는 발기부전이 생길까 봐 겁나서다"라고 말했다. "한국인 60대도 그런가"라고 묻자, 곽 교수는 "60대 이상도 그렇다"라며 다음과 같이 말을 이어갔다. "의사에게 말하지는 않지만, 수술을 받으면 성생활을 못 하게 될까 봐 두려워하는 사람이 있다. 나는 수술하기 전에 반드시 '수술하면 발기부전이 올 가능성이 높습니다'라고 설명한다. 그럼에도 수술 후 발기가 안 되면 항의하는 사람들이 있다. 그들은 자신이 장애자가 됐다고 불평한다. 전립선암에서 방사선 종양 치료를 많이 하는데, 그 이유 중 하나가 방사선 종양 치료는 발기부전이 즉각적으로 발생하지 않기 때문이다. 그러나 방사선을 발기 신경에도 쪼이니, 아무 영향이 없을 수는 없고 서서히 발기부전이 생긴다. 다만 후유증이 즉시 나타나지는 않는다. 예컨대 시간이 지나서 발기부전이 오면, '이제 내가 나이를 먹어서 그런가 보다'라고 사람들이 잘못 생각한다."

오줌이 새는 요실금도 전립선암 수술의 후유증 중 하나다. 수술하면 기저귀를 차고 살아야 하는 기간이 있다. 전립선은 요도를 감싸고 있다. 전립선을 제거하는 수술을 하면 전립선을 포함한 요도를 절단하게 되는데, 절단된 요도와 방광을 다시 연결하기 위해 실로 봉합한다. 수술 후 1년이 되면 환자의 90~95%가 기저귀를 벗는다. 5~10%는 기저귀를 계속 찬다. 이런 환자에게는 36개월까지 지켜보자고 한다. 시간이 지나면서 회복되는 경우가 적지 않기 때문이다. 곽철 교수는 "1년이면 결판이 나는데, 1년이 지나야 좋아지는 사람이 100명에 5명 정도로 있다"라고 말했다. 처음에는 줄줄 새다시피 해서 하루에 기저귀를 8장 쓰는 사람도 있으나, 시간이 지나면 좋아지는 게 사람의 몸이다. 처음부터 기저귀를 쓰지 않아도 되는 사람도 있다. 곽 교수는 "수술 후에 일단 기저귀는 차나, 개인차가 크다"라고 말했다.

전립선암 치료에서 방사선 치료는 전립선 제거 수술과 효과에서 동등하다고 일반적으로 얘기한다. 곽 교수에 따르면 한국뿐만 아니라 미국에서도 대부분 수술 치료를 받는다. 수술이 메인이고, 일부 환자가 방사선 치료를 받는다. 방사선 치료 중 요즘 주목받는 건 중입자 치료다. 탄소 원자핵을 쏴서 암세포를 때려죽인다. 입자의 침투력이 좋기에, 몸속 깊은 위치에 있는 장기인 전립선 치료에도 효과가 있다고 전해진다. 연세대학교 신촌세브란스 병원이 장비를 도입해 치료에 적용하고 있다. 전 세계적으로 일본에서 중입자 치료를 많이 한다. 미국에서는 한 곳에서 사용하고 있을 뿐이라고 했다. 곽철 교수는 "중입자 치료의 장기적인 성적이 어떤지에 관한 연구 논문은 일본에서도 아직 나오지 않았다"라고 말했다. 로봇 수술 비용은 1,000만 원이나, 중입자 치료비는 5,000만 원 선이다. 비용이 놀랄 정도로 높다.

친구가 세브란스병원에서 전립선암을 진단받아 치료를 앞두고 있을 때였다. 그와 그의 부인은 중입자 치료가 하나의 선택이라는 의사 얘기를 듣고 어떻게 하나, 잠시 고민했다. 그는 내게 전화해서 의견을 물었다. 나는 "나라면 5,000만 원이나 쓰지 않겠다"라고 말했다. 수술 후 회복을 위해 고생 좀 하더라도 몇천만 원을 더 쓰는 선택은 못 하겠다고 생각했다. 하지만 경제적인 여유가 있다면 중입자 치료를 받을 만하다.

임상적으로 의미가 없는 전립선암이 있다. 전립선암 진단을 받았으나 치료하지 않고 두고 보아도 생존에 영향을 미치지 않는 경우다. 전립선암은 발병률과 사망률 간에 차가 큰 것이 특징이다. 치료법의 발달이 한 원인이기도 하지만, 임상적으로 의미가 없는 암을 발견하는 경우가 많기 때문이다. 적극적 감시 요법은 캐나다에서 1995년에 나왔다. 캐나다 토론토대학교 비뇨의학과 로런스 클로츠 교수가 제안했는데, 낮은 단계의 전립선암을 관리하는 방법으로 시간이 갈수록 주목받고 있다. 달리 말하면 적극적 감시 요법은 조직검사로 암인 걸 확인했으나 진행을 지켜보자는 거다. 당장 수술하기보다는, 수술 부담을 감안하여 관찰해보는 게 실익이 더 크다고 본다. '적극적 감시 요법' 대상자는 여러 기준을 만족시켜야 한다. 전립선 조직검사를 하면 12곳에서 조직 샘플을 얻는데, 이 중 2개 이하에서만 암세포가 나와야 한다. 또한 뽑아낸 암 샘플 조직에서 암 조직이 20%를 넘지 않아야 한다. PSA 수치도 낮아야 한다. 전립선의 양측 배엽 중에서 혹이 한쪽에만 있고, 그 혹의 크기도 전체의 절반 이하여야 한다. 이러한 8가지 기준을 바탕으로 '적극적 감시' 요법이 적합한 대상인지를 확인한다. 곽철 교수가 '적극적 감시 요법'을 도입한 것은 5년이 넘었다. 지금은 많은 의사가 이 치료법을 쓰고 있다. 곽 교수는 "이 치료법을 잘 따라오면 수술을 하지 않고도, 전립선암 환자의 절반 정도가 암과 함께 살 수 있다"라고 말했다. 나머지 절반은 암이 진행되어 수술을 해야 하는 경우다. 환자와 가족이 불안감을 크게 느끼지 않는다면, 수술을 받지 않고 전립선암을 관리할 수 있는 방법이다.

전립선암 치료의 3가지,
수술, 방사선, 약물 치료

세 번째로 만난 전립선 종양학자는 이효진 충남대병원 혈액종양내과 교수다. 그에게 던진 첫 질문은 '왜 전립선암은 다른 암과는 달리, 전립선 여러 곳에서 거의 동시에 생기는가'이다. 충남대병원 혈액종양내과 의국에서 만난 이효진 교수는 "전립선암 치료에는 3가지 방법이 있다. 수술, 방사선, 그리고 내가 하는 약물 치료다"라며, 전립선암과 남성호르몬의 관계에서부터 이야기를 들려줬다. 남성호르몬을 분비하는 곳은 인체에서 크게 두 곳, 즉 고환과 부신이다. 남성호르몬 대부분을 생산하는 곳은 고환이다. 양으로 봤을 때 남성호르몬의 90% 이상을 고환이 만든다. 고환이 만든 남성호르몬은 혈관으로 들어가 혈관을 따라 이동한다. 그러다가 전립선 세포로 돌아가고 자신과 아귀가 맞는 '남성호르몬 수용체'를 만나 결합한다. 남성호르몬 수용체는 전립선 세포 안에 있다(여성호르몬 에스트로겐도 수용체가 세포 내부에 있었다. 유방암을 공부할 때 알았다). 전립선 세포 중에서도 남성호르몬 수용체를 갖고 있는 건 샘腺, gland 조직에 있는 상피

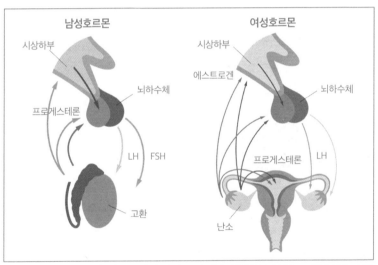

〔그림 5-2〕 남성호르몬 축(왼쪽 그림)과 여성호르몬 축(오른쪽)을 보여주는 그림. 남자는 시상하부→뇌하수체→고환이라는 흐름을, 여자는 시상하부→뇌하수체→난소라는 흐름을 보인다. 그뿐 아니라 고환과 난소가 생산한 물질은 시상하부와 뇌하수체에 피드백을 줘서 이들 내분비 기관의 호르몬 생산을 조절한다. 남자의 경우 뇌하수체가 생산한 황체형성 호르몬(LH)은 고환의 테스토스테론 생산을 자극하며, 난포자극 호르몬(FSH)은 고환 내 정자 생성을 촉진한다.

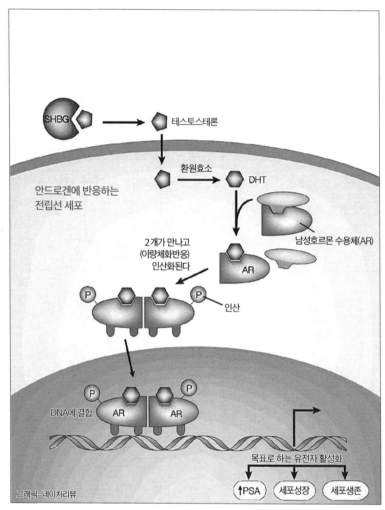

안드로겐에 반응하는
전립선 세포

SHBG | 테스토스테론

환원효소 | DHT

남성호르몬 수용체(AR)

2개가 만나고
(이량체화반응)
인산화된다

AR

P | P | 인산

DNA에 결합 | AR | AR

목표로 하는 유전자 활성화

그래픽=네이처리뷰

↑PSA | 세포성장 | 세포생존

〔그림 5-3〕 남성호르몬 테스토스테론이 SHBG와 결합해 전립선 세포 인근으로 이동한다. 도
착하면 분리되어 세포 내부로 들어간다. 진입 직후 효소에 의해 DHT로 바뀌고, 남성호르몬
수용체와 만나 결합한다. 결합하면 안드로겐 수용체가 활성화되고 다른 안드로겐 수용체와
쌍(이량체)을 형성한다. 이량체가 되어 핵으로 들어간다. 핵 안에서 특정 유전자의 '안드로겐
반응인자'에 결합해 이 유전자를 켠다. 이런 식으로 세포 행동과 기능에 변화를 가져온다.
ⓒ 〈네이처리뷰〉

세포다. 전립선 상피세포는 분비물PSA을 만들어내는 곳이고, 전립선 세포의 70%를 차지한다. 이효진 교수는 "그러다 보니 전립선은 거의 전체가 남성호르몬 세례를 받는다. 전립선 여러 곳에 전립선암이 생긴다"라고 말했다. 그가 담배를 예로 들었다. 담배를 피우면 연기가 입부터 콧속, 기도, 폐로 들어간다. 연기가 닿는 부위의 암이 동시에 여러 곳에 생길 수 있고, 시차를 두고 생길 수도 있다. 지속적으로 특정 환경에 노출되면 암에 걸릴 수 있는데, 전립선의 경우 특정 환경이 남성호르몬이다.

이효진 교수는 "비뇨의학과에서 직장을 통해 초음파로 전립선 조직검사를 할 때 전립선 12곳에서 샘플을 얻는다. 대부분에서 암 조직이 나온다"라고 말했다. 전립선 여러 곳에서 한꺼번에 암이 생긴다니, '전립선암은 악성이구나' 하고 잘못 생각할 수 있다. 이효진 교수는 "다른 암종에 비해 심각하지는 않다. 전립선암은 남성호르몬 의존적이어서 진행 속도가 느린 편이다. 치료도 호르몬 차단을 하면 된다. 다른 암종에 비해 유리한 측면이 있다"라고 말했다.

호르몬을 차단해서 전립선암을 공격하는 약을 쓰는 것을 '남성호르몬 박탈 치료'라고 한다. 성선자극 호르몬 방출 호르몬GnRH은 뇌의 시상하부에서 분비된다. 이것이 뇌하수체에 가서 황체형성 호르몬LH과 난포자극 호르몬FSH을 만들도록 자극한다. 황체형성 호르몬은 고환에서 테스토스테론 생성을 촉진하고, 난포자극 호르몬은 고환 내에서 정자 생성을 촉진한다. 남성호르몬 생산을 줄이는 약 중 하나가 GnRH 작용제agonist다.[2] 고세렐린과 같은 GnRH 작용제를 투여하면, GnRH에 작용해서 황체형성 호르몬과 테스토스테론을 많이 생산시킨다. 테스토스테론 생산을 막아 전립선암을 굶겨 죽이는 게 치료 방향이라고 했는데, 많이 나오게 하면 어떻게 하나? 이효진 교수는 "테스토스테론 증가는 일시적이다. 황체형성 호르몬이 와서 고환에 계속 자극을 주면, 고환은 황체형성 호르몬의 자극에 둔감해진다. 결국 테스토스테론을 잘 생산하지 않게 된다. 이런 걸 '작용제'라고 한다"라고 말했다. 이것이 전립선암을 공격하는 첫 번째 방식이다.

두 번째 방식은 남성호르몬 수용체가 세포 안으로 들어온 호르몬과 결합하는 것을 차단하는 약물이다. 항남성호르몬 치료제라고 한다. 이런 1세대 약들은 1980년대에 개발되었고, 여전히 사용되고 있다. 비카루드와 같은 약이다.

전립선암에서 신세대 호르몬 치료제가 2010년대 초반부터 쏟아졌다. 아비라테론(2011)이 나온 이후 엔잘루타마이드(2012), 아팔루타마이드(2018) 등이 시장에 등장했다. 아비라테론은 안드로겐 합성을 억제하는 작용제이고, 엔잘루타마이드와 아팔루타마이드는 항남성호르몬 치료제다. 신세대 항남성호르몬 치료제는 암세포 안으로 들어온 '남성호르몬DHT'이 남성호르몬 수용체와 결합하지 못하도록 막는다. 이걸 뚫고 작용하는 DHT가 있을 경우, 이를 차단하기 위한 2단계 장애물이 핵으로 들어가지 못하게 하는 것이다. 또 핵으로 들어가더라도 핵 안에서 남성호르몬이 작용을 못 하도록 방해한다. 3가지 경로를 차단하는 이들 약은 암세포에서 강력한 효과를 입증했다. 원래 이 약들은 4기 전립선암 환자에 대한 치료제로 개발되었다.

전립선암에서도 상태가 가장 안 좋은 암이 '거세 저항성 전립선암'이다. 전립선암은 초기에는 '호르몬 감수성 전립선암'으로 시작하고, 시간이 지나면서 일부는 '거세 저항성 전립선암'으로 진행할 수 있다. 호르몬에 예민한 암이었으나 호르몬 공급이 끊겨도 성장할 수 있는 더 공격적인 암이 되는 것이다. 신세대 호르몬 치료제는 '전이가 있는 거세 저항성 전립선암'에서 효과를 입증했고, 이후 '전이가 없는 거세 저항성 전립선암'에도 사용되기 시작했다. FDA가 약을 승인한 건 2018년 이후인데, 아팔루타마이드(2018), 엔잘루타마이드(2018), 다로루타마이드(2019)가 그런 약이다. 이들 약은 완치까지는 아니더라도 암 환자의 중앙 생존 기간(100명의 환자가 있다고 할 때 50번째 환자가 사망하는 시점)을 늘려준다. 중앙 생존 기간이 3년 이내였다면 지금은 3~5년으로 늘어났다. 환자 삶의 질도 개선됐다. 호르몬 항암제는 세포독성항암제(도세탁셀, 카바지탁셀)에 비해 독성이 적기 때문이다.

전립선암도 유전자 돌연변이가 원인이다. 이효진 교수는 "전립선암을 일으키는 유전적 위험 요소가 많이 밝혀져 있지 않다"라고 말했다. 그가 빙산 그림을 보여준다. 빙산은 수면 아래에 잠겨 있는 부분이 수면 윗부분보다 훨씬 크다. 전립선암을 일으키는 유전자 연구가 현재 이런 상태라고 했다. 이 교수는 "수면 아래 빙산 크기가 전립선암에서는 79~92%"라고 말했다. 지금까지 의학자들이 알아낸

걸 보면 종양억제 유전자인 BRCA2가 가장 큰 트러블 메이커다. 발
암의 44%를 차지한다. 이어 ATM(13%), CHEK2(12%), BRCA1(7%)
순이다. BRCA2가 여성 생식기관을 공격하더니, 남성에게 오면 남
성 생식기관을 먹잇감으로 삼는구나 싶다. 전립선암의 진행 정도,
즉 병기에 따라 문제가 되는 유전자 돌연변이가 다른가? 이효진 교
수는 "명확하지 않다. 좀 더 깊이 있는 연구가 이뤄져야 한다"라고
말했다. BRCA2, BRCA1의 경우 치료제가 나와 있다. PARP 억제

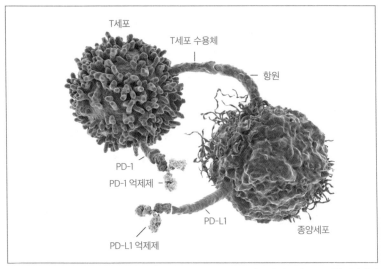

〔그림 5-4〕 면역항암제의 원리. T세포 표면에 있는 PD-1은 외부에서 T세포를 비활성화하라
는 신호가 도착하면 신호를 세포 내부로 전달한다. 그러면 T세포는 비활성화된다. 암세포는
이 같은 기전을 악용해, 자신이 가진 PD-L1이라는 팔을 뻗어 PD-1에 결합하고, T세포가 자신
을 알아보지 못하게 한다. 암세포의 이런 행동을 막기 위해서는 PD-L1이 와서 PD-1에 결합하
는 것을 차단해야 한다. PD-1이나 PD-L1에 다른 물질을 먼저 결합시키면 된다. 이런 원리에
따라 나온 항암제가 면역관문억제제라고 불리는 면역항암제다.

제다. 유방암, 난소암 치료에서 뛰어난 효과를 보였고, 이어 전립선 암에서 치료 효과가 있는 것으로 확인됐다. 이들 유전자 돌연변이 가 있는 전립선암 환자에 대한 치료제는 올라파립(2020), 루카파립 (2020)이다. 올라파립과 루카파립은 표적치료제다. 면역항암제는 아 직 전립선암에는 쓸 수 있는 게 없다. 키트루다, 옵티보와 같은 면역 항암제가 다양한 암에서 치료제로 개발된 것과는 상황이 다르다.

이효진 교수를 찾아오는 환자는 크게 보아 두 그룹이다. 수술을 받았으나 전립선암이 재발한 경우, 그리고 암을 뒤늦게 발견해 수술 할 수 없는 전이성 암 환자다. 이들에 대한 표준 치료법은 병 진행 상 태와 나이, 활동 능력, 장기 기능 등 환자 요인을 감안해서 진행한다. 가장 마지막 단계인 '거세 저항성 암'인 경우 1단계 치료제로 도세탁 셀, 아비라테론, 엔잘루타마이드 3가지를 쓴다. 그리고 이들 약에 대 한 내성이 생기면, 그간 쓰지 않은 약으로 치료하게 된다. '호르몬 감 수성 전립선암' 단계인 경우, 앞에서 말한 신세대 호르몬 치료제를 사용한다.

이효진 교수에게 보낸 사전 질문지에 '잊을 수 없는 환자가 누구 인가'라는 질문이 있었다. 이효진 교수는 어느 날, 당일 외래 진료 환 자 명단을 보고 깜짝 놀랐다. 99세 환자가 내리 세 명이 보였다. 그 는 "99세 환자들 세 명을 줄줄이 만난 날을 잊을 수가 없다"라고 말 했다. 그중 한 명이 전립선암 4기 환자였다. 다른 두 명은 콩팥암, 피 부암이었다. 전립선암 환자는 보호자 부축을 받으며 진료실에 들어 왔다. 그에게는 완치보다는 환자 삶의 질이 개선되는 쪽으로 진료했다. 무리한 항암치료로 인한 부작용으로 99세 환자가 더 고통을 겪지 않도록 했다. 이효진 교수는 "나를 찾아오는 환자들은 대부분 4기이고 나이로 보면 70대 중반에서 80대 초반이 많다"라고 말했다.

글을
마무리하며

전립선암을 취재하면서 '전립선 특이항원PSA'에 대해 알게 된 것이 큰 소득이다. 전립선이 무얼 하는 물건인지 평생 모르고 살았다. 단순히 생식 기능에서 일정 부분 역할을 담당할 거라는 막연한 이미지만 갖고 있었다. 이제라도 알게 되어 다행이다. 하홍구 부산대병원 교수에게 감사한다. 곽철 서울대병원 교수에게서는 전립선학의 전반적인 개요를 상세히 들었다. 전립선이 어떤 기능을 하는지를 최근까지도 몰랐던 나 자신이 놀라웠다. 이효진 교수에게서는 내 몸이 성 호르몬 생산을 어떻게 조절하는지 이야기를 들었다. 일방통행이 아니라 서로 피드백을 주고받고 있다고 했다. 시상하부→뇌하수체→정소 혹은 난소로 이뤄진 시스템이 내 몸속에서 돌아가고 있다니, 흥미로웠다.

또한 전립선암 자체는 일반적으로 그렇게 위협적이지 않다는 것을 확인했다. 적절한 검사를 통해 비뇨의학과 진료를 받으면 암에 걸리더라도 회복할 수 있을 것 같다. 전립선암 발병 원인에는

BRCA2 유전자 돌연변이가 있다. 나는 유전체 검사를 받지 않아 BRCA2 유전자 돌연변이를 갖고 있는지 모른다. 다음 세대는 이 부분도 유전체 검사를 통해 확인할 수 있을 것이고, 그렇게 되면 이전보다 더욱 건강한 삶을 기대할 수 있을 것이다.

면역항암제란?

2018년 노벨생리의학상은 면역항암제에 돌아갔다. 면역항암의 기본 원리를 알아 낸 면역학자 제임스 앨리슨(James P. Allison)과 혼조 다스쿠 교수(本庶 佑)가 수상했 다. 제임스 앨리슨은 미국 텍사스대학교 MD앤더슨 암센터 면역학과 교수이고, 혼 조 다스쿠는 일본 교토대학교 명예교수다. MD앤더슨 암센터는 미국의 3대 암병 원 중 하나다. 교토대학교는 일본에서 과학 분야 노벨상의 산실이다. 도쿄대학교 보다 더 많은 수상자를 배출했다. 과학 분야 수상자 수는 2023년까지 교토대학교 가 8명이고, 도쿄대학교는 4명이다. 두 사람이 개발한 면역항암제의 정확한 명칭 은 면역관문억제제(immune checkpoint inhibitor)다. 면역관문억제제는 '면역관문'을 '억제'함으로써 항암효과를 낸다. '면역관문'이 무엇인지 알기 전에 '면역'이 무엇인 지 알아보자. 인체는 외부 물질이 들어오는 것을 알아차리고 이에 대처한다. 이 일 을 하는 것이 면역계로 1차, 2차 방어 체계를 갖고 있다. 1차 방어막은 '선천면역'이 라고 하고, 2차 방어막은 '후천면역'이라고 한다. 선천면역은 진화의 역사에서 곰 팡이, 식물, 곤충 등 우리의 오랜 적들의 공격을 막으며, 이 임무를 대식세포, NK세 포, 수지상세포('나뭇가지 모양 세포'란 뜻이다) 등이 수행한다. 면역계의 후방인 후천 면역계를 이루는 강력한 면역병사는 T세포, B세포, NK세포 등이다. T세포는 몸에 있는 림프절들을 부지런히 오가면서 자신이 맡은 구역을 순찰한다. 림프절은 면 역 고속도로라고도 불리는 림프관 곳곳에 있고, 림프절에는 몸에서 수집한 외부 물질 침략 관련 최전선 상황이 전달된다. 예를 들어 전방에서 수지상세포가 '외적 출현' 증거를 갖고 와서 알리면, T세포는 비상을 걸고 자신을 닮은 복제 병사를 수 없이 생산한다. 그래서 외적과 싸운다.

T세포는 가공할 만한 화력을 갖고 있어, 조절하지 않으면 위험하다. 면역세포가 너무 활성화되어 문제가 되는 게 자가면역질환이다. 우군과 적군을 구별하지 못하고 자기편을 공격하는 것이다. 류머티즘 관절염, 전신 홍반 루푸스가 그런 질환이다. 그래서 T세포 활성을 조절하는 시스템이 인체에 있고, T세포 표면에 있는 PD-1 단백질, CTLA-4 단백질이 그 조절 시스템의 일부다. 이들 단백질은 자신과 짝이 맞는 단백질이 와서 결합하면 T세포를 잠재우는 신호를 세포 안으로 전달해 비활성화한다. 그런데 일부 암은 T세포 활성 억제 시스템을 악용하고 있었다. 이를 이해하고 암 치료에 적용한 사람들이 제임스 앨리슨과 혼조 다스쿠 교수다. 혼조 다스쿠는 PD-1 단백질을 1992년에 발견했다. 제임스 앨리슨은 1987년 프랑스 연구자들이 발견한[3] CTLA-4 단백질의 면역 억제 기능을 규명하고, 이를 차단하여 면역 반응을 활성화하는 치료법을 개발했다.

암세포가 T세포 표면에 있는 PD-1과 CTLA-4 단백질을 잠재우는 방식은 좀 다르다. T세포의 PD-1에는 암세포가 직접 손을 내밀어 결합한다. 이때 내미는 손이 PD-L1이다. CTLA-4의 경우에는 암세포가 직접 나서지 않고, 다른 면역세포(대식세포, 수지상세포)를 구워삶아 CTLA-4에 결합시킨다. 그렇게 해서 T세포를 잠재운다.

PD-1과 CTLA-4는 모두 T세포 활성을 억제하는 브레이크다. PD-1은 주로 말초 조직에서, CTLA-4는 림프절에서, 각각 다른 단계에서 면역 반응을 조절한다. 이 브레이크를 악용하는 암세포나, 암세포의 조종을 받는 일부 면역세포(예: 대식세포)가 PD-1 또는 CTLA-4와 결합하는 것을 막아야 한다. 이것이 면역항암제의 기본 원리다. 이 원리를 발견한 이후 제약업체들은 암세포가 면역관문 단백질을 억제하는 것을 차단하는 약을 개발하는 연구를 진행했다. 작업은 쉽지 않았다. 어려움 끝에 미국 FDA 승인을 맨 먼저 받은 면역항암제는 2011년 CTLA-4 억제제인 이필리무맙이었다. 3년 뒤인 2014년에는 PD-1 억제제 펨브롤리주맙과 니볼루맙이 승인받았다. 이들이 처음에 공략한 암은 흑색종이었다. 2016년에는 PD-L1 억제제인 아테졸리주맙이 방광암과 폐암 약으로 승인받았고, 이후 계속해서 면역항암제 신약이 나오고 있다. 기존에 나와 있는 약은 치료할 수 있는 암을 늘려가고 있다.

전립선암은 고지방 식단, 비만, 흡연 등으로 발병할 수 있으며, 전립선 특이항원(PSA) 검사를 통해 전립선암 여부를 확인할 수 있다. PSA 수치가 높으면 전립선암 가능성이 있으므로 정기 검진을 권장한다.

전립선암의 초기 증상
• 소변 변화: 잦은 소변, 배뇨 시 통증, 소변 줄기 약화
• 혈뇨: 소변에서 피가 보이는 경우
• 배뇨 후 잔뇨감: 소변을 다 본 후에도 개운치 않음
• 허리 통증: 전립선암이 뼈로 전이될 경우 허리나 골반 통증

전립선암의 병기
• 1기: 암이 전립선 내부에 국한됨. 치료하면 완치 가능성이 높다.
• 2기: 암이 전립선 바깥으로 퍼지기 시작함
• 3기: 암이 림프절로 퍼진 상태
• 4기: 원격 장기(뼈 등)로 전이된 상태로, 적극적인 치료가 필요하다.

전립선암 치료법
• 로봇 수술: 전립선 절제술로 암 조직을 제거하는 전립선암 수술에 로봇 기술이 도입되어 정밀하고 빠른 수술이 가능하다. 수술 후 회복 기간도 단축됐다.
• 호르몬 요법: 남성호르몬을 차단하거나 억제하여 암의 성장을 늦춤
• 중입자 치료: 최첨단 기술로 암세포를 정밀 타격하며, 한국에서는 세브란스병원이 이를 도입하고 있다.

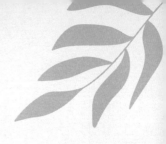

6장

간암
간에 좋다는 알부민 주사, 의사 상의 없이 맞아도 될까?

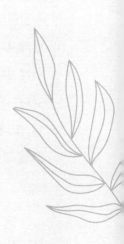

인터뷰 녹음은 54분 57초에서 끝나 있다. 당혹스러운 인터뷰였다. 한 대학병원 소화기내과 교수를 찾아가 간이 어떤 장기인지 물었다. 술을 잘 마시는 사람의 간은 그렇지 않은 사람과 어떻게 다른가? 간 가운데에 위에서 아래로 지나가는 흰색 끈은 무엇인가? 간은 왜 삼각형인가 등등. 그는 나의 이런 질문에 성심껏 답해줬다. 그런데 어느 순간 인내심이 바닥을 드러냈다. 간이 콩알만해졌다는 표현이 의학적인 근거가 있는가 하는 질문에서였던 것 같다. 내가 보낸 질문지에 대한 답을 작성하느라 몇 시간이 걸렸는데, 만나니 또 새로운 질문이 끝없이 나온다며 부담스럽다고 했다. 그는 "기초 생화학 전문가나 생리학 전문가가 알 수 있는 정도의 지식을 원한다면 포커스를 잘못 맞추고 찾아온 것 같다"라고 말했다. 그는 이어 "의사는 간의 기능과 생리 현상을 질병 이해에 필요한 정도로 이해하면 된다. '간이 왜 삼각형이냐'와 같이 정답이 불분명한 문제에 대해 계속 물어보니 당혹스럽다"라고 말했다.

인터뷰 도중에 인터뷰 대상자가 자리를 털고 일어난 건 이때가 짧지 않은 경력에서 처음이었다. 그는 결국 인터뷰 내용이 활자화되는 걸 원하지 않는다고 했다. 나는 그에게 미안하기도 하고, 당혹스럽기도 했다. 열차까지 타고 힘들게 찾아갔는데, 소득 없이 다시 역으로 돌아가려니 아쉬웠다. 한편으로는 내가 의사들을 잘 모르고 있다는 생각이 들었다. 의사는 환자를 진료하는 사람이지, 간이 왜 삼각형 모양인지는 중요하지 않을 것이라는 생각이 들었다. 임상의사에게 할 질문을 신중히 골라야 했는데, 공연히 논점에서 벗어난 질문을 해서 그를 화나게 한 것 같아 마음이 불편했다.

숙취해소제에는
알코올 분해효소가 없다

며칠 뒤 서울 시내버스 171번을 타고 가서 창경궁·서울대병원 정류장에서 내렸다. 서울대병원 소화기내과 유수종 교수를 만나러 가는 길이다. 유 교수가 '간의 생리학'에 관한 나의 질문에 답해주겠다고 했다. 서울대병원 장례식장 쪽 출입문을 통해 병원 구내에 들어

섰다. 한국전쟁 때 서울대병원을 지킨 사람을 추모하는 '현충탑'이 길 오른쪽에 보인다. 인간의 어리석음과 위대함을 동시에 보이는 표식이다. 경사진 길을 좀 더 올라가니, 왼편에 큰 나무들 사이로 '서울대학교 간연구소'라는 입간판이 보인다. 붉은색 2층 벽돌 건물인데, 작지 않다. 간의 생리학에 관해 누구에게 물어봐야 할지 웹사이트에서 정보를 찾을 때 '서울대학교 간 연구소' 정보를 본 적이 있다. 간연구소는 서울대학교 의과대학 부설 연구소다. 건물은 건축가 김수근의 작품이다.

알고 보니 유수종 교수는 간 연구소 소속이기도 하다. 간의 생리학에 대해 물었던 나의 1차 취재가 실패했기에 같은 질문을 하러 유수종 교수를 찾아가면서 조심스러웠다. 다행히도 취재는 잘 진행됐다. 유수종 교수가 《김정룡 소화기계 질환》이라는 제목의 두툼한 책을 보여줬다. 서울대병원에서 일했던 김정룡 교수(1935~2016)와 제자 세 명(윤정환, 김주성, 류지곤)이 썼다. 김정룡 교수는 B형 간염 백신을 1980년대 세계 최초로 개발해 특허권을 받았고, 기부를 해서 서울대학교 간연구소를 1984년에 세웠다. 《김정룡 소화기계 질환》에서 소화기내과의 주요 세 파트는 간, 췌담도, 위장관이고, 제자 세 사람이 세 파트를 각각 맡았다. 윤정환 교수가 간 파트, 류지곤 교수가 췌담도, 김주성 교수가 위장관 파트를 대표해서 책을 편집·감수했다. 윤정환 교수는 유수종 교수의 지도교수다.

간의 생리학 중에서도 간의 해독 기능이 나는 궁금했다. 30, 40대에 술을 많이 마셨기 때문이다. 입으로 들어간 술은 정확히 어떻게

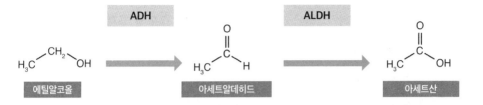

〔그림 6-1〕간에서 알코올 대사가 이뤄지는 과정. 술이 몸에 들어가면 간으로 간다. 간세포로 들어가면 2단계 과정을 거쳐 분해된다. 1단계 분해 때 에틸알코올은 아세트알데히드로, 2단계 분해에서 아세트알데히드는 아세트산으로 변한다. 1단계 분해를 돕는 효소는 ADH(알코올 분해효소)이고, 2단계 분해를 돕는 효소는 ALDH(아세트알데히드 탈수소효소)다. 2가지 효소가 많이 분비되는 사람은 술을 잘 분해한다. 다른 말로 하면 술을 잘 마신다. 특히 2단계 효소 ALDH가 많이 나오는 유전자를 갖고 있는 사람이 그렇다고 알려져 있다.

몸에서 처리되는 것일까? 유수종 교수는 "술은 주로 작은창자에서 흡수된다. 작은창자 벽으로 진입해 내벽 뒤의 혈관으로 들어간다"라고 말했다. 이후 문맥portal vein이라는 혈관을 타고 작은창자에서 간으로 간다. 작은창자가 흡수한 영양소도 문맥을 타고 간으로 이동한다.

알코올은 간에서 2단계로 분해된다. 에틸알코올C_2H_6O에 대한 1단계 분해는 ADH(알코올 탈수소효소)에 의해 이루어지며, 이 과정에서 에틸알코올이 아세트알데히드CH_3CHO로 변환된다. 아세트알데히드는 세포소기관인 미토콘드리아로 들어가고, 이곳에서 2단계 분해가 진행된다. ALDH(아세트알데히드 탈수소효소)라는 효소가 아세트알데히드를 아세트산으로 분해한다. 아세트산은 이후 추가 분해되어 체외로 배출된다.

과음하면 혼수 상태에 빠질 수 있다. 유수종 교수에 따르면, 이런 일은 알코올 분해가 제대로 진행되지 않아서 발생한다. 알코올이 중추신경계(뇌, 척수)를 억제한 탓이다. 예컨대 에틸알코올이 GABA 수용체라는 억제성 신경전달물질을 활성화하면, 신경의 흥분이 줄어들어 신경세포가 덜 활동하게 된다. 그러면 졸리고, 균형 감각이 떨어진다. 과음하면 나타나는 익숙한 증상이다.

알코올 1단계 분해의 산물인 아세트알데히드는 독성 물질이다. 세계보건기구WHO 산하의 국제암연구소IARC는 2007년 아세트알데히드를 1군Group 1 발암물질로 분류했다. 1군 발암물질은 사람에게 암을 유발할 수 있다는 증거가 충분한 물질을 말한다. 흔히 1급 발암물질이라고 하나, 이는 잘못된 표현이다. 1급이 아니고, 1군 발암물질이다. 술은 사람에게 독이나 다름없다.

시중의 숙취해소제에는 알코올 분해효소가 들어 있을까? 컨디션, 모닝케어가 내가 한때 아침에 찾았던 숙취해소제다. 유수종 교수는 내가 잘못 알고 있다고 했다. "숙취를 깨기 위해 우리는 오래전부터 꿀물을 마셔왔다. 꿀물에는 당과 물이 많다. 꿀물을 마시면 2가지 성분이 추가로 공급되므로 숙취 해소 효과가 있다. 술을 마시면 몸은 알코올 분해를 위해 에너지와 수분을 끌어당긴다. 이미 갖고 있는 걸 다 투입하고도 녹다운되어 있는 게 숙취 상태다. 탈수 증세도 있고, 에너지도 부족하다. 숙취 때 갈증이 나는 이유가 이 때문이다. 숙취 해소 음료들에는 물과 당 성분이 많이 들어 있다. 알코올 분해효소가 들어 있는 건 아니다. 숙취 음료는 비싼 꿀물이라고 생각하면 된다."

비싼 꿀물? 웃음이 나온다. 숙취해소제를 사서 마시는 대신, 집에서 꿀물 타먹으면 충분했구나 싶다. 그럼, 술을 잘 마시는 사람과 못 마시는 사람의 차이는 어디에서 나는 걸까? 알코올 분해효소, 즉 ADH와 ALDH 생산 능력에 달려 있다. 유 교수는 "효소를 생산하는 유전자 변이로 인해 어떤 사람은 알코올을 더 빠르게 분해하고 배출할 수 있다. 이런 사람은 술을 잘 마시는 경향이 있다"라고 말했다. 태어날 때부터 우수한 분해효소를 장착한 사람이 있다는 거다. 알코올 분해효소 결핍증이라는 게 있다. 한국인이나 일본인 같은 동아시아인에 많다. 이때 부족한 분해효소는 특히 ALDH2(알데히드 탈수소효소 2형)다. 이것이 부족하면 알코올 분해 1단계 산물이자, 숙취를 일으키는 독성 물질인 아세트알데히드를 분해하지 못한다.

유수종 교수는 "ALDH2 결핍은 아시아인에게 많은 피부 홍조 증후군을 일으킨다. 술을 마시면 얼굴이 쉽게 붉어지고 맥박이 빨라지며, 메스꺼움이 생긴다"라고 말했다. 동아시아인 35~40%는 알코올 분해효소 결핍증을 갖고 있다. 서양인 중에는 이런 사람이 7%밖에 안 된다.

왜 동양인은 ALDH2 효소가 없어서 얼굴이 붉어지고 술 해독 능력이 약할까? 유 교수는 "동양인에 알코올 분해효소 결핍증이 왜 많은지는 아직 밝혀지지 않았다. 관련 연구 대부분을 서양 학자가 해왔고, 그들은 서양인에 대해 연구를 진행하기 때문이다. 서양인에

알코올 분해효소 결핍증이 많지 않아서 그에 관한 연구가 별로 없다"라고 말했다.

특출하게 술을 잘 마시는 사람이 있다. 간이 남달라서 '특수간'이라고 불린다. 나는 이런 사람들을 가끔 봤다. 나도 술을 잘 마시는 편이었으나, 이런 사람들은 체급이 다르다. 위스키를 물처럼 마신다. 이들은 ADH와 ALDH2 효소 중에서도 알코올 분해 능력이 특히 좋은 유전자들을 장착한 듯하다. 두 효소 중에서도, 2단계 분해효소인 ALDH2에 관한 연구가 많이 눈에 띈다. ALDH2 효소는 간세포의 미토콘드리아에 있다. 미토콘드리아는 세포 안에 있는 소기관이다. ALDH2에서도 알코올 분해 능력이 좋은 건 1형(ALDH2*1, 다른 말로는 G형이라고 한다)이고, 분해 능력이 떨어지는 건 2형(ALDH2*2, A형이라고도 한다)이다. 1형, 즉 G형은 ALDH2 유전자의 특정 위치(761지점)에 있는 유전자 문자(염기)가 G(구아닌)이고, ALDH2형은 같은 위치에 있는 유전자 문자가 A(아데닌)다.

우리는 아버지와 어머니로부터 각각의 유전자를 한 개씩 받아, 두 개 한 쌍을 갖고 있다. ALDH2 유전자도 아버지로부터 받은 한 개, 어머니에게서 받은 한 개 이렇게 두 개를 갖고 있다. 부모 두 사람이 GA형, GA형이라고 하면, 이들이 각각 자녀에게 줄 수 있는 유전자는 G형 혹은 A형이다. 그러므로 자식이 가질 수 있는 ALDH2 유전자 한 세트는 GG형, GA형, AA형이라는 3가지 조합 중 하나다. 다른 조합보다도 GG형이 술 분해 능력이 가장 뛰어나다. 그다음으로 술 분해 능력이 뛰어난 것이 GA형이고, 다음은 AA형이다. 당신이 술고래라면 GG형, 못 마신다면 AA형일 수 있다. 한국인 가운데는 GA형과 AA형이 많다. 국립보건원 2021년 자료에 따르면,[1] GA형 혹은 AA형인 사람이 분석 대상자(약 8만 명)의 29.1%였다. 나는 어느 정도 술을 마시니 AA형은 아니고, GA형인 듯하다. 이제는 술을 거의 마시지 않지만, 지금도 내가 어느 유전자형인지 궁금하기는 하다.

알코올 2단계 분해 중 1단계 분해 작업을 하는 유전자인 ADH도 몇 개 유형이 있다. 어떤 ADH 효소를 생산하는 유전자를 갖고 있느냐에 따라 알코올(에탄올)을 아세트알데히드로 분해하는 속도가 달라진다. ADH에는 ADH1A, ADH1B와 같은 종류가 있는데, 이 중에서는 ADH1A가 ADH1B보다 분해 능력이 뛰어나다는 연구들이 있다. 지금까지 공부한 걸 종합해보면, 1단계 분해효소로는 ADH1, 2단계 분해효소로는 ALDH2*2, 즉 GG형을 갖고 있다면 술 분해 능력이 탁월한 '특수간'이라고 할 수 있다.

유수종 교수에 따르면, 간은 하루 약 50g의 단백질을 합성한다. 간세포가 합성하는 대표적인 단백질이 알부민이다. 알부민은 하루에 약 12g 만들어진다. 간의 1일 단백질 생산 총량의 25%쯤이다. 알부민은 핏속에 있는 단백질 중에서 가장 많은 양을 차지한다. 알부민의 기능 중 하나는 '택배' 역할이다. 지방산, 담즙산과 같은 물질을 몸 안의 필요한 곳으로 운반한다. 음식 속에 있는 지방은 체내로 들어가면 장에서 소화되어 지방산으로 바뀌는데, 지방산을 장에서 간으로 배달하는 것이 알부민이다.

담즙산은 간에서 합성하고, 지방 소화를 돕는 데 사용된다. 간이 생산해 쓸개에 보관하다가 지방이 몸에 들어왔다는 신호를 받으면 담도를 타고 내려가 십이지장으로 배출된다. 지방을 소화시키는 대표적인 효소는 췌장이 생산하는 췌장 리파아제다. 그런데 지방은 물에 녹지 않으므로 소화를 위해서는 리파아제 외에, 담즙산이 필요하다. 췌장 리파아제와 담즙산이 협력해서 지방을 소화한다. 이 작업이 진행되는 곳이 작은창자다. 담즙산은 사용된 후에는 재활용된다. 작은창자의 끝에서 재흡수되고, 이를 간으로 다시 운반하는 게 알부민이다.

알부민 주사라는 게 있다. 몸이 피로로 지치면 나의 할머니, 어머니는 병원에 가서 알부민 주사를 맞았다. 그게 떠올라서 유 교수에게 물었더니 "알부민 주사를 무작정 맞으면 안 된다"라고 했다. 간 기능이 떨어져 있다면 그 원인을 알아서 개선하려고 해야지, 알부민이 부족하니 채워준다는 식은 안 된다고 했다. 그럼에도 시중 신문에 요즘도 알부민 광고가 대문짝만 하게 나온다. '기력이 쇠하십니까? 늘 피곤합니까? 알부민 부족 아닐까요?'라는 전면광고를 쉽게 볼 수 있다. 의사의 말과 제약업체 마케팅 사이에 큰 간극이 있다.

사람 몸은 지방을 직접 합성하지 못한다. 외부에서 들어온 영양분을 지방 형태로 바꿔 몸에 저장한다. 유 교수는 "몸의 주요 장기 중에 지방을 장기 자체에 쌓아두는 건 간밖에 없다"라고 말했다. 인체에 지방을 보관하는 건 피하, 내장, 간 세 곳이다. 피하, 즉 피부 아래에 있는 지방은 피하지방이고, 내장에 있는 지방은 내장지방이다. 피하지방과 내장지방은 복부 비만의 2가지 형태다. 여자는 피하지

방이, 남자는 내장지방이 많다.

간 질환과 인간의 싸움은 어느 단계에 있을까? 유수종 교수는 나의 질문에 대해 "승기를 잡았다고 말하기는 좀 어렵지만, 거의 잡았다"라며 "간 질환의 대부분을 차지하는 건 B형 간염과 C형 간염인데, C형 간염은 완치제가 있고, B형 간염은 완치는 못 시켜도 평생 약을 잘 먹으면 억제시킬 수 있다"라고 말했다. 그는 이어 "간암도 전에는 치료제가 소라페닙이라는 약 하나밖에 없었는데, 최근에 면역항암제와 표적치료제가 나오면서 많이 좋아졌다"라고 말했다. 유 교수 말을 들으니, 간암은 피할 수 있겠다 싶다.

간암의 발병 원인,
간염

진주에 있는 경상국립대병원에 약속 시간보다 조금 일찍 도착했다. 간염에 관해 묻기 위해 소화기내과 조현진 교수를 만나러 갔다. 조 교수를 곧장 만날 수 있을까 해서 홍보팀을 통해 연락했다. 조 교수는 "내시경 시술을 하고 있으나, 예정대로 2시에 보자"라고 전했다. 약속 시간이 되기를 기다리다가, 본관 2층 소화기내과 외래 진료실로 갔다. 조 교수가 문을 열고 들어오면서 "응급 간경변증 환자를 보고 왔다. 위 정맥류 출혈이 와서 지혈하고 안정화 조치를 했다"라고 말했다. 조 교수는 말이 빠르고 열정적이었다.

응급실로 온 50대 남성 간경변 환자는 위에 대량 출혈이 와서 응급실로 실려왔다. 간으로 들어가는 큰 정맥 중 하나가 문맥이고, 문맥을 통해 간으로 피가 들어간다. 간이 딱딱해지면 간으로 피가 못 들어간다. 그러면 몸은 우회로를 만들게 되고, 문맥으로 온 피가 간 주변 모세혈관으로 흘러간다. 간 바로 옆의 식도와 위로 피가 많이 가는데, 위의 모세혈관이 지나치게 확장되는 것이 '위 정맥류'이고, 위 정맥류가 터지면 위에서 피가 분출한다. 긴급 상황이다. 빨리 조치하지 않으면 출혈 과다로 숨질 수 있다. 조현진 교수는 "식도에서 정맥류 출혈이 일어나면 밴드로 묶어주면 된다. 위에서 생긴 정맥

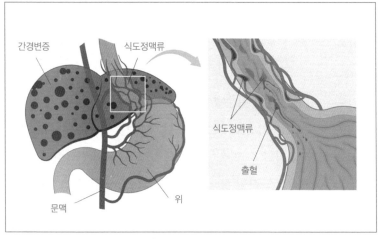

〔그림 6-2〕 간경변증이 있을 때는 간문맥에서 간으로 들어가야 할 혈액이 제대로 유입되지 못한다. 간이 딱딱해졌기 때문이다. 그러면 간 바로 옆에 있는 위와 식도에 있는 모세혈관으로 피가 몰린다. 이들 혈관이 비정상적으로 부풀어 오른다. 이것이 위에 오면 위 정맥류이고, 식도에 오면 식도 정맥류다. 정맥류는 혈관벽이 약하다. 터지면 피가 분출한다.

류 출혈은 정맥류 크기가 커서 밴드로 결찰할 수 없다. 위내시경 내부로 도관을 넣어 혈관에 주사침을 찌르고, 혈관경화물질(히스토아크릴)을 넣는다. 출혈 부위에 집어넣으면 굳으면서 지혈된다"라고 했다. 조 교수는 "경상국립대병원은 서부경남의 유일한 대학병원이다. 환자가 많다. 거의 매일 (간 질환으로 인한) 정맥류 출혈 환자가 있다"라고 말했다.

간암의 주요 원인인 간염 환자에 대해서도 물었다. 조현진 교수는 "다양한 간염 환자를 보고 있다. 위중한 환자도 꽤 본다"라고 말했다. 간염의 원인은 바이러스 감염과 그 밖의 경우로 나눠볼 수 있다. 간염 바이러스에는 B형, C형, A형이 있다. B형과 C형 간염은 혈액이나 체액을 통해 감염되고, A형 간염은 대변-구강 경로로 바이러스가 침투한 게 원인이다. 바이러스 감염이 아닌 경우에는 술을 마셔서 간에 염증이 생긴 알코올성 간염과, 비만, 당뇨와 관련된 비알코올성 지방간염이 있다. 조 교수는 "간염을 만성 환자와 급성 환자로 나눌 수 있다. 급성 환자는 많지 않다. 만성 간염까지 포함하면 전체 간염 환자 중에서 B형 간염이 압도적으로 많다. 다음이 C형 감염 환자다"라고 말했다.

대한간학회 웹사이트에는 B형 간염이 한국인 간염의 70%를 차지한다고 나와 있다. B형 간염은 신생아 때 어머니로부터 감염되는 경우가 많다. 어머니가 B형 간염 바이러스 보균자면 아이도 감염됐다. 이를 '수직 감염' 혹은 '주산기(임신 29주~출산 1주) 감염'이라고 한다. 어머니가 감염되어 있으면 자녀는 90% 이상의 확률로 만성 B형 간염에 걸린다. B형 간염은 B형 간염표면항원HBsAg 검사로 진단한다. B형 간염 바이러스의 표면에 있는 특정 단백질HBs이 그 사람 핏속에 얼마나 돌아다니는지를 확인하는 거다. B형 간염 바이러스를 많이 갖고 있으면 바이러스 표면 항원 조각들이 핏속에 돌아다닌다. B형 간염 바이러스 표면 항원이 혈액 검사에서 6개월 이상 계속 검출되면, 만성 B형 간염으로 진단한다. 혈청 HBV DNA 검사도 있다. 이는 B형 간염 바이러스의 유전물질DNA이 혈액 속에 있는지 샅샅이 훑어보는 것이다. 바이러스가 얼마나 많은지 증식 정도를 직접 측정하므로, B형 간염 환자의 진단, 치료, 경과 관찰에 이용한다.

만성 C형 간염 바이러스HCV 감염은 HCV 항체검사로 진단한다, 항체검사에서 양성이 나오면 이를 확진하기 위한 검사를 또 한다. 확진검사에는 HCV RNA 검사가 있다. 핏속에 들어 있는 C형 바이러스의 RNA를 직접 검출한다. 이 역시 6개월 이상 계속해서 혈액에서 검출되면 만성 C형 간염으로 진단한다. B형 간염은 DNA 검사를 한다고 했는데, C형 간염은 RNA 검사를 한다고 해서 의아했다. 알고 보니 B형 간염 바이러스는 DNA 바이러스이고, C형 간염 바이러스는 RNA 바이러스이기 때문이었다. 두 바이러스를 이루는 유전체 genome가 DNA와 RNA로 다르기에, 정체를 파악하기 위한 검사법이 다른 것이다. 참고로, 우리가 호되게 당한 코로나19 바이러스는 RNA 바이러스이고, 유전체는 한 가닥의 RNA로 되어 있다.

국가는 신생아에 대한 B형 간염 백신을 무료로 제공한다. 한국은 수직 감염이 많았으나 2002년부터 B형 간염 주산기 감염 예방사업을 시작했고, 이후 감염이 크게 줄었다. B형 간염에 감염된 임신부에게 항바이러스제를 투여하면 수직 감염을 거의 예방할 수 있다. 임신 24~32주부터 출산 후 2~12주까지 테노포비르(상품명 비리어드)를 먹으면 된다.

궁금한 점이 있었다. B형 간염은 감염 예방을 위한 백신은 있으나, 감염 후 완치를 노리는 치료제는 없다. B형 간염 바이러스 증식을 억제하는 치료제만 있다. 왜 그럴까? 이에 대해 조현진 교수는 "B형 간염에 감염되면 대부분 장기간 매일 약을 먹어야 한다"라고 말했다. 바이러스 증식을 억제하는 치료제만 있고, 완치제는 왜 개발되지 못한 것일까? 조 교수는 "메커니즘이 복잡하다. 내가 설명하는 건 괜찮은데, 독자에게 어떻게 전달하려고 하느냐"라는 반응을 보였다. 시중에 나와 있는 정보를 재생산하는 게 아니라, 새로운 정보를 사람들에게 전달하고 싶다며, 설명을 해달라고 했다.

"B형 간염 바이러스는 간세포 내에서 여러 단계를 거쳐 바이러스를 대량 복제한다. 간세포막에 있는 단백질 HSPG, NTCP과 결합하여 간세포 안으로 들어간다. 안으로 들어가면 겉옷을 벗고 속옷도 벗는다. 속옷 안에는 유전정보를 가진 DNA 사슬이 들어 있다. DNA 사슬은 이후 세포핵으로 이동한다. 세포핵 안으로 들어가면 2중 나선이던 DNA 가닥이 고리 형태인 cccDNA로 바뀐다. 이후 cccDNA는 자신을 주형으로 삼아 B형 간염 바이러스를 복제한다. 그리고 복제한 클론들을 밖으로 내보낸다. 이것이 B형 간염 바이러스가 인체에 침투해 감염을 일으키는 과정, 즉 생활사다. 문제는 세포핵에 들어간 cccDNA인데, 이걸 제거하기가 어렵다."

B형 간염 바이러스는 코로나19 바이러스와 다른 점이 있다. 코로나19 바이러스는 자신이 침입해 들어간 숙주세포를 1회용품으로 쓰고 버린다. 즉 숙주세포를 죽이고 나간다. 그런데 B형 간염 바이러스는 숙주세포를 죽이지 않고 영원히 노예로 부린다. 간세포 안에 자리를 잡고 계속해서 간세포를 클론 복제 공장으로 돌린다. 이로 인해 B형 감염이 지속되고 만성 감염 상태로 진행된다.

한국에서는 1993년 B형 간염 치료제로 인터페론 알파가 허가받았고, 1998년에는 경구용 항바이러스제인 라미부딘이 허가받았다. 이후에도 아데포비어, 텔비부딘 등 다양한 약들이 나왔다. B형 간염 치료제는 하루 한 알을 매일 평생 먹어야 한다. 요즘 많이 쓰는 치료제는 엔테카비르와 테노포비르다. 최근에 나온 약 베믈리디는 2017년에 시판이 허용되었다.

C형 간염에는
예방백신이 없다

1989년 C형 간염 바이러스를 발견한 영국 출신의 바이러스 학자 마이클 호턴Michael Houghton(캐나다 앨버타대학교 교수)은 2020년 노벨 생리의학상을 받았다. B형 간염 바이러스가 1965년, A형 간염 바이러스가 1973년에 발견된 것보다 시기적으로 늦었다. B형 간염 바이러스 발견자는 바루크 블럼버그Baruch Blumberg(수상 당시 미국 필라델피아대학교 교수)이고, 1976년에 노벨생리의학상을 받았다. A형 간염 바이러스 발견자는 미국인 스티븐 M. 파인스톤Stephen M. Feinstone 이다. 새로운 것을 발견한 사람들이 누군지 찾아보고 이름을 불러주는 것이 그들에 대한 감사 표시라고 생각한다.

C형 간염 바이러스에 감염되어도 우리는 대부분 무증상으로 모르고 지낸다. 그러다가 만성 간염, 간경변, 간암으로 뒤늦게 발전하는 경우가 많다. 다행히도 좋은 치료제가 있다. 과거에 사용하던 인터페론 약제는 부작용이 있고 완치율이 낮았으나, 2014년 C형 간염 바이러스를 직접 공격하는 DAADirect Acting Antivira(직접 작용형 항바이러스제) 제제가 나왔다. 완치율이 90~95% 이상이니, 대단히 높다. 약을 8~12주 먹으면 된다. C형 간염 바이러스는 1형에서부터 6형까지 있다. 한국인은 1형과 2형이 대부분이다. 약은 매우 많다. 최근에는 마비렛, 엡클루사와 같이 1형에서 6형까지 모두 공략하는 범유전자형 경구 항바이러스제를 많이 쓴다. A형 간염과 B형 간염은 예방백신이 있으나, C형 간염에는 예방백신이 없다. 조 교수는 예방백신이 없는 이유에 대해 "C형 간염 바이러스는 증식을 시작하면 유전자 복제 시 다양한 돌연변이가 발생한다. 이로 인해 백신이 공격할 표적 항원을 정하기가 어렵다. 또한 바이러스가 백신 유도 면역반응을 회피할 수 있어 백신 개발에 어려움이 있다"라고 말했다.

A형 간염 바이러스는 대변-구강 경로로 침투한다. A형 간염 바

간염의 종류에 따른 백신과 치료제 존재 여부와 감염 경로

	A형 간염 바이러스	B형 간염 바이러스	C형 간염 바이러스
예방백신 존재 여부	○	○	×
치료제 존재 여부	×	×	○
감염 경로	대변-구강	수직 감염	혈액 감염

이러스에 오염된 음식이나 물 섭취, A형 간염 환자와의 접촉에 의해 감염된다. 조 교수는 "부모 세대는 어릴 때 감염되었고, 그 결과 A형 간염 항체를 대부분 갖고 있다. 한국의 50대 이상은 면역항체를 갖고 있다"라고 말했다. 문제는 현재 20~30대다. 이들은 위생 상태가 개선된 환경에서 성장했기에 A형 간염에 걸리지 않았고, 따라서 항체를 갖고 있지 않다. 40세 이하 성인의 A형 간염 항체 보유율은 10~20%에 불과하다. 국가가 제공하는 필수 예방접종에서도 어린이와는 달리 이들 연령대는 제외되어 있다. 조 교수는 "20대~30대는 본인이 A형 간염 백신을 챙겨서 맞아야 한다"라고 말했다. A형 간염 대유행이 한국에서 10년 주기로 두 번 있었다. 최근의 대유행은 2009년과 2019년이다. 2019년에는 1만 7,000명이 발병했다. 감염 경로는 바이러스에 오염된 조개젓이었다. A형 간염은 어려서 앓으면 무증상이거나 감기와 비슷한 증상이지만, 성인에서는 황달, 발열 증상이 나타날 수 있다.

술을 많이 마시는 사람이 걸릴 수 있는 게 알코올성 간염이다. 조현진 교수는 "알코올성 간염 환자는 협조가 잘 안 되는 경우가 대부분"이라고 말했다. 병원에 잘 안 오기에, 응급 상황이 되어서야 응급실에 실려오는 경우가 대부분이다. 피를 토하거나 황달이 오거나, 복수가 차서 온다. 알코올성 간염 환자는 술을 끊어야 한다. 비알코올성 지방간염은 술을 마시지 않거나 소량을 마시는데도 간에 지방이 많이 끼어 있는 질환이다. 간에 지방이 쌓이면 지방간이 될 수 있다. 조 교수는 "세계적으로 비알코올성 지방간이 이슈다"라고 말했다. 다들 먹고 살 만하기에 많이 먹고 있고, 그로 인해 비만 인구가 급증하고 있기 때문이다. 제약회사들이 비알코올성 지방간염을 치료하는 약물을 찾고 있으나, 효과적인 약제는 부족하다.

여성호르몬이 간암으로부터
여성을 보호한다

분당서울대병원 소화기내과 최광현 교수는 "남자 간암 환자가 여자에 비해 3.5배 많다"라고 말했다. 최 교수는 "연간 간암 환자가 약 1만 2,000명 생기는데, 이 중 남자가 70~80%다"라며 남자가 많이 걸리는 이유는 2가지를 생각할 수 있다고 했다. 우선, 남자가 여자보다 술을 많이 마셔 간 기능이 저하되기 때문이다. 또한 여성호르몬인 에스트로겐이 간암으로부터 여성을 보호하는 것으로 추정된다. 최광현 교수는 "기전이 명확히 밝혀지지는 않았으나, 여성호르몬 가설이 자주 거론되고 있다"라며 "그런 만큼 간암에서는 남자라는 성

자체가 위험인자"라고 말했다. 내가 나중에 자료를 찾아보니, "에스트로겐 호르몬은 유방암과 난소암을 일으키는 것으로 잘 알려져 있는데, 간에서는 반대 효과를 갖는다. 암으로부터 보호해준다"는 글이 보인다.[2] "간세포암에서 에스트로겐의 역할: 염증이 핵심인가?"와 같은 논문도 있다.[3]

간암은 다른 암에 비해 발생과 관련된 위험인자가 잘 알려져 있다. 2014년 대한간암학회 자료에 따르면 간암 환자의 72%가 B형 간염 바이러스, 12%가 C형 간염 바이러스의 영향을 받았고, 9%가 알코올, 4%가 기타 원인과 연관이 있었다.[4] 최근에는 B형 바이러스에 의한 발병은 줄어들어 60%다. 반면 알코올성 지방간과 비알코올성 지방간에 의한 간암은 늘어나고 있다.

예전에 비해 간암 발생 건수는 줄어드는 추세다. 이는 1982년에 B형 간염 바이러스 예방접종을 시작한 덕분이다. B형 간염 바이러스 보균자가 국민의 6~7%였으나, 지금은 2%다. 특히 20대 미만은 감염률이 0.1%다. 보균자가 줄어들었으나, 그게 생각만큼은 간암 환자 감소로 이어지지 않았다. 40대 후반, 50대 초반이 간암이 잘 생기는 호발好發 연령이다. 간염 백신을 맞은 세대는 1990년생을 전후한 연령대부터다. 이들이 30대 중반 아래여서 아직 간암 호발 연령에 도달하지 않았다. 이들보다 나이가 많은 세대는 B형 간염 백신을 맞은 사람이 상대적으로 적고, 간암에 여전히 노출되어 있다.

현재 국가는 40대 이상 B형 및 C형 간염 바이러스 보균자에 대해 간암 검진을 위한 복부초음파 검사를 6개월마다 해준다. 최광현 교수는 "국가 간암 검진에서 암을 발견하는 경우가 많기에, 환자 대부분의 컨디션은 (자각 증상이 없고) 괜찮다"라고 말했다. 간암에 걸려도 보통은 증상이 없다. 증상이 있어도 입맛이 없거나, 체중이 좀 빠지거나, 기운이 없는 정도다. 황달이 있거나, 복수가 차는 것은 간경화를 동반한 간암 말기에 해당한다. 최광현 교수가 말하는 조기 검진이란 초음파 검사이고, 이때 사람들은 "간에 결절이 보이네요"라는 얘기를 듣는다. 그리고 정확한 진단을 위해 다시 의사를 찾아간다. 최 교수는 "B형 간염, C형 간염 또는 간경변증이 없는 환자의 간을 초음파로 봤을 때 뭔가 있다 해도 암이 아닌 경우가 99%"라고 말했다.

간암은 특별한 증상이 없으므로 검진이 중요하다. 최광현 교수는 "B형 간염 국가 검진 수검률이 높지 않다. 수검률이 대상자 중 73%에 그친다"라고 말했다. 그가 "B형 간염 바이러스를 갖고 있다"라고 말해주면, "알고 있다"라고 심드렁하게 대꾸하는 환자들이 많다. 6개월마다 국가 검진을 받으면서 관리해야 하는데, 보균자는 괜찮다고 생각해서 일반 검진처럼 2년마다 받기도 한다. 최 교수는 국가가 B형 간염 바이러스 보균자를 대상으로 국가 검진의 중요성 홍보를 좀 더 해야 한다고 생각한다. 한국인 B형 간염 환자의 사망 원인을 보면 60% 가까이가 간암이다.

B형 간염 바이러스 보균자는 왜 6개월마다 국가 검진을 받아야 하는 걸까? 최광현 교수는 "간암이 빨리 진행하기 때문이다"라며 다음과 같이 설명했다. "암 검진 간격을 결정하는 건 특정 암이 자라는

속도다. 두 배 크기로 자라는 시간을 고려한다. 연구마다 다르긴 한데 평균적으로 간암은 석 달이면 두 배로 커진다. 6개월이 지나면 4배가 될 수 있다. 위암, 대장암과 같이 천천히 커지는 암과 다르다. 간암은 진행이 빠르다 보니 6개월에 한 번씩 검사해도 안심할 수 없다. 20~30%는 그렇게 하더라도 수술할 수 없을 정도로 진행돼 있다. 간 초음파 진단 자체가 일정한 한계가 있으니, 그럴 수 있다. 최소 6개월마다 검진받는 것이 중요하다."

간암(간세포암)은 암의 진행 단계를 나타나는 병기로 BCLC(바르셀로나) 병기를 사용한다. 0기, A기, B기, C기, D기로 나눈다. 다른 암의 병기는 암이 얼마나 퍼졌느냐만 보지만, 간암은 암의 퍼진 정도 외에 간 기능을 본다. 다른 암과 비교하면, 'BCLC 0기'는 1기, 'BCLC A기'는 2기, 'BCLC B기'는 3기, 'BCLC C기'는 4기, 'BCLC D기'는 말기에 해당한다. 'BCLC 0기'는 간 기능이 괜찮고, 암 덩어리가 한 개이고, 크기가 2cm 미만인 경우다. 'A기'는 암 덩어리가 한 개이나 크기가 2cm 이상인 경우, 혹은 암 덩어리가 3개 이하이면서 각 암 덩어리 크기가 3cm 이하인 경우다. 'B기'는 3cm 크기의 암종이 여러 개이고, 그럼에도 다른 장기로 전이는 없는 경우를 가리킨다. 'C기'는 암이 문맥과 같은 간 혈관에 침범하지 않았거나 전이가 없는 경우다. 'D기'는 간 기능이 나쁘고 전신 상태가 좋지 않아서 간암 치료가 어렵다.

간암 치료는 여러 진료과가 참여해서 진행한다. 앞에서 언급했듯이 다학제 진료는 병원의 다른 과 의사들이 같이 의논해서 치료 방향을 정하는 진료다. 간암 환자는 수술을 먼저 고려한다. 0기와 A기 환자 대부분이 대상으로, 절제술은 간담췌외과 의사가 한다. 수술하기에는 환자 상태가 안 좋거나 나이가 많다거나, 간을 자르기에는 남는 부분이 작다든지 하는 경우가 있다. 이때에는 고주파소작술과 같은 국소 치료술을 시도한다. 고주파소작술은 영상의학과 또는 내과 의사가 하며, 간암 덩어리에 바늘을 꽂고 전기로 태운다. 암 덩어리 크기가 3cm를 넘거나 3개 이상이면 권하지 않는다. 고주파소작술의 단점을 일부 보완한 초단파소작술이나 냉동치료술을 하기도 한다.

BCLC B기 환자의 경우 경동맥화학색전술 치료를 많이 한다. 간암은 간동맥을 통해 혈액 공급을 받아 소비한다. 항암제가 섞인 스폰지 같은 물질을 집어넣어 간동맥을 막으면(색전) 암 증식을 통제할 수 있다. 최 교수는 "색전술은 간암에만 하는 특별한 치료"라고 말했다. 경동맥화학색전술도 영상의학과 교수가 집도한다.

최광현 교수와 같은 소화기내과 의사는 간암에서 어떤 역할을 할까? 최 교수는 "내과 의사는 치료 방향 결정을 조율해주는 일을 주로 한다"라며 "또한 시술 후 생기는 합병증을 치료하고, 치료 후 간암 재발 여부를 관리한다"라고 말했다.

항암화학요법은 일반적으로 C기 환자를 대상으로 한다. 간암의 약물 치료는 소화기내과 또는 종양내과에서 한다. 최광현 교수는 "간 기능을 세심하게 관리하면서 치료해야 하는 환자는 소화기내과에서 더 잘 볼 수 있어서 직접 담당하는 경향이 있다"라고 말했다. 간암에서는 다른 종양과 달리 세포독성항암제가 아니라 표적치료제와 면역항암제가 치료 근간을 이룬다. 최광현 교수는 "과거에는 C기 암 환자가 진단 후 치료받지 않을 경우 평균 3~5개월 살았다면 요즘은 치료하면 평균 1~1.5년은 산다"라고 말했다. 이러한 치료 방법의 발전으로 전체 간암의 5년 평균 생존율이 10년 전 20%에서 38%로 올라갔다. 최광현 교수는 간암과의 싸움에 대해 "예후는 좋지 않은 편이지만, 5~6년 전부터 간암 정복을 위한 의미 있고 중요한 변화가 시작됐다"라고 평가했다.

간암 치료제 연구의
현재와 미래

김홍식 충북대병원 교수(혈액종양내과)는 "간암 치료제 연구가 활발하다"라고 말했다. 그는 "과거에는 간암 치료제가 없었으나 새로운 약제 개발이 요즘 대단히 활발하고, 더 많은 치료제가 나올 것으로 기대한다"라고 말했다. 그는 "간암을 약으로 치료하기가 어려워 그간 혈액종양내과에는 간암을 전문으로 보는 의사가 적었다. 하지만 효과가 개선된 간암 약이 나오면서 간암을 전문으로 보는 의사들이 늘어나고 있다"라고 말했다. 대한종양내과학회의 간암 분과 소속 의사들은 젊다. 간암을 약으로 치료하는 분야가 비교적 새로운 분야이듯이, 간암을 연구하는 의사도 젊다. 김 교수도 30대의 젊은 의사다.

많은 항암제가 다른 암에서 효과를 보였으나 간암에서는 효과를 못 보기도 했다. 세포독성항암제도 간암에서는 실적이 없었다. 2007년 소라페닙(제품명 넥사바)이라는 표적치료제가 나와, 간세포암에서 처음으로 효과를 보였다. 소라페닙은 콩팥암 치료제로 2005년 미국 FDA 승인을 받은 데 이어 간암 약으로 적응증이 확대됐다. 소라페닙을 투여한 간암 환자의 평균 생존 기한이 7개월에서 1년 정도로 늘어나 수명이 3~4개월 연장됐다. 소라페닙은 간세포암 환자의 생존기간을 늘리는 데 처음으로 성공한 약이었으나, 치료를 받지 않는 사람이 많았다. 수명 연장 기간이 얼마 안 되고, 부작용이 심했기 때문이다. 부작용이 심한 건 소라페닙이 한 가지 과녁이 아니라, 여러 과녁을 겨냥하기 때문이다. 김홍식 교수는 "타깃을 한 가지로 하면 그것과 관련된 부작용만 생긴다. 간에서 사용하는 표적치료제는 VEGF, RAS, RAF, FGFR과 같은 여러 타깃을 대상으로 하기에 부작용도 많다"라고 설명했다. VEGF는 혈관을 만들어내는 데 작용하는 혈관내피 성장인자다.

의사들은 독일 바이엘이 출시한 소라페닙을 10년 정도 사용했다. 이후 2018년 일본 제약업체 에자이가 '렌바티닙(제품명 렌비마)'이라는 다른 표적치료제를 내놨다. 많은 타깃을 겨냥하는 점에서는 소라페닙과 같으나, 부작용이 적다는 면에서는 뛰어났다. 김홍식 교수는 "소라페닙은 종양 크기가 30% 이상 줄어드는 효과를 보인 사람이 10명 중 한 명이나, 렌바티닙은 10명 중 2명에 대해 효과가 있었다"라고 말했다. 5년 생존율은 렌바티닙이나 소라페닙이 비슷했다.

2016년에 폐암 치료제로 미국 FDA가 승인한 면역항암제 아테졸리주맙이 있다. 이 단클론항체 면역항암제는 면역세포인 T세포를 활성화해서 T세포가 암세포를 공격할 수 있도록 한다. 아테졸리주맙이 T세포를 활성화하는 방법은, 암세포 표면에 있는 PD-L1 단백질에 결합하는 것이다. 그렇게 해서 암세포가 T세포에 결합하지 못하게 한다. T세포 활성화를 암세포가 막지 못하니, T세포가 암세포를 공격할 수 있다. 폐암 약으로 나온 아테졸리주맙이 간암에도 효과가 있는지 테스트해봤으나, 기대에 부응하지 못했다.

김홍식 교수는 "2010년대에 간암을 단일 약물로 공략하려던 단독 요법 개발 시도는 모두 실패했다. 그런데 아테졸리주맙과 베바시주맙이라는 표적치료제를 같이 사용해보니, 간암에 상당한 효과가 있는 것으로 드러났다. 2020년이었다"라고 말했다. 미국 FDA가 간세포암 1차 치료제로 두 약을 같이 사용하는 병용요법을 승인하면서, 진행성 간암 환자 10명 중 5명의 평균 생존 기간이 19개월로 늘어났다. 종양 크기가 30% 이상 줄어드는 환자 비율이 10명 중 3명이다. 김 교수는 "종양 크기가 줄어드는 사람은 더 오래 산다. 장기 생존자가 생겼다"라고 말했다. 이때 '장기 생존'이란 2년, 3년 이상이다. 부작용도 거의 없다.

베바시주맙의 단점은 출혈 위험이 높다는 것이다. 간암 환자는 간이 딱딱해져 있다. 정맥류가 많이 생긴다. 간이 딱딱해지면서 혈액이 간으로 들어가지 못해 우회로가 형성되는데, 이때 피가 몰린 식도와 위의 혈관이 굵어지는 것이 앞서 말한 정맥류다. 김 교수는 "베바시주맙을 쓰기 전에 정맥류가 터지는 일이 없도록 내시경으로 확인하고, 정맥류가 터질 경우에는 정맥류 치료를 먼저 한다"라고 말했다.

간암 치료제는 다른 암에서 효과가 확인된 약제가 대부분이다. 간암 치료제 연구는 왜 늦을까? 김홍식 교수는 "간암 연구가 어렵다"라고 말했다. 가령, 폐의 암세포는 T세포가 잘 다가갈 수 있다. 이와 달리 간세포 주변에는 섬유화된 세포가 많아 T세포가 암 덩어리 안으로 진입하지 못한다. 또한 김 교수는 "간암은 간염이 반복되면서 생기는데, 엄밀한 발생 기전은 잘 모른다. 그러니 약이 없다"라고 말했다. 간암이 생기는 여러 경로는 알려져 있다. VEGF, FGFR, RAF와 같은 경로가 그 일부다. VEGF는 혈관을 새로 만드는 데 작용하며, FGFR은 간 섬유화 진행에 작용하고, RAF는 세포 성장에 관여하는 기전이다. 이 중 주로 공략하고 있는 경로는 VEGF다. 소라페닙, 렌바티닙, 레고라페닙, 카보잔티닙, 라무시루맙이 모두 VEGF 단백질을 공략한다.

김홍식 교수는 "간암 치료를 위한 새로운 논문이 매일같이 나오고 있다. 새로운 개념의 '면역항암제+면역항암제', '면역항암제+표적치료제', '면역항암제+새로운 치료제' 병용요법이 개발되고 있다"라며 "옛날에는 뭐랄까 죽은 학문이었는데, 요즘은 간암 치료제 개발 연구가 인기가 많다. 10년만 지나면 완전히 다를 것 같다"라고 말했다.

간에는 원발암보다 다른 곳에서 온
전이암이 더 많다

　간암을 수술로 치료하는 의사에게 간암에 대해 묻기 위해 전남 화순을 찾았다. 화순전남대병원 고양석 교수(간담췌외과)는 "간 절제 수술을 1년에 150건 이상 한다"라고 말했다. 사흘에 한 건 이상이다. 고 교수는 "어제도 4건 했다. 두 건은 간암, 두 건은 간 전이암이었다"라고 말했다. 간암은 간에서 생긴 암이고, 간 전이암은 대장과 같은 데서 생긴 암이 간으로 퍼진 경우다. 그는 수술 시간에 대해 "짧으면 두 시간, 길면 5시간도 걸린다. 어제는 아침 9시 전후에 수술을 시작했고, 밤 10시 반에 수술이 끝났다"라고 말했다. 전날 수술이 많았던 이유는 예정된 수술 두 건 외에 추가로 두 건이 생겼기 때문이다. 지난주 외래로 그를 찾아온 환자는 생각보다 간세포암이 많이 진행되어 있었다. 수술 날짜가 늦어지면 수술이 불가능할 수 있다. 그는 "간세포암의 경우, 한 달 이상 수술 날짜가 밀리는 건 바람직하지 않다"라고 말했다.

　고양석 교수는 "의대생들도 헷갈려 하는데, 간암에는 간에서 생긴 암, 즉 원발암primary cancer보다 다른 곳에서 온 전이암이 더 많다"라며 "특히 대장암 환자가 많이 늘었다. 그리고 대장암 환자의 거의 반절이 간으로 암이 전이되어 있다"라고 말했다. 간에서 시작하는 암만 살펴보면 간세포암이 가장 많고, 그다음이 담관세포암이다. 간에 전이암이 많은 데는 혈액을 공급하는 간의 특징이 가장 크게 작용한다. 간은 신체의 주요 혈액을 여과하는 기관이어서, 문맥이라는 정맥을 통해 위, 장 등에서 혈액을 받아들인다. 그 과정에서 소화기에서 발생한 암세포가 간으로 이동하기가 쉽다. 대장암 세포가 간으로 많이 가는 이유는 그 때문이다.

간은 '생화학공장'이다. 알부민, 혈액응고인자(피브리노겐)와 같이 몸에 필요한 물질을 생산하고 약물, 술, 기타 독성 물질을 분해하며, 소변과 담즙(쓸개즙)으로 배출한다. 이것이 간세포가 하는 일이다. 간세포는 지방 소화액인 담즙 생산도 한다. 담즙은 담관을 통해 십이지장으로 나간다. 담즙 이동 통로인 담관을 이루는 세포가 담관세포다. 담관이 간으로 들어와 있으며, 담관을 통해 담즙은 쓸개(담낭)로 이동한다. 고양석 교수는 "간세포는 크게 보면 간세포와 담관세포로 이뤄져 있다"라고 설명했다. 그는 "수술을 기준으로 보면 10년 전에는 간에서 생긴 암, 즉 원발성 간암이 훨씬 많았다. 요즘은 전이암이 크게 늘어났다"라고 말했다.

원발성 간암과 간 전이암은 수술하는 기준이 다르다. 원발성 간암은 환자의 간이 수술을 견딜 수 있는지가 중요하다. 고 교수는 간 절제술을 집 고치기에 비유했다. 낡은 집인데, 기초가 약하면 큰 공사는 할 수 없다. 부분적으로 수리하거나 간단하게 페인트칠하고 만다. 마찬가지로 간을 보면, 수술할 수 없는 경우가 80%는 된다. 간 전이암도 간 기능을 보는 건 같으나, 이때는 특히 간에 있는 암 덩어리 개수와 위치를 본다. 그가 전날 수술한 간 전이암 환자의 경우, 간에 암 덩어리가 11개 있었다. 11개를 떼어내는 데 시간이 많이 걸렸다. 그는

"전이암은 암 덩어리를 다 뗄 수 있느냐 없느냐가 중요하다. 어떤 건 표면에 있어 떼어내기 쉽고, 어떤 건 깊은 데 있어 그렇지 않다"라고 말했다.

조기 간암이라도 간경화가 심하면
수술을 못 한다

그렇다면 수술을 할 수 없는 80%는 어떤 상태이고, 수술을 할 수 있는 20%는 어떤 상태인가? 화순전남대병원은 3차 병원이다. 이 병원을 찾아오는 환자는 1, 2차 병원에서 간암을 진단받는다. 고양석 교수는 "간암 치료법은 크게 4가지다. ① 간 이식, ② 간 절제술 ③ 고주파 열 치료 ④ 화학색전술이다"라고 말했다. 치료법은 환자 상태에 따라 정해진다. 고 교수는 4가지 치료법 중 앞 번호 치료를 받을수록 생존율이 좋다고 했다. 즉, 할 수 있으면 간 이식을 해야 하고, 그다음은 간 절제술을 해야 한다. 하지만 현실과 달리 권장 순위에서 맨 뒤에 있는 화학색전술을 받는 사람이 가장 많다. 수술 못 하는 환자의 60%는 화학색전술 항암치료를 받는다.

화학색전술은 간동맥을 통해 항암제를 직접 투여하고, 동시에 혈관을 막아 암조직으로 가는 물질 공급을 차단하는 것이 목적이다. 항암제가 섞인 물질로 간동맥을 막는다. 정상 간조직은 간동맥과 간문맥이라는 2개의 굵은 혈관을 통해 피를 공급받으나, 간암이 진행하면 간문맥보다는 간동맥을 통해 피가 간에 들어간다. 간암 조직이 새로운 혈관을 빠르게 만드는데, 이들 혈관이 주로 간동맥을 통해 영양분과 산소를 공급받는다. 그 때문에 간동맥을 차단한다.

고양석 교수는 "수술 여부를 결정할 때 종양과 간 기능, 2가지를 같이 본다"라고 말했다. 우선 환자의 간경화 유무와 그 정도를 본다. 그는 "간경변증이 있으면 절제 수술을 못 한다"라고 말했다. 암 덩어리가 2cm 크기밖에 안 되는 조기 간암일지라도 간경화가 심하면 수술을 못 한다. 반면에 암 크기가 7cm로 간의 60%를 잘라낼지라도, 간경화가 가벼우면 수술이 첫 번째 옵션이다.

간경화 정도는 무엇으로 판단할까? 간 기능을 보는 전통적인 방법은 '차일드-푸 분류'다. 핏속의 빌리루빈 수치, 혈소판 수치, 알부민 단백질 수치, 지혈 반응검사 등 5개 검사 항목 점수를 합산한다. 빌리루빈은 적혈구가 파괴되면 나오는 노란 색소다. 사람 오줌이 노란색을 띠는 건 빌리루빈 때문이다. 혈소판은 지혈 작용을 하는 물질이다. 알부민은 혈액 관에 체액이 꽉 차 있도록 삼투압을 조절하고, 지방산과 같은 물질을 운반하는 택배 기사이기도 하다. 차일드-푸 분류에 따라 간 기능 상태를 A, B, C등급으로 나눈다. A는 수술이 가능한 상태이고, B는 수술이 어려워 꺼려지는 상태이며, C는 간이 기능을 멈춘 상태로 이식을 고려해야 한다.

고양석 교수는 "수술을 할 수 있는지를 볼 때, 수치와 같은 객관적인자들 외에 더 중요한 건 환자의 의지다"라고 말했다. 우간 절제술, 좌간 절제술은 간의 오른쪽 혹은 왼쪽을 잘라내는 걸 뜻한다. 고 교

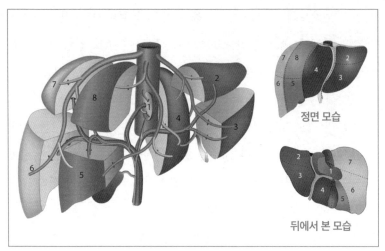

〔그림 6-3〕 간의 분절 구조. 모두 8개 분절이고, 또 이를 3개 그룹으로 구분할 수 있다. 2, 3, 4 그룹과 5, 6, 7, 8번 그룹, 그리고 1번으로 나눌 수 있다. 한 분절이 고장 나면 같은 그룹 내 다른 분절이 망가질 수 있다. 그러므로 간암 수술 때는 같은 그룹에 속하는 분절들을 잘라낸다. 분절들이 달린 줄기를 통째로 잘라내는 것이 대량 간 절제술이다.

수에 따르면, 퀴노Claude Couinaud(1922~2008)라는 프랑스 외과 의사는 간이 8개 분절로 되어 있다고 말했다. 간을 나무에 비교하면 줄기는 3개이고, 오른쪽 줄기에 2, 3, 4번 분절이 연결되어 있다. 이쪽이 오른쪽 간, 우간이다. 또 왼쪽 줄기에는 5, 6, 7, 8번 분절이 있다. 이 것이 좌간이다. 세 번째 줄기는 등 쪽으로 뻗어 있는데, 이것이 1번 분절이다.

고양석 교수는 "한 분절이 병들면 같은 줄기 내 다른 분절로 병이 옮겨갈 가능성이 있으니, 병든 분절이 속한 줄기를 잘라야 한다"라며 "줄기를 잘라내는 게 대량 간 절제술이다"라고 말했다. 3개 줄기에는 간동맥, 간문맥, 담도가 각각 연결되어 있다. 1번 분절은 수술이 어렵다.

간의 놀라운
재생 능력

간은 재생 능력으로 유명하다. 다른 장기와는 다른 놀라운 재주다. 고양석 교수는 "80%를 잘라내도 괜찮다는 말이 있으나 그러면 안 된다. 건강한 10대 후반이라면 몰라도, 환자를 대상으로 그런 모험을 해서는 안 된다"라고 말했다. 30~35%는 남겨야 한다. 간암이 특히 많이 생기는 간 부위가 있을까? 고 교수는 "그런 건 없다"라고 말했다.

재생 능력 하면 도마뱀이 떠오른다. 도마뱀 꼬리는 자르면 그 모양 그대로 형상이 복원된다. 고 교수는 "사람 간은 형상을 그대로 복원하는 건 아니다. 즉 50%를 절제했다고, 잘라낸 부위만큼 그대로 다시 커지는 것은 아니다. 사람마다 간 기능에 따라 복원력이 다르다"라고 말했다. 수술 후 한 달 사이에 간이 엄청나게 빨리 자라난다. 클 수 있는 최대 크기의 90%까지 자라나는 것으로 알려져 있다. 재생은 수술 후 1년간 계속된다. 간의 놀라운 재생 능력은 어디에서 비롯되는 것일까? 그는 "한 가지로 설명할 수 있는 건 없다"라고 말했다. 간이 재생하는 데 필요한 유전자, 신호전달경로(예, Wnt/

베타-카테닌 경로, HGF/c-Met 경로), 간세포 성장인자에 관한 연구가 많다. 생쥐를 대상으로 많은 연구가 이루어졌는데, 그중 쥐는 간을 얼마나 절제해도 살 수 있는지 확인하는 실험이 이루어졌다. 쥐는 사람보다 간엽liver lobe 수가 많다. 그럼에도 사람에 적용할 수 있는, 실용화된 연구는 없다. 간 수술 사망률은 세계적으로는 3%다. 한국은 1% 이하다. 고 교수는 "한국이 간 수술을 세계에서 제일 잘한다"라고 말했다. 한국 외과 의사의 실력이 대단하고, 그들의 자부심이 반짝인다.

글을
마무리하며

나는 간암을 피할 수 있을 것 같다. B형 간염 바이러스, C형 간염 바이러스와 같은 위험인자를 갖고 있지 않기 때문이다. 이들 바이러스가 간암을 일으키는 위험인자이므로, 이를 차단하면 된다. 간경변증은 바이러스 감염 외에 술을 많이 마시면 올 수 있다. 술은 거의 끊다시피 했으니 단주 상태에 근접한 내가 술로 인해 간경병증을 앓지는 않을 거라고 기대한다. 지방간은 갖고 있다. 오래되었다. 간은 지방을 축적하는 몸에 몇 개 안 되는 장기 중 하나다. 지방이 남아돌아서 간에 지방이 쌓인 건가? 이걸 어떻게 없앨 수 있나 싶다. 체중을 줄이고 규칙적인 운동을 해야 하는데, 체중을 줄이는 데 실패하고,

운동도 게을러서 하지 않고 있다. 이 책을 다 쓰고 나면 할 것이다. 운동, 해야 한다. 당신도 읽던 책을 덮고 밖으로 나가 산책하거나 가볍게 달려보길 권한다.

김석환 충남대병원 교수가 말하는
간 이식 수술

김석환 충남대병원 간담췌외과 교수는 전날 밤을 새우다시피 했다. 68세 여성 환자의 간 이식 수술은 오전 8시에 시작해 오후 6시에 끝났다. 환자를 중환자실로 옮기고, 밤새 돌봤다. 그는 "간을 이식하면 출혈이 가장 위험하다"라고 말했다. 간 절단면과 연결한 혈관에서 피가 샐 수 있다. 그는 이어 "간은 혈액 응고 인자를 만든다. 혈액 응고 기능이 정상인 사람은 혈관을 연결하고 나면 수술 바늘이 지나간 구멍으로 피가 잘 새지 않는다. 간경화가 심한 환자의 경우 출혈이 있을 수 있다"라고 말했다.

김석환 교수는 "레지던트 선생님들이 수술장에 들어오기는 했지만, 이식 수술은 처음부터 끝까지 내가 관리해야 한다"라고 말했다. 간 이식 수술을 받은 사람은 고령이었고, 지병이 있기에 출혈 등을 잘 모니터링해야 했다. 여러 가지 관을 환자 몸에 넣어 산소 포화도, 심박 수, 혈압 등을 지켜본다. 가령, 출혈이 있으면 혈압이 내려간다. 또 산소가 잘 공급되는지를 확인하기 위해 동맥혈 가스 검사를 한다. 동맥혈 가스 검사는 동맥 피를 뽑아 분석하는 것이다. 처음에는 1시간 간격으로 하고, 환자 상태가 안정되면 멈춘다. 그때부터는 환자 상태를 모니터로만 확인한다.

김석환 교수는 간밤에 쪽잠을 잤다. 교수 연구동 1층의 창이 없는 방이다. 2018년 충남대병원에 온 이후 그 방을 쓰고 있다. 조교수 때는 방을 주지 않는데, 안 쓰는 방이 있다길래 달라고 해서 받았다. 김석환 교수는 "응급의학과나 중환자 의학과처럼 24시간 환자를 봐야 해서 교수를 여럿 뽑는 과는, 밤을 새면 다음 날은 쉴 수 있다. 대신해 일할 사람이 있기 때문이다. 수술하는 외과 계열에서는 그렇게 못 한다. 본인이 수술하면 다른 사람이 환자를 대신해서 볼 수 없다. 주치의가 남아서 돌봐야 한다"라고 말했다. 그는 밤을 새다시피 하고 내가 찾아간 날 오전에는 외래 환자를 낮 12시 40분까지 봤다. 그리고 담낭절제술을 한 건 했다. 담도에 결석이 있는 환자의 담낭을 절제하고 나서 나를 만났다. 인터뷰 뒤에 수술 세 건이 또 기다리고 있다. 김석환 교수는 "지난 5년간 간 이식 수술을 100례 가까이 했다"라고 말했다. 1년에 20례이고, 월 평균 두 건이다.

간 이식 수술은 수혜자와 기증자가 대상이다. 전날에도 김석환 교수는 기증자의 간 일부를 떼어내는 수술을 먼저 했다. 전날 68세 환자에게 간을 기증한 사람은 45세 된 딸이다. 45세란 나이는, 간 기증자의 평균 나이가 30대인 점을 감안하면 많은 편이다. 더구나 수혜자인 어머니 건강이 그리 좋지 않다. 뇌경색을 앓은 적이 있어 침대에 누워 지낸다. 김석환 교수도 그렇고, 충남대병원 장기이식센터도 이식 수술을 말렸으나 딸은 어머니가 간경변만 아니면 몇 년 더 살 수 있지 않느냐며 이식 수술을 원했다. 어머니는 복수로 인해 숨이 찬 상태라 복수를 빼내는 일을 반복하고 있었다. 간 일부를 잘라내는 데 3시간이 걸렸다.

김석환 교수는 딸에게서 일부 떼어낸 간을 이식에 적합하게 하기 위해 '벤치 수술(bench surgery)'을 했다. 벤치 수술에 1시간 정도 걸린다. 기증자 간을 일부 떼어낼 때는 기증자 쪽에 간을 더 많이 남긴다. 간을 너무 작게 남기면 기증자가 위험해질 수 있기 때문이다. 김석환 교수는 "간 기증자가 사망하는 사고는 지금까지 한국에서 없었다. 의사들은 혹시나 사망 사고가 발생해서 자신이 사고 의사 1호가 되지 않기 위해, 강박관념에 가깝게 수술할 때 조심한다"라고 말했다. 간 기증자 쪽에 간에 붙은 혈관을 많이 남긴다. 기증자 쪽에 많이 남겨놨기에 수혜자에게 간을 붙이려면 혈관이 짧을 수도 있다. 벤치 수술할 때는 다른 혈관을 이용해서 혈관을 좀 길게 확장한다든가 하는 일을 한다. 김 교수는 "뇌사자로부터 가져온 혈관을 이용하거나 인조 혈관을 사용한다. 내가 요즘 그 연구를 하고 있다"라고 말했다. 그가 벤치 수술을 하는 동안, 옆방에서는 같은 과 선배인 전광식 교수가 간을 받을 사람의 못 쓰게 된 간을 잘라냈다. 김석환 교수는 벤치 수술을 마치고 간을 수혜자에게 연결하는 수술을 했다.

간 이식 수술이 외과 수술의 꽃이라는 얘기를 들었는데, 그게 맞는지 물었다.

김석환 교수는 "그렇게 생각한다"라고 말했다. 간이나 췌장, 담도는 전문적으로 배우지 않으면 접근하기 힘들다. 위장관(식도, 위, 소장, 대장)보다 난이도가 훨씬 높다. 사고로 장이 터지면, 꿰매거나 연결하거나 잘라낸다. 하지만 간이 망가지면, 기본적인 일 외에 추가로 혈관까지 처치해야 한다. 김석환 교수는 "간동맥은 직경 2mm가 채 되지 않는다. 혈액의 흐름이 문제없도록 해야 하는데, 마이크로 수술을 한다"라고 말했다. 또 정맥은 각도나 방향이 틀어지면 안 된다. 혈액의 흐름이 나빠질 수 있다. 혈관이 꺾이거나 뒤틀리면 스텐트를 넣어야 하는데, 이 또한 만만치 않다. 정맥은 스텐트라도 넣을 수 있으나, 동맥은 잘못되면 환자가 죽는다. 간 이식 수술은 실패하면 물러날 곳이 없다. 환자가 죽을 수 있다. 콩팥 이식 수술은 실패해도 환자가 죽지는 않는다. 투석기를 돌리면 된다. 김석환 교수는 "간 이식 수술은 매우 큰 부담을 동반한다"라고 말했다.

아시아권에서는 생체 간 이식이 많다. 가족이 간 일부를 주는 경우가 많다. 가장 활발한 나라는 튀르키예다. 부모의 간에 문제가 있으면 많은 자녀 중 한 명이 간을 기증한다. 반면에 서구에서는 문화적인 차이 때문인지 자녀가 부모에게 간을 일부 잘라주는 경우가 적다. 미국 최고의 M 병원은 생체 간 이식을 하지 않는다. 2~3년 전 간 이식 수술을 하다가 환자가 죽었고, 이로 인해 당국의 제재를 받았다고 알려

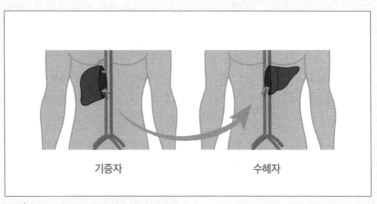

기증자   수혜자

〔그림 6-4〕 간 기증자와 수혜자의 간 이식 수술

져 있다. 이식 수술이 적다 보니, 미국 최고의 병원이 간 이식 수술조차 할 수 없게 됐다. 김석환 교수는 "간 이식 기술은 아시아가 뛰어나다"라고 말했다.

가족 말고, 뇌사자 간을 이식받을 수는 있을까? 한국의 경우, 2021년에 뇌사자 간 이식 건수는 442명이다.[5] 100만 명 기준으로는 8.56명이다. 미국이 100만 명 당 41.6명인 걸 고려하면, 한국에서는 간 기증이 거의 이루어지지 않고 있다. 뇌사자 간을 받을 가능성이 매우 낮다. 김 교수에 따르면 유럽은 무연고자가 죽으면 장기 적출이 가능하지만, 한국은 금지되어 있다. 그는 한국 의사들이 유럽 제도를 받아들여야 한다고 주장한다.

간암 증상

초기에는 증상이 거의 없으나, 시간이 지나면 피로감, 체중 감소, 복통, 황달 등이 나타날 수 있다.

간암 발병 원인

- B형 간염: 우리나라 간암 환자의 약 60~70%가 B형 간염 바이러스와 관련이 있다.
- C형 간염: B형 간염보다는 적지만, 간암 위험을 증가시킨다.
- 알코올성 간 질환: 장기간의 음주로 간에 손상이 누적되면 간암으로 발전할 수 있다.

병기(단계)

간암은 BCLC(바르셀로나) 병기를 사용한다. 다른 암의 병기는 암이 얼마나 퍼졌느냐만 보지만, 간암은 암의 퍼진 정도 외에 간 기능도 본다.

- 0기: 간 기능이 괜찮고, 암 덩어리가 한 개이며, 크기가 2cm 미만인 경우
- A기: 암 덩어리가 한 개이나 2cm 이상인 경우, 혹은 암 덩어리가 3개 이하이면서 각 암 덩어리 크기가 3cm 이하인 경우
- B기: 3cm 크기 암종이 여러 개이고, 그럼에도 다른 장기로 전이는 없는 경우
- C기: 암이 문맥과 같은 간 혈관에 침범하지 않았거나 전이가 없는 경우
- D기: 간 기능이 나쁘고 전신 상태가 좋지 않아서 간암 치료가 어려운 경우

7장

췌담도암
두려운 암이지만,
수술로 완치 가능성을 높인다

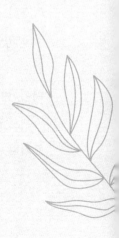

췌장암은 슬프다. 5년 생존율이 가장 낮다. 이 암은 가능하면 피하고 싶다. 이 악성종양으로 고통받은 지인들이 기억난다. 진행형인 사람도 있다. 축구선수 유상철, 국민배우 변희봉, 김영애도 췌장암으로 우리 곁을 떠났다. 애플 창업자 스티브 잡스를 쓰러뜨린 것도 그의 췌장이었다. 잡스를 데려간 췌장암은 흔히 우리가 알고 있는 종류가 아니었고, 드문 췌장 종양이었다. 췌장암은 〈너의 췌장을 먹고 싶어〉〈슬기로운 의사생활〉〈디어 마이 프렌즈〉 등 애니메이션이나 영화, 드라마 소재로도 많이 쓰였다. 작가들이 췌장암을 소재로 많이 쓰는 건 이 암에 대한 사람들의 두려움이 그만큼 크다는 증거다. 췌장암뿐 아니라 담도암, 쓸개암(담낭암)을 포함한 췌담도암은 초기 증상이 거의 없어 '침묵의 암'이라 불린다. 특히 담도암과 쓸개암은 동남아시아, 특히 한국에서 높은 발병률을 보이고 있다.

침묵 속에서 자라는 암, 췌장암

췌장암이 영화나 드라마 소재로 많이 쓰이고 있지만, 우리는 췌장이 우리 몸 어디에 있고, 어떤 모양인지도 잘 모른다. 췌장암과 관련한 정보를 충분히 찾아보지 못한 채, 나는 서울대병원으로 찾아가 장진영 교수(간담췌외과)를 만났다. 장 교수가 "췌장암 치료의 패러다임이 완전히 바뀌고 있다"라고 내게 말했다. 귀가 번쩍 뜨인다. 장교수는 이어 "지난 10년 사이 췌장암 수술 안정성 향상과 췌장 항암 치료법의 발전, 그리고 조기 진단이 상승 작용을 하고 있는 덕분"이라고 말했다. 또한 그는 "췌장암과의 전쟁에서 의료진은 한 명의 환자라도 희망의 끈을 놓지 않고 여러 가지 병합 치료를 통해 치료 가능한 상태로 만들고 수술을 통해 완치시키려고 하고 있다"라고 말했다. 장진영 교수의 말에서 열정과 자신감이 뿜어 나온다.

장진영 교수는 췌장암 수술을 하는 외과 의사다. 국제췌장학회 IAP에서 췌장암(전구병변 및 췌장낭종) 진료 지침을 세우는 위원으로 2009년부터 일하고 있다. 한국에서는 장 교수가 유일하다. 국제췌장학회는 진료지침을 만들어, 각국 의사에게 이것이 효과적인 치료

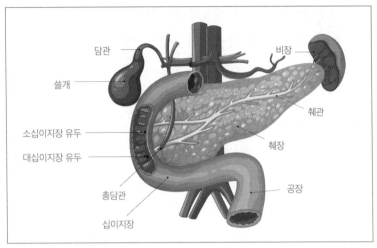

〔그림 7-1〕 췌장은 좌우로 길쭉하고 머리 부분은 십이지장에 닿아 있다. 생산한 소화액은 십이지장으로 분비된다. 췌장 머리 쪽에 암이 생기면 십이지장 쪽으로 밀고 나간다. 머리 쪽에 흔히 암이 생긴다. 췌장 꼬리 부분은 비장과 접해 있다.

방법이라고 권한다. 일본 교토에서 열린 국제췌장학회 2022년 총회 당시 사진을 보여주는데, 세계 학계 내 그의 위상이 가늠된다. 단상 위에 서 있는 학계의 리더 연구자 11명 중에 장진영 교수가 있다.

장진영 교수는 "암은 조기 진단이 최고의 치료법"이라고 강조했다. 췌장에 이상이 있는지를 일찍 알 수 있는 방법 중 하나는 복부 CT다. 한국인은 복부 CT를 많이 찍는다. 촬영비가 크게 부담되지 않기 때문이다. 병원에 따라 다르나, 검색하니 7~8만 원이라고 나온다. 개인 부담으로 건강검진을 하면서 복부 영상 촬영을 하는 사람이 많다. 이로 인해 췌장암 조기 진단이 과거보다 많아졌다. 또한 2000년 이후로 췌장암 전 단계에 해당하는 병변(전구(前驅)병변)이 알려지기 시작했다. 췌장 물혹(물이 찬 주머니, 낭종)이 전구병변의 대표적인 예다. 췌장 물혹이 있다고 모두 췌장암에 걸리는 건 아니나, 일부가 암으로 발전한다. 장 교수 연구팀은 서울대병원 강남검진센터를 찾은 2만 1,745명의 복부 CT 사진을 2016년에 분석했다. 검진을 받은 성인의 2.2%에 췌장 물혹이 있었다. 이 정도면 상당한 빈도다.

췌장 물혹에는 여러 종류가 있다. 가성낭종, 장액성 낭종, 점액성 낭종, 췌관 내 유두상 점액성 종양 등이다. 장 교수에 따르면, '가성낭종'이 가장 흔하다고 알려져 있다. 가성 낭종은 구조물에 상피층이 없고, 췌장염 합병증으로 생긴다. 또한 장액성 낭종은 주머니 안에 맑은 물이 들어 있고, 점액성 낭종에는 끈적끈적한 액체가 들어 있다. 장진영 교수는 "요즘은 '췌관 내 유두상 점액성 종양'이라는 물혹이 가장 흔하다는 게 세계적으로 공통된 연구 결과다"라고 말했다. 용어가 낯설어 따져보니, 암이 췌관을 따라 생기며, 젖꼭지 모양으로 자라고, 끈적끈적한 점액이 차 있다는 뜻이다. 형태에 따라 암으로 발전할 가능성이 다르기는 하나, 전체의 5~20%가 암으로 발전한다. 그런 위험이 있는 만큼 종양을 발견하면 이후 주기적으로 검사받아야 한다. 물혹의 형태에 변화가 생겨 암으로 발전하기 직전에 수술받아야 완치율이 높아진다. 최근 들어 췌장 물혹 수술이 계속 늘어나고 있어, 장 교수가 하는 췌장암 수술 전체 건수의 30%를 차지한다.

의사조차도 췌장암 환자에게 수술하지 말라고 권유하던 시절이 있었다. 항암치료도 하지 말라고 말렸다. 환자가 고통스러운 데다 수술이나 항암요법이 효과가 없었기 때문이다. 수술받은 사람은 평균적으로 23개월 동안 생존했다. 췌장 주변의 큰 혈관(상장간막 동맥, 간동맥 등)에 암이 침범한 경우는 평균 10개월, 그리고 온몸에 암이 퍼진 전이성 췌장암의 경우 평균 6개월을 생존했다. 장진영 교수가 서울대학교 의과대학 조교수가 된 2002년만 해도 그랬다.

췌장암 치료,
외과 의사에게 달렸다

요즘은 달라졌다. 수술 후 생존 기간이 길어졌다. 과거에는 췌장암 수술 후 합병증으로 죽는 경우가 일부 있었다. 장 교수는 "수술 합병증으로 죽는 사람이 최근에는 크게 줄었다"라고 말했다. 조기 진단 등으로 췌장암 수술이 늘어났고, 의사가 수술할 기회가 늘어나 생존 기간이 연장됐다. 수술 경험이 많아지고, 수술을 전후해 환자를 잘 관리할 수 있게 되었다. 장진영 교수는 수술을 얼마나 많이 집도할까? 서울대병원은 1년에 400~500건의 췌장 수술을 하고, 이 중 60% 이상을 장 교수가 수술한다. 1년에 350회 이상 췌장 수술을 하는 셈이다. 하루 평균 2~3건이다. 수술 예약 환자가 두세 달 밀려 있다.

췌장암 수술에는 여러 종류가 있다. 가장 흔한 췌장암은 췌장 머리 부분에 발생한 경우다. 이 경우는 십이지장까지 잘라내야 하는 큰 수술(췌십이지장 절제술)이어서 4~5시간 걸린다. 췌장 머리는 십이지장에 접해 있고, 이곳에서 생긴 암이 진행하면서 십이지장 쪽으로 전이된다. 췌장 꼬리 수술, 즉 췌미부절제술의 경우 2~3시간이 소요된다. 또한 암 덩어리가 주변의 큰 혈관들에 침범한 경우라면 수술이 2~3시간 추가될 수 있다. 장 교수는 나를 만나기 직전까지 수술했다. 내가 만난 대학병원 의사들은 강한 사람들이다. 몇 시간 동안 집중해서 수술하고, 그러고 나서 바로 기자와 인터뷰를 잡다니. 쉽지 않은 직업이다. 장진영 교수가 직전에 수술한 사람은 60대 남성이었고, 췌장암이 주변 혈관에 침범한 경우였다. 과거에는 치료를 포기한 경우에 해당하나, 이 환자는 그간 항암치료를 통해 암 덩어리를 줄여 수술할 수 있게 되었다.

췌장암 수술을 할 수 있는 경우는 췌장에만 암이 있는 '절제 가능 췌장암'일 때다. 2000년까지만 해도 수술할 수 있는 환자는 전체의 10~20%였다. 지금은 수술 대상자가 훨씬 늘어났다. 기준이 달라진 것이다. 장진영 교수가 2015년까지 서울대병원 내과와 외과를 찾은 췌장암 환자 2,000명을 대상으로 분석한 자료가 있다. 전체 환자의 28.6%가 절제 가능한 췌장암이었다 그래서 지금은 수술해서 완치를 노려볼 만한 환자가 30% 가까이로 늘어났다. '절제 가능' 단계보다 상태가 나쁜 것은 '경계성 절제 가능' 췌장암이다. '경계성 절제 가능 췌장암'은 암이 주변 혈관에 일부 침범한 경우다. 이를 '절제 가능' 단계로 만들려면 항암치료를 먼저 해야 한다. 항암치료 기간은 사람마다 다르나, 보통 4~5개월 정도 걸린다. 암 덩어리가 크면 1년 이상 항암치료 후 종양 크기를 줄여 수술하는 경우도 요새 많이 늘고 있다. 좋은 신호다. 이렇게 수술할 수 있게 된 사람은 전체 췌장암 환자의 10%쯤 된다. 이들에 대한 수술을 감안하면, 전체 췌장암 환자 중 수술할 수 있는 사람은 40%에 가깝다. 장진영 교수는 "수술할 수 있는 췌장암 환자가 두 배 늘어난 것이다. 수술로 완치될 가능성이 있는 환자가 늘어나고 있다. 그만큼 수술의 역할이 커졌고, 외과 의사의 역할이 췌장암에서 더 중요해졌다"라고 말했다.

장진영 교수는 "췌장암 수술은 간 이식과 함께 가장 어려운 복부 수술이다"라고 말했다. 수술이 어려운 이유는 췌장이 몸속 가장 깊은 곳에 숨어 있기 때문이다. 또한 췌장을 둘러싼 큰 혈관들에 암 덩어리가 인접해 있어서, 하나하나 떼어내야 하는 탓이다. 특히 췌장 머리에 암이 있는 경우는 수술이 복잡하다. 여러 곳을 자르고 복잡한 연결을 해야 한다. 배에 작은 구멍을 뚫고 특수 카메라가 달린 내시경을 사용하는 복강경으로는 한계가 있다. 그래서 로봇 수술이 최근에 많이 늘고 있다.

서울대병원의 경우 로봇 수술이 전체 췌십이지장 절제술의 50%가 넘은 지 오래다. 췌십이지장 절제술은 췌장 머리와 함께 십이지장 일부까지 절제하는 수술이다. 로봇 수술의 최대 장점은 정교한 수술을 할 수 있다는 것이다. 로봇 수술기의 관절이 사람 관절처럼 자연스럽게 움직이는 데다, 수술 부위를 10배 이상 확대해서 볼 수 있다. 1mm 크기의 췌장 내 관을 연결하려면 여섯 바늘을 꿰매야 하는데, 이때는 로봇 수술이 최적이다. 사람 손과 달리, 로봇 손은 떨림이 없다. 로봇 수술을 위해 로봇을 잡은 의사 손이 떨리더라도 수술하는 로봇 손은 흔들리지 않는다. 로봇이 떨림을 보정한다. 복강경 기술이 따라갈 수 없는 정도의 안전성을 갖고 있다. 또한 로봇 수술은 작은 구멍을 뚫어서 하므로 개복 수술에 비해 흉터가 잘 보이지 않는다. 수술 후 퇴원도 5일 정도 빠르고, 환자의 통증도 확실히 적다. 수술비는 복강경 수술보다 3배 비싼 게 단점이다.

4기 췌장암도
수술 가능한 경우가 있다

장진영 교수는 '외과 의사-과학자surgeon-scientist'가 되어야 한다는 신념을 갖고 있다. '외과 의사-과학자'는 '의사-과학자physician-scientist'와는 다른 개념이다. '의사'에서도 '외과 의사'를 강조한 것이 '외과 의사-과학자'라는 용어다. 장 교수는 "외과 의사를 수술하는 기술자로 생각하는 사람이 많다"면서 "수술하고 끝나는 게 아니라, 수술에서 나온 결과를 분석하고 치료를 개선해야 한다. 그렇게 하려면 연구를 통해 논문으로 만들어내야 한다"라고 강조했다. 그는 거의 500편의 영어 논문을 냈다. 장 교수는 "전 세계 췌장 외과 의사 중에서 가장 많은 논문을 썼을 것"이라고 말했다. 내 눈이 휘둥그레졌다. 한국 최고가 아니라 세계 최고?

장진영 교수는 "한국에서는 당연하다. 의사 중에서도 나만큼 논문 쓰는 사람이 별로 없다. 췌장과 담도 관련해서는 수술과 기초 연구에서 전 세계적으로 최고 순위에 속한다"라고 말했다. 자신감이 하늘을 찌르지만, 거만하다는 느낌은 들지 않는다. 그는 매우 진지하다. 그렇게 말할 수 있다는 게 대단하다. 자기 분야에서 최고라는 자신감, 부럽다.

장진영 교수가 2014년 최상위 외과학술지인 〈외과학 연보Annals of Surgery〉에 보고한 논문이 있다.[1] 논문 제목을 번역하면 '표준 림프절 절제술과 확대 림프절 절제술의 생존율 비교'쯤 된다. '표준 림프절 절제술'은 췌장 주위의 림프절 중 암이 전이할 가능성이 높은 특정 림프절만 제거하는 것이고, '확대 림프절 절제술'은 췌장 주위의 림프절 절제 범위가 넓고, 주변 신경 조직까지 제거하는 것이다. 신경까지 제거하는 이유는 췌장암이 췌장 주변의 림프절과 신경(예: 복강 신경총)을 통해 퍼지기 때문이다. 연구 결과, '확대 림프절 절제술'이 '표준 림프절 절제술'보다 환자의 생존율이 높지 않고, 반면에 수술 후 합병증만 커졌음을 확인했다. 장 교수는 "췌장암 수술 범위에 대한 기존 학계의 논란에 종지부를 찍은 연구다. 치료의 패러다임을 바꿨다. 이 연구를 계기로 한국이 세계적인 수준의 췌장암 연구를 할 수 있는 나라가 되었다"라고 말했다.

항암 방사선 치료를 수술과 병행했더니 치료 성적이 더 좋았다는 연구 결과를 보고한 논문도 있다. 수술 후 조기에 항암치료와 방사선 치료를 병행하면 췌장암 환자의 생존율을 높인다는 내용이다. 췌장암 치료의 패러다임을 바꾼 이 논문은 전 세계적으로 가장 많이 인용되는 논문 중 하나라고 장 교수는 말했다. 다른 중요한 논문은 췌장암 3기에 해당하는 '경계성 절제 가능형 종양' 연구다. '경계성 절제 가능형 종양'은 종양을 수술로 완전히 제거할 수 있는 '절제 가능한 췌장암'과, 질병이 광범위하게 진행되어 수술이 불가능한 '절제 불가능한 췌장암' 사이의 중간 단계에 해당한다. 해당 논문은 2018년에 〈외과학 연보〉에 실렸다.

장 교수는 "4기 전이성 췌장암인데도 수술하는 경우가 있다"라고 말했다. 이전에는 수술을 아예 못 한다고 했던, 많이 진행된 암이다. 수십 곳에 전이된 경우는 아니고, 두세 군데로 전이가 국한된 췌장암이라면 항암치료 후 적극적으로 절제했을 때 생존율이 훨씬 높아진다. 그 말을 듣고 내가 놀라는 표정을 지었더니 장 교수는 "판이 바뀌었다"라고 강조했다. 그는 "4기 전이성 췌장암 환자 중에서 완치되는 사람이 나왔다. 아직 세계적인 표준 치료법은 아니지만 전이성 췌장암에서도 여러 병합 치료를 통해 완치된 환자가 점점 늘고 있다"라고 말했다.

장 교수는 "아직은 췌장암 치료에서 최적의 치료 방법을 찾은 건 아니다"라면서도 "하지만 희망의 끈을 놓지 않고 치료 가능한 상태로 완치시키려고 노력하고 있다"라고 말했다. 서울대병원의 경우 2000년까지는 수술해도 10%만 완치되었고, 90%가 죽었다. 생존율이 2010년에는 20%로 올라갔고, 요즘에는 항암화학요법(폴피리녹스)을 같이 써서 40%까지 올라갔다. 장진영 교수는 "10년마다 생존율이 두 배로 늘어날 정도로 서울대병원이 췌장암 치료를 잘하는 병원이다"라고 말했다.

배와 함께 등이 아프다면
전조증상을 의심하라

분당서울대병원 소화기내과 황진혁 교수는 '담도췌장암센터'를 이끌고 있다. 병원 1동 11층 연구실로 찾아가 췌장암에 관해 황 교수에게 물었다. 황 교수는 "췌장암은 매우 치명적인 암"이라며 "췌장암 환자가 크게 늘어나고 있다"라고 말했다. 황진혁 교수는 내가 앞서 만난 장진영 교수와 의대 동기다. 그런데 황 교수가 췌장암에 대해 말하는 분위기는 사뭇 다르다.

황 교수는 "진단 시점에서 전이성 4기 췌장암인 경우가 전체 환자의 55%"라고 말했다. 환자의 반 이상이 수술을 못 한다. 그런 사람들 대부분은 다음과 같은 증상이 있다. 체중이 많이 빠지고, 통증이 있고, 황달이 있으며, 배에 물이 찼다. 4기 췌장암 환자 중에 소화 불량과 같은 평범한 증상만을 보이는 경우도 있다. 췌장은 명치 인근에 있다. 췌장 뒤쪽에 대동맥이 지나가고 대동맥 주위에 림프절이 있다. 림프절에 췌장암이 침범하면 통증이 있다. 등이 아프다. 밤에 자다가 깰 정도다. 일반적으로 등이 아픈 경우는 근육통이고, 근육통 때문에 밤잠이 깨지는 않는다. 일반적인 근육통은 시간이 지나면 대개 없어진다. 시간이 지나도 계속 아프다면 췌장암을 의심해볼 수 있다. 체중 감소, 당뇨병 발생 혹은 악화와 같은 증상이 있어도 마찬가지다. 배 위쪽에 소화가 안 되는 등 불편한 느낌이 있어 진료받으러 갔다가 췌장암을 발견하는 경우도 종종 있다. 또한 당뇨 환자의 경우 별다른 노력을 하지 않았으나, 체중이 3~4kg 빠졌다고 하면 췌장암을 의심해볼 수 있다. 또 다른 증상인 황달은 췌장 머리 쪽에 암 덩어리가 생기는 것이 원인이다. 간이 만든 담즙이 지나가는 담도를 암 덩어리가 막은 것이다. 황 교수는 "췌장암을 혈액 검사로 조기에 찾아내는 방법은 아직 없다"라고 말했다. 췌장암 환자에게서 많이 나타나는 특정한 생체표지자(바이오마커)가 없다. 조기 진단을 위한 CT 촬영도 의사는 권유하지 않는다. 일부 췌장암의 고위험군(특정 유전자 변이, 가족력, 만성 췌장염, 일부 췌장 낭종 등)에게는 영상 검사를 추천한다. 하지만 누구에게 어떤 검사를, 어느 정도의 간격으로 해야 할지는 연구 중에 있다.

한국과 미국에서 급증하는 췌장암 발병률

한국의 췌장암 발생자는 2006년 3,794명이었는데, 2022년에는 9,780명이다(국가 암 등록 통계). 16년 만에 2.6배 이상 늘어났다. 미국도 마찬가지다. 미국 국립암연구소NCI에서 낸 "SEER"라는 암 관련 자료는 전 세계적으로 가장 많이 인용된다. 황진혁 교수는 "SEER 데이터를 보면 10여 년 전 미국에서 췌장암 진단을 받은 환자의 평균 나이는 64세였다. 지금은 71세다. 내가 보기에는 4~5년 지나면 73세 혹은 74세가 될 것 같다. 진단 나이가 점점 올라가고 있다"라고 말했다.

사람들이 오래 살아서 췌장암 환자가 늘어나는 건가? 당뇨와 비만, 췌장암 발병은 관련이 있을까? 있기는 하다. 당뇨와 비만은 췌장암의 위험인자다. 황진혁 교수는 "그렇다고 당뇨 때문에 췌장암 발병률이 올라간다고 말할 수는 없다. 확실치 않다"라며 "왜 그런지에 대해 의견이 분분하다. 연구가 더 이루어져야 한다"라고 말했다. 그는 이어 "중요한 건 췌장암 발병률이 예상보다 빨리 올라가고 있다는 것이다. 상승률이 가파르다"라고 말했다. 황 교수는 "'70이 넘었는데 무슨 항암치료냐'라고 생각할 수 있는데, 그렇지 않다"라고 말했다. 요즘 70대는 예전과 달리 건강하다. 80대도 건강한 사람이 적지 않다. 그는 "예전에는 80이면 췌장암 치료를 추천하지 않았다. 그런데 요즘은 85세 환자도 항암치료를 받겠다고 한다"라고 말했다.

췌장암은 암 덩어리가 빨리 커진다는 자료를 어디에선가 읽은 적이 있다. '1년 전에 검진을 받았을 때는 아무 이상이 없었는데, 췌장암이 빨리 진행돼 암 덩어리가 발견되었다, 그것도 손 쓸 수 없을 정도였다'는 얘기를 많이 듣는다. 황 교수는 췌장암이 치명적인 이유는 단기간에 악화하기 때문이라며 다음과 같이 설명을 이어갔다.

"대장암은 저등급 이형성증→고등급 이형성증→암으로 발전한다. 의사가 암 진행을 예측할 수 있다. 대장에서 용종이 보이면 잘라낸다. 용종이 나중에 암이 될 수 있다는 것을 알기 때문에 이렇게 한다. 하지만 췌장암은 다르다. 한 단계씩 밟아서 암으로 진행하는 것도 있으나, 일부 췌장암은 계단을 한 번에 2개씩 올라간다. 6개월 전,

1년 전에는 괜찮았는데, 사진을 찍어봤더니 암이 생긴 게 보인다. 이런 췌장암 환자의 과거 영상을 보면 암 '흔적'이라고 할 만한 게 없다. 췌장암 세포가 빨리 자란 거다. 짧은 기간에 큰 변화가 진행되는 것을 진화론에서 '단속평형punctuated equilibrium'이라고 한다. 일부 췌장암은 단속평형 방식으로 성장한다. 보통 암은 유전자 서열이 바뀌면서 생기는데, 단속평형 방식은 단순한 유전자 돌연변이가 아니라, 염색체 재배열이라는 커다란 구조 변이structural variation가 일어

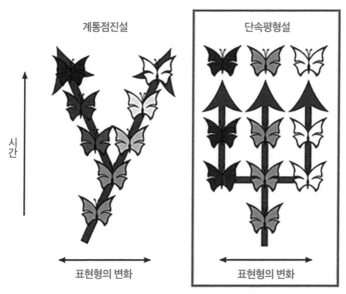

〔그림 7-2〕새로운 종은 어떻게 탄생하는가를 설명하는 두 이론을 보여주는 진화의 계통수 그림. 오른쪽이 '단속평형설 모델'이다. 단속평형설은 생물 종은 큰 변화 없이 오랫동안 그대로 가다가 짧은 시간에 급속도로 종 분화가 일어난다고 말한다. 이에 맞서는 개념이 왼쪽의 계통점진설이다. 변화가 천천히 쌓여 종분화가 일어난다고 말한다. 계통수의 나비 날개 색깔이 시간이 가면서 조금씩 변하고 있다. 반면에 단속평형설 속 나비 날개 색깔은 한순간에 바뀌었다. ⓒ biology dictionary

난다. 즉 한 염색체가 다른 염색체에 가서 들러붙는다. 이 경우 해당 염색체 안에 들어 있는 유전자 모두가 제 기능을 잃는다. 또한 구조 변이가 있으면 다른 장기로 잘 전이되는 것으로 알려져 있다."

췌장암은 다른 장기로 잘 옮겨 간다. 다른 암은 보통 1cm 크기면 1기에 해당하고 전이되지 않은 상태다. 그런데 췌장암은 1cm 크기도 전이 확률이 30%다. 췌장암 크기가 3cm면 전이 확률이 90% 이상이다. 췌장암은 수술하더라도 대개 몸에 암세포가 남아 있어서 항암치료가 필수적이다. 췌장암 조직을 보면 20~30%는 암세포이고, 나머지 70~80%는 섬유 조직이다. 다른 암세포에 비해 암세포가 자라는 환경(종양미세환경)을 구성하는 조직이 훨씬 많다. 이러한 특징을 '섬유조직 형성'이라고 한다. 이로 인해 췌장암 조직 내 압력이 매우 높다. 췌장암은 췌장 정상 조직에 비해 조직 압력이 10배 높다. 섬유 조직이 빽빽하게 차 있으니 압력이 높고, 이에 따라 내부 혈관이 심하게 눌린다. 혈관 분포가 좋지 않으니 산소가 잘 공급되지 않는다. 저산소증 환경이다. 혈관으로 찔러 넣은 항암제가 암세포로 잘 전달되지 못한다. 이것이 췌장암 세포가 치료에 저항하는 주된 메커니즘이다. 또 다른 특징은 '면역 사막화'다. T세포나 NK세포는 면역세포이고 암세포를 죽인다. 이들 면역세포들이 암세포를 만나야 공격하는데, 췌장암 조직을 들여다보면 면역세포가 없다. 대신 면역세포 작용을 억제하는 세포(조절T세포, 골수유래 면역억제세포, 종양 관련 대식세포)가 많다. 그렇기 때문에 면역세포를 활성화시켜 암세포를 공격하는 면역항암제가 췌장암에서는 맥을 못 쓴다.

췌장암은 빨리 자라기도 하지만 늦게 발견되므로 치명률이 높다. 빨리 자라는 췌장암의 종류는 어떤 것이 있는지 황 교수에게 다시 물었다. 췌장암이 생기는 루트는 크게 3가지라고 했다. ▲췌장상피 내 종양, ▲췌관내 유두상 점액성 종양, ▲점액성 낭종이다. 이 중에

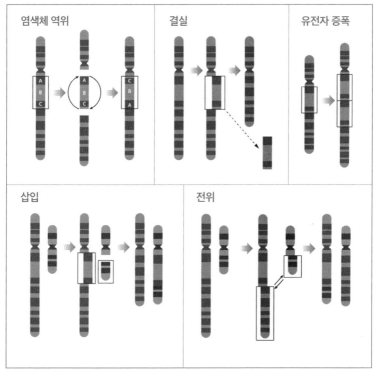

〔그림 7-3〕일부 췌장암에서 염색체 재배열과 같은 큰 변이가 발생한다. 염색체 돌연변이에도 여러 유형이 있다. 한 염색체 안에서 순서가 바뀌거나(염색체 역위, inversion), 일부가 떨어져 나가거나(결실, deletion), 염색체 내 한 유전자 수가 늘어나거나(유전자 증폭, duplication), 염색체에 있던 한 부위가 잘려서 다른 염색체로 옮겨가거나(삽입, insertion), 두 염색체 간에 일부 잘린 부위의 자리가 서로 바뀌기도(전위, translocation) 한다.

서 중요한 건 췌장상피내 종양이다. 췌장상피내 종양은 췌장암으로 발전할 수 있는 전암성 병변이고, 발견 당시에는 일반적으로 양성 종양으로 본다. 일부가 빨리 자라 암으로 간다. 황진혁 교수가 "좀 어려운 얘기인데"라며 췌장암의 종류에 대해 자세히 설명해줬다.

"췌장상피내 종양이 췌관선암으로 진행한다. 췌장암에는 여러 종류가 있으며, 환자의 90% 이상은 췌관선암이다. 췌관선암은 췌관의 내벽을 이루는 상피세포에서 생기고, 예후가 매우 나쁘다. 췌관은 가늘고 길며 길이는 약 15cm 정도다. 췌장 가운데를 가로로 길게 지나며, 소화액이 이동하는 통로다. 선방세포들이 소화액을 만들면 큰 길인 췌관으로 모이고, 길을 따라 흘러 십이지장으로 소화액이 분비된다.[2] 췌관선암은 K-RAS 유전자 돌연변이로 생기고, K-RAS는 췌장암을 일으키는 가장 흔한 유전자다. K-RAS는 암을 유발할 수 있는 종양유발 유전자다. 췌장암 중에서 일부가 '단속평형' 식으로, 단계를 밟지 않고 급격하게 암으로 진행한다."

다른 췌장암 경로 2가지는 '췌관내 유두상 점액성 종양'과 '점액성 낭종'이다. 췌관내 유두상 점액성 종양은 췌관을 따라 포도송이처럼 자라는 특성이 있다. 암 진행 속도가 상대적으로 느리고, 예후도 상대적으로 좋다. 또한 점액성 낭종은 췌관과 떨어져 홀로 생긴 물주머니다. 안에서 점액을 계속 만들어낸다. 물주머니가 커지는데, 커지면 좋지 않지만 췌장암 발생원인 중에서 발암 확률이 가장 작다.

췌장은 십이지장으로 내보내는 소화액 외에도, 호르몬 두 종류를 만든다. 췌장의 베타세포가 호르몬들을 생산한다. 그중 인슐린은 혈당을 낮추는 기능을 하고, 알파세포가 만드는 글루카곤은 혈당을 높이는 일을 한다. 하나는 혈당을 내리고 하나는 혈당을 올린다. 이들 호르몬을 만드는 세포를 내분비세포라고 하고, 이곳에 생기는 암을 췌장 신경내분비종양이라고 한다. 이 암에 걸린 유명 인사가 애플의 스티브 잡스다. 췌장 신경내분비종양은 진행이 췌관샘암보다 매우 느린 편이다.

황진혁 교수와 같은 소화기내과 의사는 환자에게 췌장암이 있는지 진단하고, 항암치료를 한다. 췌장암 중에 담도나 십이지장을 막는 경우가 있다. 이런 경우에는 내시경 시술이 필요하다. 환자가 많이 불편할 때 즉시 시술할 수 있다. 암 덩어리가 담도나 장을 막는 이유는 췌장암이 십이지장과 가까운 췌장 머리에서 생기면서 십이지장 쪽으로 커지기 때문이다. 원래 췌장과 십이지장은 가깝게 붙어 있고, 췌장은 소화효소를 십이지장으로 내보낸다. 췌장 머리 부분의 암 덩어리가 커지면, 처음에는 십이지장을 압박하고 나중에는 아예 십이지장을 막기까지 한다. 위에서 십이지장을 통해 장으로 음식물이 내려가지 못한다. 또한 커진 췌장암 덩어리는 간에서 내려오는 담도를 막고, 담즙이 십이지장으로 배출되는 것을 막는다. 담도를 막으면 담즙이 담도에 쌓여서 황달이 올 수도 있다. 이 경우 소화기내과 의사가 직접 내시경 시술을 하면 환자의 고통을 빠르게 해소할 수 있다. 오전에 온 환자에게 "오후에 시술합시다"라고 말할 수 있어서 결정이 빠르다.

소화기내과 의사가 하는 중요한 일 중 하나는 조직검사다. 황진혁 교수는 "예전에는 조직검사를 하기 어려웠지만, 요즘은 내시경 기계를 이용하여 췌장 조직검사를 비교적 간단히 할 수 있다. 이것이 소화기내과 의사가 하는 일이다"라고 말했다. 조직검사 외에도 내시경 기계를 이용하여 환자에게 할 수 있는 일이 많다. 분당서울대병원은 소화기내과에서 췌장암 항암치료도 많이 한다. 황 교수는 "분당서울대병원 소화기내과는 진단부터 (항암)치료까지 췌장암 환자와 동행하지만, 병원마다 소화기내과가 췌장암을 진료하는 범위는 조금씩 차이가 있다"라고 말했다.

황진혁 교수는 서울대학교 의대를 졸업하고 서울대병원 소화기내과 전임의(펠로우) 시절부터 췌장암에 집중했다. 그는 환자 진료 외에 췌장암 연구도 한다. 미국 국립보건원에 연수를 간 것이 계기가 되어 연구하는 의사가 되었다. 당시 한국에서는 접하지 못했던 '중개연구'를 2007~2009년 워싱턴 D.C. 인근 베데스다에 있는 국립보건원에서 연구하면서 알게 됐다. 중개연구는 사람을 대상으로 하는 임상연구와 기초의학 사이를 잇는 분야다. 당시 소화기내과 교수는 연수를 가더라도 내시경을 하는 곳으로 많이 갔다. 최신 내시경 시술법을 배우기 위해서였다. 황 교수는 연구가 재미있어 당시 소화기내과 의사들과는 다른 길을 택했다. 그는 "췌장암 조기 진단에 관심을 갖고 있다"라고 말했다. 현재 췌장암은 혈액 검사로 찾아낼 수 있는 생체표지자가 없다. 췌장암에 걸렸다는 건 췌장의 일부 세포가 정상세포가 아닌 암세포로 바뀐 것을 의미한다. 암세포들이 내놓는 특이한 물질들이 있다. 의학자는 췌장에서는 그게 무엇인지 아직 찾아내지 못했다. 황 교수는 특히 췌장암 발생에 중요한 면역 관련 생체표지자 혹은 단백질을 찾아, 그걸로 진단하는 데 관심을 갖고 있다. 액체 생검이라는 게 있다. 혈액 안에 있는, 암세포가 만들어내는 조각 DNA와 같은 암의 흔적을 혈액 검사로 찾는 게 액체 생검이다. 황진혁 교수는 "혈액 검사로 어떻게든 췌장암을 일찍 발견하려고 노력하고 있고 몇몇 연구는 성과를 보이고 있다"라고 설명했다.

중요한 건 췌장암 유전체 데이터를 얻어내기 위한 연구다. 황진혁 교수는 "한국인 췌장암 유전체 데이터가 없어, 이걸 구축하는 작업을 하고 있다"라고 말했다. 한국인의 유전적 특성은 미국인과 다르다. 따라서 미국인 데이터에 의존해서는 안 되고, 한국인 자료를 만들어야 한다. 유전체 연구를 위해서는 임상 정보 구축, 암 조직과 혈액 샘플 은행이 필요하며 이를 위해 많은 연구비가 있어야 한다. 2017년부터 약 3,000여 명의 임상 정보, 1,000여 건의 혈액 샘플, 500여 건의 암 조직 샘플을 구축했다. 그리고 한국연구재단의 중견 연구과제를 2021년부터 2024년까지 수행했다. 한국인 췌장암 환자의 유전체 특성을 알아내고, 새로운 췌장암 진단 기술과 치료법을 개발하기 위해 힘쓰고 있다.

질문을 마치면서 췌장암 치료가 현재 어느 단계까지 왔는지 물었다. 황진혁 교수는 "폐암에 비하면 췌장암은 아직 걸음마 단계"라고 말했다. 표적치료제도 거의 없고, 있어도 극소수의 환자에게만 효과가 있다. 그는 이어 "올라파립이 유일한 표적치료제인데, 극히 일부에서 특정 상황에서만(BRCA 돌연변이) 사용할 수 있다"라고 말했다.

표적치료제뿐만 아니라 면역항암제 개발이 다른 암에서는 활발히 이루어지고 있으나, 췌장암에서는 진척이 느리다. 연구는 활발하다. 미국의 경우 췌장암 연구비 상승률이 암 연구 중에서 최고다. 〈네이처 Nature〉나 〈사이언스Science〉 같은 최상위 과학학술지에 10년 전부터 췌장암 관련 연구 논문이 쏟아지고 있다. 황진혁 교수는 "한국에서는 이제 관심을 보이고 있다. 향후 5~10년 내에 이러한 연구 결과가 임상 현장에 확산된다면 췌장암도 극복 가능하다고 생각한다"라고 말했다. 그날이 앞당겨지길 바라는 마음 간절하다.

췌장암 치료제 개발은
왜 늦어질까

대전 충남대병원으로 류혜원 교수(혈액종양내과)를 만나러 가던 택시 안에서다. 택시 기사에게 "어떤 암이 가장 치명적이라고 생각하세요?"라고 물었다. 60대 후반 남자 기사는 "췌장암이 제일 무섭죠"라고 답했다. 췌장암은 악명이 높다. 사람들이 다 안다. 충남대병원 암센터 2층의 혈액종양내과 진료실에서 만난 류혜원 교수는 그걸 확인시켜준다. 류혜원 교수는 충남대학교 의과대학을 졸업했다. 서울 아산병원에서 전임의로 일하면서 종양학을 공부했다. 그는 충남대병원에서 췌장암뿐만 아니라 폐암, 유방암 등을 두루 진료하고 있다. 류교수는 암을 치료하는 의사가 된 이유에 대해 "종양학이 흥미롭다.

학문의 발전이 빠르고, 새로운 약이 계속 나오기 때문이다"라고 말했다. 그는 이어 "환자에게 '1년 정도 살 겁니다'라고 말하는 게 쉽지 않다. 그럼에도 그분들을 도와주고 싶어 이 길을 선택했다. 참으로 어려운 길이다"라고 말했다. 많은 환자가 시한부 생명이라는 의사의 말을 담담하게 받아들이지만, 받아들이지 못하는 사람도 적지 않다. 가족과 남은 1년이라는 시간을 잘 쓰는 게 중요할 듯한데, "개똥쑥은 어떠냐"며 인터넷에서 돌아다니는 엉터리 정보를 확인하려 든다고 했다.

"췌장암 환자의 5년 생존율은 암 중에서 가장 낮다. 13.9%에 불과하다. 신약 개발에서 진전도 크지 않다." 5년 생존율은 20년 전(1993~1995)의 10.6%에 비하면 3.3%포인트 남짓 개선됐다. 폐암 5년 생존율이 같은 기간에 크게 향상된 것과 다르다. 폐암은 12.5%에서 26.0%포인트나 개선됐다. 췌장암이 폐암보다 발병자 수가 3분의 1 이상 적기는 하다. 폐암은 전체 암 환자의 11.4%를 차지하나, 췌장암은 3.2%다. 암 종류를 전체적으로 보면 2023년 기준, 췌장암은 8번째로 많이 걸리고, 사망 원인은 4번째였다. 췌장암으로 죽은 사람이 7,693명이었다. 류 교수는 "췌장암 사망자 수가 늘어나고 있다"라고 말했다.

수술이 가능한 환자(1기)는 20~25% 정도다. 그는 유방암도 진료하는데, 유방암은 수술하면 완치율이 높아, 수술 후 20~30년을 문제없이 살 수 있다. 하지만 췌장암은 수술해도 재발이 많다. 몇 년 전까지만 해도 수술을 해도 2~3년밖에 못 살았다. 지금은 좀 좋아졌으나, 수술하고 나서 5년 이상 사는 사람이 20%에 그친다. 수술을 못

주요 암종 5년 상대 생존율

암 발생자 순위	암 5년 상대 생존율(2017~2021)
갑상선	100.1%
대장	74.3%
폐	38.5%
위	77.9%
유방	93.8%
전립선	96.0%
간	39.3%
췌장	15.9%
담낭 및 기타 담도	28.9%
콩팥	86.4%

*상대 생존율: 중증 질환자 생존율을 일반인과 비교한 수치.   ⓒ 국가암정보센터

하는 환자는 췌장암이 많이 진행된 경우다. 항암치료를 받으며 살수 있는 기간이 평균적으로 10개월이다. 끔찍하다. 췌장암은 나이가 많은 사람에게 생기는 대표적인 질환이다. 류 교수는 "환자의 중앙값이 71세"라고 했다. 새로 진단한 췌장암 환자가 100명이라고 할때 그들을 나이순으로 줄 세우면 50번째 환자 나이가 71세라는 것이다. 달리 말하면 환자 절반이 71세 이상이다. 류 교수가 진료한 환자 중에는 85세 환자도 있었다. 60세 이후에 췌장암 발병이 폭증한다. 환자의 20%는 60세 미만이고, 80%는 60세 이상이다.

대전과 충남에 사는 젊은 사람이 췌장암에 걸리면 치료받으러 서

울로 많이 간다. 반면에 고령자는 충남대병원을 많이 찾아온다. 젊은 사람도 견디기 힘든 항암치료는 고령자에게는 더욱 고통스럽다. 이 때문에 고령자는 가능하면 집에서 가까운 곳에서 치료받으려 한다. 고령자가 췌장암에 걸리는 경우, 의사는 고민이 많다. 80세가 넘은 경우에 항암화학요법을 굳이 써야 할지 결정하는 건 어려운 판단이다. 항암제를 투약하면 환자 머리카락이 다 빠지고, 구역질이 심하다. 췌장암 항암제의 다른 특징은 손발 저림이 심하다는 점이다. 류혜원 교수는 "죽고 사는 게 문제인데 손발 저린 게 대수겠냐라고 생각할 수 있으나, 그게 그렇지 않다. 정말 괴롭다"라고 말했다. 손발에 감각이 없어 자동차 운전을 하면 가속 페달을 밟는지, 정지 페달을 밟는지 모를 정도다. 발이 차가우면 핫팩을 대게 되는데, 뜨거운 걸 몰라서 핫팩을 댄 부위가 화상을 입는 경우도 많다. 물론 고령자라 해도 몸 관리를 잘한 경우에는 항암치료를 시도한다.

췌장암은 어떻게 조기에 진단할 수 있을까? 위암과 대장암은 일찍 발견할 수 있다. 위내시경과 대장내시경으로 들여다보면 암을 찾아낼 수 있다. 그런데 췌장은 그런 식으로 암을 찾아내기가 쉽지 않다. CT 검사로는 진단이 안 되는 것인가? 류혜원 교수는 "CT는 방사선 노출, 조영제 부작용, 그리고 촬영 비용의 문제 등으로 췌장암 선별검사로 사용하기에는 부적합하다"라며 "췌장암을 조기에 발견하기 위한 선별 검사는 지금은 없다"라고 말했다. 폐암의 경우처럼 비용을 들여 저선량 CT를 찍어보면 어쨌거나 췌장에 문제가 있는 걸 알아낼 수 있을지 않을까? 그럴 수 있다. 하지만 의사는 이를 공식적으로 권하지는 않는다. 폐암 의사들이 비흡연자에게는 폐 CT 촬영을 공식적으로 권하지 않는 이유와 같다. 비용 대비 효과를 생각하면, 그다지 효과적이지 않다.

췌장암이 얼마나 진행됐는지 병기를 구분하는 다양한 방식이 있다. 종양 크기도 병기를 구분하는 기준 중 하나다. 류혜원 교수가 보여준 자료를 보면, 췌장암 진단을 받은 사람 중에는 4기가 40%로 가장 많다. 그다음은 3기(전체 환자의 30%), 1기(전체 환자의 20%), 2기(전체 환자의 10%) 순으로 많다. 췌장암은 약으로는 완치가 안 되고, 수술을 해야 살아날 확률이 높아진다. 1기와 2기 일부 환자는 수술할 수 있다. 2기 일부와 3기 환자는 수술을 받을 수 있도록 암 덩어리 크기를 줄이는 것이 치료 목표다. 4기 환자는 대개 수술이 불가능해 연명을 위한 항암치료를 한다. 1기 환자는 수술한 뒤에 재발을 막기 위한 보조 항암치료를 한다. 1기 환자는 2년 생존이 중앙값이고, 5년 이상 사는 사람도 전체의 20%에 이른다. 2기 환자, 즉 '경계성 절제가 가능한 환자'는 암 덩어리가 췌장 인근을 지나는 혈관을 침범했음에도 수술할 수 있는 경우가 포함된다. 수술에 앞서 항암치료(선행 항암치료)로 암 크기를 줄여 수술로 넘어간다. 수술하면 생존 중앙값이 2년이다. 3기(국소진행성 절제 불가능)는 췌장 인근의 혈관에 암이 붙은 건 물론이고 주변의 림프절에도 덕지덕지 암이 퍼져 있다. 수술이 불가능한 경우이고, 암 덩어리를 떼어내는 게 의미가 없다.

류혜원 교수는 "나이 많은 환자에게 국소진행성 절제가 불가능한 경우가 더 많다"라고 말했다. 어떻게든 수술할 수 있도록 암 덩어리 크기를 줄이고자 '선행 항암치료'를 한다. 류 교수는 "항암치료로 수술을 못 하는 환자가 수술 가능해지는 경우가 드물게 있다. 10%쯤 된다"라고 말했다. 3기 환자의 생존 기간은 중앙값이 6~15개월이다. 4기 환자는 온몸에 암이 퍼진 경우로, 생존 기간을 몇 달이나마 연장하기 위한 치료를 한다. 4기 환자의 생존 기간 중앙값은 3~12개월이다. 3기와 4기 환자의 경우 5년까지 살 수 있는 확률이 현재로서는 0%다. 항암치료 중에 방사선 치료가 있지만, 류혜원 교수는 "췌장암에는 방사선 치료가 크게 효과가 없다"라고 말했다. 방사선은 한 곳만 쪼이는 게 아니라 주변을 다 쪼인다. 위가 헐고, 장이 헐고, 췌장에 염증이 생기는 등 여러 문제가 생길 수 있다. 류 교수는 췌장암의 경우 방사선 치료를 개인적으로 선호하지 않는다.

충남대병원은 암 패널을 사용해서 암 환자의 425개 유전자에 대한 돌연변이 유무를 확인한다. 암 패널 검사는 수십 개에서 일반적으로 수백 개의 유전자를 동시에 분석할 수 있어, 몇 개 돌연변이를 보는 PCR 검사와 다르다. 조사하려는 유전자가 많을수록 시간과 돈이 많이 들어가므로, 문제가 되는 유전자를 425개로 한정해 집중적으로 살펴본다. ▲유전자 염기서열 변이를 확인하고, ▲유전자 융합이 있는지 보며, ▲유전자 복제 수 변이 여부도 확인한다. 변이란 DNA 염기서열을 이루는 4개 염기 중 하나라도 다른 걸로 바뀐 게 있는지를 보는 것이다. 유전자 '융합'은 만성 골수성 백혈병에서 흔하다. 만성 골수성 백혈병에서는 9번 염색체에 있는 유전자가 22번 염색체로 가서 붙어 있다. 폐에서는 ROS1 유전자 돌연변이가 문제가 되면 유전자 융합이 일어나는데, 이를 치료하는 표적치료제가 나와 있다. 또한 암으로 발전하면 DNA 서열에서 특정 유전자가 추가 복사되어, 특정 유전자 수가 늘어난다. 반대로 비정상적으로 줄어들기도 한다. 이것이 '유전자 복제 수 변이'다.

췌장암은 치료제 개발이 왜 이렇게 늦을까? 폐암의 경우 다양한 항암치료제가 나와 있고, 많은 신약 개발이 진행 중에 있다. 항암치료에 사용되는 세포독성치료제, 암을 유발한 특정 유전자를 겨냥한 표적치료제, 그리고 면역항암제도 나와 있다. 그런데 췌장암은 세포독성치료제에 거의 의존하고 있다. 류 교수는 "췌장암은 딱히 표적치료제라고 할 만한 게 별로 없다"라고 말했다.

췌장암에서 많은 유전자 돌연변이 중 하나는 K-RAS다. K-RAS는 종양유발 유전자다. 췌장암 환자의 90%에서 K-RAS 유전자 변이가 있다. K-RAS 유전자 돌연변이 종류도 수십 개에 달한다. 수십 개의 K-RAS 변이 중 하나인 'G12C'만을 겨냥한 표적치료제인 소토라십Sotorasib이 나와 있다. 소토라십은 -sib으로 끝나는 이름에서 알 수 있듯이, 특정 유전자 변이를 표적으로 하는 치료제다. 소토라십은 폐암 치료제로 2021년 승인받았고, 폐암에서는 큰 치료 효과를 보고 있다. 췌장암에서는 사정이 다르다. 췌장암에서는 G12C 변이가 매우 적다. 전체 환자의 1.6%밖에 안 된다. 그런 만큼 소토라십으로 치료할 췌장암 환자가 얼마 안 된다. 류 교수는 "K-RAS 돌연변이에 대한 연구를 앞으로 많이 해야 한다"라고 말했다. 이 밖에 '올라파립'이라는 표적치료제가 있기는 하다. 올라파립은 선천적으로 유전자 돌연변이(BRCA1, 혹은 BRCA2)를 갖고 있는 난소암 환자용으로 개발됐다. 췌장암에도 BRCA 1, 2 돌연변이가 발암 원인인 경우가 있고, 이 경우 올라파립을 쓸 수 있다. 서양인 췌장암 환자의 경우 BRCA 돌연변이가 전체 환자의 5%를 차지한다고 알려져 있다. 한국인은 이보다 훨씬 적다. 류혜원 교수는 "BRCA 돌연변이로 인한 췌장암 환자를 진료한 적이 없다"라고 말했다.

췌장암의 경우 수술한 환자의 재발을 막기 위한 항암치료를 해야 한다. 우리 눈에 보이지 않는 '미세잔존암'이 체내에 돌아다니고 있을 테니, 이걸 잡으려는 것이다. 수술하고 한두 달 지나면 보조 항암치료를 시작한다. 수술하면 환자 체중이 10kg 정도 빠진다. 소화액을 분비하는 췌장이 고장나서 몸이 흡수하는 영양분이 크게 줄어든 탓이다. 그런데 보조 항암요법까지 시작하면 곱절로 고달프다.

보조 항암요법을 위한 약으로 종전에는 5-플루오로우라실, 젬시타빈을 사용했다. 젬시타빈은 DNA 복제를 방해해 암세포의 성장을 막는 세포독성항암제다. 젬시타빈은 암세포가 복사기를 쓰지 못하게 하는 도구라고 생각하면 된다. 현재의 표준 치료법은 '폴피리녹스 항암요법'이다. 폴피리녹스 요법을 수술 후에 사용하면 생존기간 중앙값이 기존 요법(35개월)보다 훨씬 긴 54.4개월이 나온다. 류혜원 교수는 "'수술했는데 5년도 못 사느냐'라고 생각할 수 있다. 하지만 20개월 정도 생존 기간 중앙값이 늘어난 건, 췌장암을 진료하는 의사 입장에서는 대단히 큰 변화다"라고 말했다. 폴피리녹스 요법에 대한 임상시험 결과는 2018년 〈뉴잉글랜드 의학저널〉에 나왔다. 폴피리녹스FOLFIRINOX는 5-플루오로우라실(F), 이리노테칸(IRIN), 옥시플라틴(OX), 류코보린(L)이라는 세포독성항암제 4가지를 조합한 것이다. 이들을 적정 비율로 조합해서 사용한다. 폴피리녹스라는 이름은 이 조합을 구성하는 약물 이름의 머리글자를 따서 만들어졌다. 개별 약을 쓰는 것보다는, 같이 쓰면 치료 효과가 좋아진다.

4기 환자에게는 어떤 항암치료를 할까? 수술 후 보조 항암요법이 아니라, 수술을 못 하는 환자를 위한 항암치료에는 어떤 것이 있는지 물었다. 류혜원 교수는 "크게 두 종류가 있다"라고 말했다. 폴피리녹스 요법과 젬시타빈+아브락산 요법(2가지 치료제를 조합해서 '젬아 요법'이라고 한다)이다. 류 교수는 췌장암 4기 환자가 오면 폴피리녹스와 젬아 요법 2가지 중 하나를 선택한다. 생존 기간은 1년으로 본다. 폴피리녹스 요법은 지금까지 나온 세포독성항암제 중 생존 기간(11.1개월)이 가장 길지만 독성 부작용이 심한 단점이 있다. 2주마다 와서 주사를 맞아야 하고, 3개 약물 중 5-플루오로우라실은 48시간 동안 계속 주입해야 하는 불편함이 있다. 항암제가 들어간 주머니를 차고 집에 돌아가야 한다. 투약이 끝나면 병원에 바늘을 빼러 또 와야 한다. 젬아 요법은 '폴피리녹스 요법'보다 생존 기간은 8.5개월로 좀 짧다. 대신 치료받기는 좀 편하다. 매주 병원에 가는데, 3주 연속해서 주사를 맞고, 4주 차는 쉰다. 약이 들어가는 데 90분밖에 안 걸린다. 류 교수는 "나는 개인적으로 젬아 요법을 항암 1차 치료로 선호한다"라고 말했다. 1차 치료를 하면 항암제에 반응하는 환자들의 경우, 체중이 늘어난다. 그런데 약은 계속 쓰면 일정기간 후에는 내성이 생기므로, 2차 치료, 3차 치료로 가게 된다. 환자 체중도 다시 빠진다. 1차 항암치료로 젬아 요법을 사용하면 5개월 후에 내성이 생기는데, 2차 항암치료로 폴피리녹스 요법 혹은 오니바이드 요법(오니바이드, 5-플루오르우라실, 류코보린을 병용한 치료)을 쓴다. 폴피리녹스 요법을 1차 항암요법으로 선택한 경우에는, 내성이 생기면 2차 항암치료로 젬아 요법을 시행한다. '젬아 요법→폴피리녹스 요법'의 생존 기간은 14.5개월이고 '폴피리녹스 요법→젬아 요법'의 생존기한은 18개월이라는 연구 결과가 나와 있다. 류 교수는 "결국 전이성 췌장암 환자는 1년에서 1년 6개월 생존하는 것 같다"라고 말했다.

몸속의 작은 신호,
담도와 쓸개에서 시작되다

암이 생겨도 위험 신호를 내놓지 않는 침묵의 장기들이 있다. 쓸개가 그렇다. 쓸개, 즉 담낭에 악성 종양이 생겨도 뇌는 알아차리지 못한다. 담낭이라는 한자어가 낯설다. 담낭 대신 가능하면 우리에게 익숙한 쓸개라는 단어를 쓰도록 하겠다. 조진규 경상국립대병원 교수(간담췌외과)는 간과 담낭(쓸개), 담도(쓸개관), 췌장 질환을 수술로 치료하는 의사다. 그를 만나 담도암과 쓸개암(담낭암)에 관해 자세히 물었다.

담도암(담관암)은 간에서 만드는 담즙을 십이지장으로 보내는 관인 담관에서 발생한다. 간내 담도에서 생기는 간내 담도암과, 간 외

담도에서 생기는 간외 담도암으로 나뉜다. 60세 이상 연령에서 많으며, 여성보다 남성에서 1.3배 더 흔하다. 발병 원인이 명확하지 않으나 만성담관염, 간디스토마 감염, 담도결석(20~30%에서 동반)과 관련이 있다. 초기에는 증상이 없으나, 종양으로 인해 담도가 막히면 황달과 진한 갈색의 소변(황달뇨)이 나타난다. 피부 가려움증, 복통과 체중 감소, 발열, 회색변, 소화 장애도 나타날 수 있다. 조기 진단이 어렵고 상당히 진행한 후 발견하는 경우가 많다. 간 밖의 담도에 생긴 종양은 담도를 절제(총담관절제술)하여 치료할 수 있으나, 간 안에 있는 담도에 생긴 종양은 간 일부를 절제해야 한다.

담도암이나 쓸개암은 환자 수가 적다. 그러니 효과가 있는 약을 개발하려고 달려드는 제약업체가 많지 않다. 약 개발 우선순위에서 밀려 대규모 임상시험이 별로 없다.

'쓸개 빠진 놈?'
쓸개가 없어도 괜찮을까?

조진규 교수는 "쓸개암은 조기에 발견하기 힘들다"라고 말했다. 그는 쓸개가 주먹만 한 크기라고 했다. 타원형이고, 직경은 8~9cm쯤이다. 줄었다 늘어났다 한다. 밥을 안 먹고 금식하면 쓸개가 담즙을 분비하지 않으니 커진다. 직경 10~15cm가 된다. 밥을 먹고 나면 소화액이 빠져나가 5~6cm 크기로 줄어든다. 그렇기에 복부초음파 검사를 할 때 금식하고 오라고 환자에게 주문한다. 쓸개를 크게 해서 잘 보기 위함이다.

음식이 소화기에 들어온 건 어떻게 쓸개가 알아차릴까? 음식이 들어오면 십이지장에 있는 내분비세포(I세포)가 콜레시스토키닌CCK이라는 호르몬을 분비하고, CCK는 인근 모세혈관으로 진입해 혈관을 통해 쓸개까지 간다. CCK는 쓸개에 있는 CCK 수용체와 결합하고, 최종적으로 쓸개에게 수축하라는 지시가 전달된다. 쓸개가 수축하면 안에 들어 있는 쓸개즙이 담도('담관'이라고도 한다)로 배출되고, 십이지장으로 흘러나온다. 쓸개즙이 나올 때 췌장에서는 췌장액이 거의 동시에 나온다. 쓸개즙과 췌장액이 같이 나오도록 조절하는 역할을 오디 괄약근Sphincter of Oddi이 한다. 오디 괄약근은 십이지장 팽대부Ampulla of Vater에 있다. CCK가 쓸개를 쥐어짜는 동시에 오디 괄약근을 이완시켜 쓸개즙(담즙)과 췌장액이 십이지장으로 분비되도록 돕는다. 쓸개즙은 지방 소화효소, 췌장액은 탄수화물, 단백질, 지방 소화효소를 갖고 있다. 탄수화물 소화효소는 아밀라아제, 지방 소화효소는 리파아제, 단백질 소화효소는 트립신이다. 간이 하는 많은 일 중 하나가 쓸개즙 생산이며, 쓸개는 간에서 보내온 쓸개즙을 농축, 저장하는 보관 창고다. 쓸개즙은 간에서 하루에 900ml 나오고, 쓸개의 저장 능력은 최대 150~200ml다. 간에서 생산한 쓸개즙은 저장 창고가 있는데, 췌장이 만드는 소화액은 왜 별도의 저장고가 없을까? 조진규 교수는 "췌장액 저장고는 췌장샘세포라고 보면 된다"라고 말했다.

'쓸개 빠진 놈'이라는 속어가 있다. 쓸개가 없어도 괜찮을까? 조진규 교수는 "쓸개가 없으면 음식 소화가 안 되는 것 아니냐며 사람들이 궁금해한다"라며 "쓸개가 없으면 남아 있는 담관이 쓸개 대신 담즙을 저장하는 역할을 한다. 쓸개를 제거하고 시간이 좀 지나면 담관이 늘어나며, 담관이 담즙 저장 기능을 하게 된다"라고 말했다. 쓸개가 없으면 소화능력이 80%까지 떨어질 수 있다. 그럼에도 일상생활에 불편을 줄 정도는 아니다. 쓸개를 떼고 난 직후에 기름진 음식을 먹으면 설사를 할 수 있다. 지방을 소화 못 한 탓이다. 이는 일시적인 증상이고, 담관이 어느 정도 쓸개를 대신하게 되면 증상은 개선된다.

쓸개에 생기는 돌이 담석이다. 쓸개는 간에서 들어온 담즙을 농축해서 저장하는데, 농축 과정에서 성분들이 균형 잡혀 있어야 한다. 어느 한 성분이 많아지면 돌이 만들어진다. 요즘은 콜레스테롤 과잉이 문제다. 서구화된 식습관으로 많은 사람에게 고지혈증, 비만과 당뇨가 많다. 조진규 교수는 "콜레스테롤이 과도하게 분비되면서 담석을 많이 만든다"라고 말했다. 1970년쯤까지는 색소성 담석이 많았다. 담도 간염, 알코올성 간경화, 또는 간흡충(간디스토마)이 있을 때 담석이 잘 생긴다.

담석 치료는 과거에는 체외충격파로 부쉈다. 요즘은 그렇게 하지 않는다. 깨진 돌이 담석 재발의 원인이 되고 담관을 막을 수 있기 때문이다. 대신 담낭 절제술을 하는데, 돌만 빼내는 게 아니라 쓸개를 아예 제거한다. 한번 돌이 생긴 쓸개는 또 돌을 만들기 때문이다. 담즙이 계속 고여 있으면 담석이 만들어진다고 알려져 있기에, 세계 모든 의사가 담석만 제거하지 않고, 쓸개를 제거해버린다.

조진규 교수는 "쓸개암이 많이 발생하는 국가가 몇 곳 있다. 한국, 일본, 칠레, 인도다. 다른 나라에서는 드물다"라고 말했다. 중국도 한국보다 발생률이 낮다. 미국은 환자가 적어, 쓸개암에 대한 관심이 낮다. 한국에서는 담낭-담도암 발생 건수가 연간 7,617건이었다(2023년에 발표한 중앙암등록본부의 2021년 통계). 이 중 담도암이 4,833건, 쓸개암이 2,784건이다. 조진규 교수는 "담낭-담도암은 함께 통계를 낸다. 두 암의 발생 건수가 전체 암 발생 건수의 2~3%이고, 암 순위에서는 9위일 것"이라고 말했다.

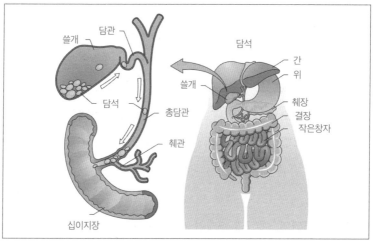

〔그림 7-4〕 쓸개와 담도, 십이지장을 보여주는 그림. 쓸개에 돌이 생기면 어떻게 문제를 일으키는지를 표현하고 있다. 간에서 생산한 담즙은 쓸개에 가서 저장되며, 음식이 소화기에 들어왔다는 신호를 받으면 담즙을 십이지장으로 방출한다.

왜 한국인에게는 쓸개암이 많은가? 조진규 교수는 "쓸개암 발병 요인이 밝혀진 게 없다"라고 말했다. 쓸개암 빈발 국가를 추적해보면 담석이 많이 생기는 나라와 비슷하다. 담석은 인종, 유전자와 관련이 있다고 알려져 있기에, 쓸개암 발병에도 유전적인 요인이 있지 않을까 추측만 하고 있다. 조 교수는 "쓸개암은 다른 암종에 비해 연구가 많이 부족하다"라며 "명확하게 밝혀진 발병 원인이 없다. 그렇다 보니 예방법이 딱히 없다"라고 말했다. 알려진 위험인자를 피하면 좋다. 쓸개암 위험인자는 비만, 흡연, 담석, 담낭 용종, 담도계의 해부학적 기형, 고지혈증 등이다. 위험인자를 갖고 있는 사람은 정기적으로 검사해야 한다. 국가 건강검진의 5대 암 검진에 쓸개암은 포함되어 있지 않다. 그러니 검사 비용은 개인이 부담해야 한다.

쓸개암에서 가장 중요한 검사는 복부초음파 검사다. 조진규 교수는 "복부초음파 검사를 정기적으로 하길 권한다"라며 "얼마 만에 한 번씩 해야 하는지에 대해 명확하게 권고하는 기준은 없다. 그러나 조기 발견을 위해서는 40세 이상인 경우에 암의 가족력이 있거나, 위험인자가 있으면 매년 복부초음파 검사를 권유한다"라고 말했다. 그는 자신의 건강 관리를 위해 5년에 한 번은 복부 CT를 찍고 2년에 한 번 복부초음파 검사를 받는다고 했다.

처음부터 복부 CT를 찍을 필요는 없다. 복부초음파 검사를 해서 이상이 발견되면, 예컨대 쓸개암으로 의심되는 소견이 있다면, 정밀하게 보기 위해 CT를 찍으면 된다. 초음파는 보통 조직을 2mm 정도까지 세밀하게 볼 수 있다고 알려져 있고, CT는 더 작은 것도 볼 수 있다. 조진규 교수는 "가장 중요한 건 수술로 떼어낼 수 있는 쓸개 암인지를 CT로 확인하는 것"이라고 말했다. 쓸개는 주변 장기와 매우 인접해 있다. 간, 위, 십이지장, 췌장이 거의 붙어 있다. 또한 간혈관(간동맥, 간문맥)이 인접해 있어 쓸개에서 시작한 암이 주변 장기에 쉽게 침범할 수 있다. 인접 장기 침범이나 혈관 침범 여부를 CT를 찍어 확인한다. 림프절 전이 여부를 확인하기 위해서도 CT를 찍는다.

그렇다면 MRI는 어떤 경우에 찍을까? 조 교수는 "담도에 기형이 많다. 담도는 간에서 담즙이 나와, 십이지장까지 흘러내려 가는 길이다. 담도가 기형인지 아닌지 그 구조를 확인해야 수술할 수 있다"라고 말했다. 또 MRI 영상을 보면 암이 간으로, 담관으로 침범했는지를 CT보다 확인하기 쉽다. 조진규 교수는 "자기공명담관조영술 MRCP은 담관을 더 잘 볼 수 있게 특화된 MRI 검사다"라고 말했다. MRI는 엑스선 촬영이 아니기에 CT처럼 방사선 노출 위험이 없다는 장점이 있다. 또 PET-CT는 원격전이 여부를 확인할 때 사용한다. 진행성 암인 경우에 PET-CT를 찍도록 한다.

조진규 교수는 담관 기형을 갖고 있는 사람들이 있다고 했다. 어떤 경우에 담관 기형이라고 할까? 간에서 내려오는 담관은 보통 2개다. 간의 우엽에서 관이 하나 내려오고, 간의 좌엽에서 관이 또 내려온다. 2가지 담관이 만나 하나가 되는 것을 총담관이라고 한다. 전체적으로 보면 Y자형이다. 총담관이 Y자형이 아니라 삼지창 모양인 사람도 있다. 담관이 3개이고, 그게 하나로 합쳐진 경우다. 조 교수는 "사람마다 다를 수 있다"라고 말했다.

조진규 교수는 "쓸개암은 증상이 없고, 특별한 증상이 있으면 많이 진행되어 수술로 절제가 불가능한 경우가 대부분이다"라고 말했다. 수술이 불가능한 경우는 3기 일부와 4기다. 1, 2기 병기 때는 모호한 통증이 있을 수 있다. 환자는 주로 소화 불량 때문이라고 생각한다. 체한 듯한 느낌 또는 우상복부, 즉 오른쪽 배 위쪽에 불쾌한 느낌을 호소한다. 일반적인 암의 전형적인 증상은 피로감, 허약감인데, 쓸개암도 비슷하다. 그렇게 모호한 통증이 수개월 진행되면, 황달이 많이 생기고 우상 복부 통증이 온다. 이후 체중 감소가 나타난다. 간혹 오른쪽 갈비뼈 밑에서 혹이 만져진다고 하는 환자도 있다. 조진규 교수는 "암이 자라 몽우리가 질 정도의 크기가 됐는데 통증이 없으니, 이게 뭐지 하고 환자들이 찾아온다"라고 말했다. 어깨가 아프다는 사람도 있다. 이 경우에는 쓸개암인 줄 모르고 정형외과 치료를 잘못 받는다. 황달이 오는 이유는 암이 담관을 침범해 그곳을 막아, 담즙이 십이지장으로 못 내려가기 때문이다. 담즙 속에는 빌리루빈이라는 색소가 있다. 빌리루빈은 간에서 적혈구를 분해하면 생긴다. 간에서 빌리루빈이 배출되면 담관을 통해 십이지장으로 들어가고 최종적으로 항문을 통해 몸 밖으로 배출된다. 대변 색깔은 빌리루빈의 영향으로 갈색을 띤다. 그런데 담도가 막혀 배출되지 못하니 담도 인근의 혈관으로 흘러 들어간다. 핏속의 빌리루빈 수치가 올라간다. 빌리루빈이 이후 피부에 침착되면 피부가 노랗게 보이는 황달 현상이 나타난다. 경상국립대병원을 찾아오는 쓸개암 의심 소견 환자의 70%는 초음파 검진을 통해 쓸개암을 진단받은 경우다.

과거에는 황달 증상이거나 체중의 급격한 감소로 찾아왔는데, 달라졌다. 병이 덜 진행한 상태에서 온다. 외래로 찾아오면 CT 검사부터 하고, 수술이 가능한지 여부를 입원해서 확인하게 된다.

쓸개암은 항암제 감수성이
떨어진다

조진규 교수는 "쓸개암 치료의 원칙은 수술이다. 다른 근본적인 치료 방법이 없다"라고 말했다. 항암제 감수성이라는 말이 있다. 항암제가 잘 듣는 암인지를 표현하는 용어다. 조진규 교수는 "쓸개암은 항암제 감수성이 떨어진다. 다른 암종에 비해 항암제 효과가 낮다"라고 말했다. 쓸 수 있는 약도 많지 않고, 의사가 항암제를 강력하게 권고할 수 있는 근거가 부족하다. 대규모 임상 시험에서 약효가 증명된 쓸개암 치료제가 없다는 말이다. 건강진단을 통해 쓸개암을 발견한 경우는 조기암인 1기 혹은 2기다. 1기면 생존율이 90% 이상이다. 그러나 2기만 되어도 생존율이 50% 이하로 뚝 떨어진다. 조진규 교수는 "1기와 2기 간 생존율에 큰 차이가 있어, 조기 발견과 조기 검진이 중요하다"라고 강조했다. 쓸개암 1기는 암이 쓸개 안에 있는 경우이고, 이때는 쓸개만 절제한다. 이를 의학용어로 '단순 담낭 절제술'이라고 한다. 치료 효과가 충분하다.

2기는 담낭 주변의 조직, 즉 담낭 주변의 림프절을 절제하고, 경우에 따라서는 담낭이 붙어 있는 간을 부분적으로 절제한다. 이를 '확대 담낭 절제술'이라고 한다. '근치적 담낭 절제술'이라고도 부른다. 3, 4기는 수술이 거의 어렵다. 3기 중 일부는 수술이 가능하다. 주변 장기 중 한 곳으로만 침범한 경우에 한한다. 예컨대 조진규 교수는 간으로 침범한 경우에 수술을 한다. 인근 혈관, 즉 간동맥이나 간문맥으로 암세포가 침범한 경우는 쉽지 않다. 오른쪽 간 절제를 추가로 해야 해서, 수술이 가능한지 환자의 간 기능을 먼저 확인한다. 오른쪽 간이 간 전체 크기의 60%를 차지하기에, 오른쪽 간을 다 절제해도 환자가 살 수 있는지 여부가 변수가 된다. 또 그런 수술을 견딜 수 있는 체력이 되는지가 중요하다. 조진규 교수는 "이건 내가 혼자 결정하는 게 아니다. 다학제 진료로 결정한다. 외과, 영상의학과, 혈액종양내과, 소화기내과, 방사선종양학과, 핵의학과 교수들이 모여 논의하고 환자 맞춤형 치료 방법을 정한다"라고 말했다.

쓸개를 절제하는 수술은 어려울까? 조 교수는 "쉬운 수술은 아니다"라고 말했다. 주변 구조물이 복잡하기 때문이다. 쓸개에서 시작한 암이 주변 장기로 쉽게 옮겨갈 수 있다. 간으로 가는 혈관도 복잡하다. 수술할 때 간의 주요 혈관을 보존하면서, 조직을 충분하게 절제하는 것이 중요하다. 조진규 교수가 가장 많이 하는 수술은 병기 1기 환자들이다. 전체 수술 환자의 절반 이상 된다. 담낭만 제거하는 경우에는 수술이 1시간 내에 끝난다. 2기부터는 확대담낭절제술이다 보니, 일반적으로 4~5시간 걸린다.

그렇다면 3, 4기 환자는 어떻게 치료할까? 항암치료와 방사선 치료를 병행하기도 하고, 항암화학요법 한 가지 치료만 하기도 한다. 조진규 교수는 좋은 항암치료제가 쓸개암에는 없다고 했다. 기적의 약은 없고, 전통적으로 사용하는 세포독성 화학요법인 5-FU를 기반으로 한 치료를 한다. 표적치료제가 일부 나오기는 했다. 트라스투주맙(상품명 허셉틴)과 같은 약이다. 하지만 항암화학요법보다 나은 결과를 보여주지 못한다. 일부 환자에서는 효과가 있어 장기 생존한다는 보고가 있다. 현재는 그렇다 해도, 미래에 좋은 치료제가 나올 경우를 대비해야 한다. 조진규 교수는 쓸개암 환자의 암 유전자 검사를 적극적으로 권한다. 그는 "전 세계적으로 유전자 검사를 권하고 있는 추세다"라고 말했다. 새로운 치료제가 많이 연구되고 있어, 언젠가 약이 나오면 쓸 수 있도록 검사를 받아놓는 것이다.

조진규 교수의 부친은 2020년 5월 담도암으로 사망했다. 2019년 1월에 암을 발견했고, 2년을 못 버티고 돌아가셨다. 70세를 전후해 발병했고, 이전에는 증상이 없었다. 5년마다 CT를 찍으면서 건강관리를 잘하셨으나, 막상 병이 생겼을 때는 손쓸 도리가 없었다. 아들이 경상국립대병원 교수가 된 해에 발병해 조진규 교수가 주치의를 맡았다. 그는 매우 괴로웠다. CT를 찍어보니 간에 1.5cm 크기의 작은 혹이 보였다. 담도암처럼 보였다. 이런 경우가 간내 담도암이다. 처음에는 간을 잘라내는 수술을 하면 되지 않을까 기대했다. PET-CT를 찍어보니, 다른 곳으로 전이된 게 보였다. PET-CT 영상을 보고, 그는 많이 울었다. 검사 결과를 바로 말씀드리지 못하고, 2~3일 후에야 전할 수 있었다.

돌이켜 생각해보니, 아버지는 한 달 전부터 저녁 식사를 하기 싫다고 하셨다. 소화가 안 되어 잘 때 불편하다고 했다. 지금 와서 생각해보니 그게 담도암 증상 중 하나였다. 그만큼 담도암과 쓸개암은 증상이 뚜렷하지 않다. 진단받기 몇 달 전에는 칠순 기념으로 해외여행을 다녀왔다. 해외여행 중에 아버지의 체력이 많이 떨어져 보였다. 그래서 귀국해서 CT를 찍어봤더니 담도암 판정을 받은 것이다. 수술은 못 하고 항암치료를 해야겠다고 말씀드렸다. 아버지는 삶을 마무리할 준비를 해야 한다는 아들의 말을 듣고 처음에는 받아들이지 못했다. 암이 있는 건 알겠는데, 왜 치료를 못 하느냐고 했다. 조진규 교수는 "모든 암 환자가 처음에는 다 부정한다"라고 말했다. 아버지의 항암치료 성적도 괜찮았다. 하지만 결국 항암제에 내성이 생겼고, 암이 재발했다. 표적치료제도 써봤으나 큰 효과를 보지 못했다. 진단하고 2년이 채 못 되어 돌아가셨다. 조진규 교수는 자신이 진료하는 암인데, 그 암으로 부친이 숨지자 자책을 많이 하기도 했다. 조 교수는 부친의 투병 과정에서 느낀 절망과 한계를 환자들에게 반복하지 않기 위해 연구와 치료에 전념하고 있다.

글을
마무리하며

의사들을 만나 보니 췌장암과 담도암, 쓸개암 모두 조기에 발견하기 쉽지 않고 치료하기도 어려웠다. 많이 발생하는 암은 아니나, 한국인에게 비교적 흔한 암이어서 무심할 수 없다. 이들 암의 공격을 어떻게 피할 것인가? 암이 진행하는 걸 일찍 알아내야 하는데, 그게 가능할까?

췌장암의 경우는 조기 진단이 쉽지 않다. 그래서 내가 만난 의사들은 고위험군에 대해서만 선별 검사를 받으라고 권한다고 말했다. 고위험군은 직계 가족에 췌장암 환자가 있는 경우, 관련 유전적 돌연변이를 갖고 있는 경우, 만성 췌장염이 있거나 흡연하는 경우다. 고위험군이 아니면, 의사들은 선별 검진을 권장하지 않는다.

나를 비롯해 사람들 대부분은 췌담도암 고위험군이 아니다. 그러면 어떻게 해야 할까? 일단은 매년 건강검진 때 복부초음파 검사 결과를 잘 지켜봐야 한다. 1년 간격으로 검사를 받아도 그사이에 췌장암이 진행할 수 있다. 그로 인한 피해를 줄이려면 어떻게 해야 할까? 관련 증상을 잘 기억하고 있다가 복통, 등통, 체중이 급격히 줄어드는 현상 등 의심 가는 증상이 나타나면 빨리 병원에 가야겠구나 싶다.

담도암, 쓸개암도 마찬가지다. 조기 검진하는 방법밖에 없다. 복부 영상을 일정 주기마다 찍어서 이상이 없는지를 확인하는 것이 현재로서는 최선의 방어다.

항암제 이름은
왜 기이한가?

항암제 이름은 독특하다. '맙(mab)' 혹은 '닙(nib)'으로 끝나는 항암치료제가 많다. 패턴이 있다. 이들 패턴을 만드는 규칙이 무엇인가? 이 같은 작명은 세계보건기구가 1950년에 도입한 국제일반명(INN, International Nonproprietary Name) 체계에 근거한다. 국제일반명은 의약품 작명법을 표준화하여, 사용자 간 소통을 원활하게 하고, 사고 발생을 줄이는 것이 목적이다.

펨브롤리주맙과 같이 '맙(mab)'으로 끝나는 제품은 단클론항체 약임을 가리킨다. '맙(mab)'은 단클론항체(monoclonal antibody)의 영어 앞 글자 일부를 조합한 데서 왔다. 단클론항체는 항체인데 '단클론'이고, 이때 '항체'란 특정한 '항원'을 인식하는 물질이다. '항원'은 외부에서 침입한 병원체나 내부에서 문제를 일으킨 암 관련 분자다. 또한 '단클론'은 이 약이 하나의 동일한 B세포 클론에서 유래했음을 가리킨다.

단클론항체약이 작용하는 방식에 따라 면역항암제가 되기도 하고, 표적치료제가 되기도 한다. 면역항암제는 T세포를 활성화한다. 이 그룹에는 펨브롤리주맙(제품명 키트루다), 더발루맙(적응증 담도암, 비소세포폐암 등, 제품명 임핀지), 니볼루맙(적응증 비소세포폐암 등, 제품명 옵디보), 아테졸리주맙(비소세포폐암 등을 치료, 제품명 텍센트릭) 등이 있다.

'맙'으로 끝나는 표적치료제에는 트라스투주맙(적응증 HER2 유방암, 제품명 허셉틴), 베바시주맙(혈관 신생을 억제하는 표적치료제, 제품명 아바스틴), 세툭시맙(대장암 등을 치료, 제품명 얼비툭스), 리툭시맙(비호지킨 림프종 등을 치료, 제품명 맙테라, 리툭산) 등이 있다.

'닙'으로 끝나는 약은 소분자억제제(small molecule inhibitor)임을 가리킨다. '소분자'는 분자 크기가 일반적으로 작고(500달톤 이하), 이 같은 특징으로 인해 다양한 표적에 도달할 수 있다. 항암제로 사용되는 소분자억제제에서는 티로신 인산화효소 억제제(TKI)가 유명하다. 효소(티로신 인산화효소)의 활성 부위를 차단하여 암세포의 신호 전달을 억제한다. 만성 골수성 백혈병 치료제로, 기적의 표적치료제로 갈채를 받았던 이매티닙이 처음 개발된 TKI다. 이매티닙 외에도 소토라십(폐암, 췌장암 등 치료, 제품명 루마크라스), 오시머티닙(상품명 타그리소, 적응증 비소세포폐암) 등이 있다.

접미사인 '맙' '닙' 말고, 의약품 이름의 접두사나 중간 부분은 또 어떤 뜻을 갖고 있을까? 가장 주목받는 면역항암제인 펨브롤리주맙을 살펴보자. 이 약의 접두사인 '펨브로'는 약물 고유의 이름으로 특별한 의미를 갖고 있지 않다. 중간 부분인 '리(li)'는 이 약이 면역계(immune system)에 작용함을 가리킨다.

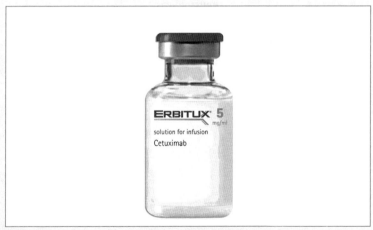

〔그림 7-5〕 표적치료제 세툭시맙. © https://emedz.net/cetuximab-erbitux

췌담도암은 췌장암, 담도암, 쓸개암을 포함하는 이름이다. 초기에는 증상이 거의 없고 진단 시 이미 진행된 경우가 많아 침묵의 암으로 불린다. 췌장암은 5년 생존율이 매우 낮아 치명적이며, 담도암과 쓸개암도 조기 진단이 어렵다. 각 암의 특징을 살펴보면 다음과 같다.

특성	췌장암	담도암	쓸개암(담낭암)
발생 부위	췌장(주로 머리 부분)	간에서 십이지장을 잇는 담도	쓸개(담즙을 저장하는 기관)
주요 증상	체중 감소, 복통, 황달, 당뇨 발생 또는 악화	황달, 가려움증, 복부 통증, 체중 감소	복부 통증, 메스꺼움, 담석 동반
진단 시기	대부분 말기에 발견	증상 발생 후 발견, 많이 진행된 경우가 많음	대개 우연히 발견되나 진행된 경우도 많음
위험 요인	흡연, 비만, 당뇨, 만성 췌장염	담즙 정체, 간흡충 감염, 담석	담석, 고지혈증, 비만
발병률	전체 암 중 약 3%	한국과 동남아시아에서 발병률이 높음	세계적으로 드문 암, 한국에서 상대적으로 높음
치료법	수술, 항암요법(폴피리녹스 등)	수술, 내시경 시술, 항암요법	수술(담낭 절제술), 항암요법
예후	5년 생존율 10~20%	5년 생존율 약 20~30%	5년 생존율 약 20~30%

8장

부인암
표적치료로
생존율을 높이다

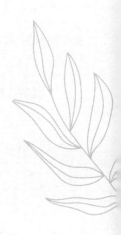

여성 생식기 공부는 처음이다. 부인암은 여성 생식기에 발생하는 암이다. 내가 생식능력이 왕성할 때 같으면 부인암에 관해 물으러 의사를 찾아갔을 때 얼굴이 화끈거릴 것 같다. 질병이 아니라, 생식기관으로 바라보게 되기 때문이다. 이제 그런 열정의 시기도 지나갔고, 흥분된 마음을 가라앉히고 여성 생식기 암에 대해 묻고 공부할 수 있을 것 같다.

나는 여성 생식기에 대해 아무것도 모른다. 남자인 내 생식기의 해부학적 구조도 몰랐는데, 여성의 몸은 말할 것도 없다, 기껏해야 자궁, 자궁 입구의 질, 난소의 해부학적 구조 정도나 이해하고 있다.

나는 왜 남자나 여자의 몸에 대해 잘 모르고 있는 걸까? 개인적으로 관심이 없어서일까, 아니면 학교 교육에 허점이 있는 것인가? 나 뿐 아니라 한국인 대부분이 비슷할 거라고 생각한다.

백신과 조기 검진으로
막을 수 있는 자궁경부암

유튜브 동영상에서 서동수 부산대병원 산부인과 교수가 빨간색 뿔테 안경을 쓰고 부인암에 관해 설명한다. 부인암을 자궁경부암, 자궁내막암, 난소암으로 나눌 수 있다고 했다. 부인암 분류를 그렇게 한다는 걸 나는 이걸 보고서야 처음 알았다.

부인암, 그중에서도 자궁경부암에 관해 물어보려고 부산대병원 암센터빌딩 3층으로 갔다. 서동수 교수의 안경이 그사이 쇠테로 바뀌어 있었다. 서동수 교수는 "산부인과는 내과 치료와 외과 치료를 모두 한다. 그래서 흥미롭다"라며 "다양한 걸 다루다 보니 지루할 새가 없다"라고 말했다. 그는 무엇보다 젊은 여성의 건강을 지키는 것이 중요하다고 여러 번 강조했다. 한국에서 인구가 계속 감소하는 추세인데, 출산을 원하는 젊은 여성이 원하는 대로 할 수 있도록 산부인과 의사가 도와줘야 한다고 했다. 서동수 교수는 "여성 환자가 안전해야 가정이 안전하고, 국가가 안전하다"라고 말했다.

자궁은 태아가 자라는 집이고, 자궁경부는 자궁을 지키는 문에 해당한다. 자궁경부는 질에서 자궁으로 이어지는 입구에 있다. 자궁경부의 '경부'라는 단어가 낯설다. 알아보니, 경부의 '경頸'은 '목'이라는 뜻의 한자어다. 자궁경부는 좁은 문이다. 자궁경부가 좁아서 '자궁 목'이라고 불린다.

자궁경부가 왜 좁은지 물었다. 서동수 교수는 "자궁이 얼마나 신성한 자리인가? 아기가 착상하는 자리다. 이곳에 균이 들어오면 안 된다. 자궁을 지키기 위해 자궁경부가 좁아야 한다"라고 말했다. 자궁경부는 임신하면 자궁 내 태아를 잡아준다. 태아가 3.5kg이라고 할 때, 태반과 양수까지 하면 11kg 이상이다. 이렇게 무거운 걸 자궁 안에 잡아두려면 자궁경부가 튼튼해야 한다. 그렇지 않으면 태아가 자궁에서 빠져나갈 수 있다. 또한 자궁경부는 약산성을 띤다. 산성을 띠면 세균과 바이러스에 저항력을 갖는다. 그는 "안전한 임신을 위해 약산성 물질로 자궁을 방어하는 것이다"라고 말했다. 자궁경부의 건강을 위협하는 요인은 많다. 가령, 산성 물질에 들어 있는 양성자들은 병균의 세포막에 있는 이중 지질층을 파괴할 수 있고, 단백질 구조를 변형시킬 수 있다. 질 입구 바로 아래에는 대장의 끝인 항문이 있다. 대장에는 대장균이 수도 없이 많이 산다. 대장균이 질 안으로 침범할 수 있다.

우리 할머니들은 출산 횟수가 많았다. 출산할 때마다 자궁경부를 많이 다쳤다. 다치고 아물고, 또 출산으로 다치고 아물었다. 그런 곳에 특정 바이러스가 증식하면, 자궁경부암으로 이어졌다. 이때 말썽을 일으키는 바이러스는 사람유두종 바이러스HPV다. 자궁경부암은 바이러스 감염이 암으로 이어지는 케이스다.

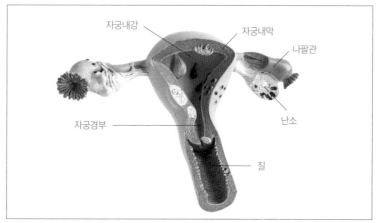

〔그림 8-1〕 자궁의 구조. 위에서 아래쪽으로 자궁, 자궁경부, 질이 있다. 자궁의 양옆에 나팔관과 난소가 있다.

젊은 여성이 문제다. 서동수 교수는 "성관계를 시작하는 나이가 너무 빨라지고 있다. 10대 초반에 성관계를 시작하는 사람이 늘고 있고, 또 파트너가 많아서 문제다"라고 말했다. 관련 학회가 응답 조사를 할 때마다 처음 성관계를 하는 나이가 어려지고 있다. 미국이나 브라질, 덴마크는 연령대가 더 내려간다. 미국의 경우 청소년기 여성의 7%가 13세 이하에서 첫 성경험을 했다고 응답했다(2023년 자료). 브라질의 경우 13세 미만의 나이에 성관계를 한 여성이 32%라고 나와 있다. 한국은 어떤가? 19세 이하에 첫 성경험을 했다는 사람이 응답자의 6.0%였다고 2022년 한국보건의료연구원 조사에서 나온 적이 있다.

성관계를 하는 연령대가 내려가면 왜 문제인가? 자궁경부는 생리 전인 10대 초반과, 생리를 시작한 후의 모습이 다르다. 10대 초반에는 자궁경부 표면에 해당하는 상피가 완전히 덮여 있지 않다. 다시 말해 잘 발달해 있지 않다. 생리를 시작해 규칙적으로 돌아가면 자궁경부 환경이 약산성이 되고, 약산성이 되면 자궁경부가 상피로 덮인다. 이를 의사는 상피화생이라고 한다. 평균적으로 14세 전후로 상피화생 과정이 진행된다. 상피가 완전히 덮이기 전에 성관계를 시작하면 상피화생이 잘 진행되지 않는다. 불완전하게 자라거나, 자라지 않는다. 이런 상태를 자궁경부 미란cervical erosion이라고 한다. 자궁경부의 질병 퇴치력이 약해진다.

정부는 자궁경부암 예방을 위해 무료 백신을 제공한다. 백신의 예방 효과는 99%다. 그전까지는 12~17세 여성이 사람유두종 바이러스 백신 접종 대상이었으나, 2022년 백신 접종 대상자를 확대했다. 18~26세 저소득층 여성에게도 무료 백신을 지원한다. 취약 계층과 차상위 계층이 아니면 자비 부담으로 백신 접종을 해야 한다. 경제력을 기준으로 무료 백신 지원자를 확대한 이유는 무엇일까? "경제적으로 취약한 경우에는 병원에 접근하기가 어렵고, 위생 문제도 있다. 어떤 경우에는 성관계 시작이 조금 더 빠른 것 같다. 부모가 경제활동을 하느라 바쁘다 보니, 국가가 제공하는 선별 검사, 즉 무료 백신 접종을 못 맞을 수 있다. 많은 파트너와 관계를 맺을 수도 있다. 이런 걸 감안해서 취약계층으로 무료 백신 접종 대상을 확대했다."

성관계 파트너 숫자가 사람유두종 바이러스 감염과 관계가 있는 건 또 왜일까? 사람유두종 바이러스는 질과 자궁경부에 침입하면 8~14개월을 증상 없이 산다. 드물게 10~20%는 전구병변이나 이형증이라는 병변으로 진행된다. 이 중 1% 정도가 암으로 간다. 그러므로 암으로 진행되는 건 바이러스 감염자의 0.1%다. 서동수 교수가 코로나19 바이러스 감염을 생각해보자고 했다. 코로나 대유행 때 대부분 감염자는 큰 문제없이 회복되었으나 폐렴 악화로 죽은 사람들이 있다. 자궁경부암에서도 마찬가지다. 8~14개월 살다가 바이러스가 나가야 하는데, 다른 파트너와 관계를 맺으면 다른 변이를 가진 사람유두종 바이러스가 들어올 수 있다. 성인 남성 10명 중 한 명 정도가 사람유두종 바이러스에 감염되어 있다.

사람유두종 바이러스는 악성 변이가 20종 이상이고, 나머지는 양성 변이, 즉 사마귀가 생기는 종류들이다. 사람유두종 바이러스는 지금까지 200여 종이 알려져 있다. 사람유두종 바이러스 변이에는 번호가 붙어 있다. 6형, 11형, 16형, 18형, 31형 등 변이가 발견될 때마다 번호가 붙었다. 성관계 파트너가 많으면 다음과 같이 된다. 한 파트너를 통해서 16형이 들어왔는데 시간이 지나 16형이 나갈 때쯤에 다른 파트너를 통해서 18형이 들어올 수 있다. 그러면 바이러스 감염 상황이 끊이지 않는다. 자궁경부암 발생 위험성이 높아진다. 서동수 교수가 감기에 비교해서 설명한다. 감기에 잠깐 걸리면 그걸로 끝이다. 그런데 감기가 1년 이상 지속되면 기관지염이나 폐렴, 혹은 폐암까지 진행할 가능성이 있다.

국가가 제공하는 백신 두 종류는 가다실과 서바릭스다. 가다실은

4가 백신이고, 서바릭스는 2가 백신이다. 가다실 4가 백신은 네 종류의 바이러스 변이(6, 11, 16, 18형)에 효과가 있고, 서바릭스 2가 백신은 두 종류의 바이러스 변이(16, 18형)에 효과가 있다. 서동수 교수는 "16형과 18형 바이러스가 발병의 70%를 차지한다"라고 말했다. 사마귀는 대부분 사람유두종 바이러스 감염이 원인이고, 이 중 생식기 사마귀를 만드는 바이러스 변이는 6형, 11형이다. 분만할 때 산모가 갖고 있던 바이러스에 신생아가 감염된다. 사마귀 바이러스가 신생아 후두에 감염을 일으킬 경우, 아기가 숨을 잘 못 쉴 수 있다. 서동수 교수는 "얼마 전에도 소아과와 이비인후과에서 사마귀 바이러스에 감염된 아이 수술을 서너 번 계속했다"라고 말했다. 가다실은 사마귀까지 커버한다. 서동수 교수는 "분만을 계획하고 있다면 가다실 백신을 선택할 것을 권한다"라고 말했다.

서바릭스는 자궁경부암을 방어하는 데 집중하는 백신이다. 서바릭스는 '교차반응'이 좋다는 장점이 있다. 16번, 18번 외에 예컨대 31번, 33번의 침입에도 효과가 있다. 그런 걸 교차 반응이 좋다고 한다. 10~20대의 48%가 사람유두종 바이러스에 감염되어 있다. 성관계가 많고, 다양한 형태의 피부 접촉도 많을 때이기 때문이다. 증상이 보통 없다. 유병률은 30~40대가 되면 20%로 뚝 떨어진다. 60대가 되면 더 떨어지고, 70~80대에는 다시 올라간다. 70~80대의 유병률이 높은 건 면역력 저하가 원인이다. 질 내 환경이 젊었을 때는 약산성으로 유지되나, 폐경 이후에는 약산성에서 중성으로 달라진다. 그러면 바이러스 감염에 취약해진다. 공동목욕탕을 이용한다거나,

다른 사람이 만진 수건을 쓰면 감염될 수 있다.

자궁경부암 국가 무료 검진은 2년마다 한다. 자궁경부나 질에서 떨어져 나온 세포를 긁어내 슬라이드에 올려놓고 관찰해서 이상 세포가 있는지를 확인한다(자궁경부 세포검사). 바이러스 검사를 하는 건 아니다. 선별검사에서 이상이 발견된 경우에는, 바이러스 검사를 건강보험을 적용받아 할 수 있다. 서동수 교수는 "자궁경부 세포 검사의 정확도가 너무 낮다. 40~50%밖에 안 된다"라고 말했다.

자궁경부암에는 상피세포에서 생기는 편평상피세포암과 분비샘 세포에서 생기는 선암(線癌, 샘암) 두 종류가 있고, 이 중 편평상피세포암이 80%를 차지한다. 자료를 찾아보니 자궁경부의 외부, 즉 질 쪽 표면은 얇고 편평한 상피세포로 덮여 있고, 자궁경부의 안쪽, 즉 자궁 쪽은 점액을 분비하는 분비샘세포(원주상피)로 덮여 있다. 2개의 서로 다른 상피가 만나는 곳을 편평원주상피 접합부라고 한다. 상피화생과 같은 세포 변화가 일어나는 곳이고 자궁경부암 발생 위험이 높은 지점이다.

"편평상피세포암은 앞에서 말한 단계를 거친다. 바이러스가 자궁에 들어오고 나서 8~15년 지나야 암으로 진행된다. 반면에 선암의 경우 사람유두종 바이러스 18형 감염으로 주로 시작된다. 불과 몇 달 안에도 자궁경부암으로 진행할 수 있어, 예측이 불가능하다. 선암은 국가 선별 검사에서 진단하기가 어렵다. 다행히 선암 발병 빈도가 높지 않기는 하다. 자궁경부 샘은 점액을 분비한다. 질 안의 습기를 유지하고, 성관계를 원활히 하는 데 필요하다. 18형이 샘을 침입하므로, 국가 백신 프로그램에 18형은 치료 대상에 포함되어 있다. 샘을 덮고 있는 피부에 해당하는 것이 '상피'다. 10대에 성관계를 시작하면 상피가 샘들 위에 잘 덮이기 전이고, 덮이는 과정에서 만성 염증이 온다면 완전히 덮이지 않는다. 이 상태에서 18형 바이러스가 자궁경부 샘에 침입하면 자궁경부암으로 발전할 수 있다."

자궁경부암에서도 편평상피세포암은 다음과 같이 5단계로 구분할 수 있다. ▲정상, ▲가벼운 정도의 이형성증(경도 이형성증), ▲중증도 이형성증, ▲고등급 이형성증(상피내암), ▲침윤암(자궁경부암 1, 2, 3, 4기)으로 진행한다. 암이 시작되기 전 단계는 바이러스에 감염된 상태다. 바이러스의 80~90%는 1~2년 안에 질에서 사라지고, 몸은 저절로 회복한다. 나머지 10% 정도가 이형성증 단계로 넘어간다. 경도 이형성증→중등도 이형성증→고등급 이형성증→상피내암으로 진행한다. 이형성증이란 정상세포를 장악한 바이러스가 자신에게 필요한 단백질을 생산하면서 세포 모양을 바꾸는 것을 말한다. 점점 커지면 '0기 암'이 된다. 이때까지도 암은 제자리에 있다. 그래서 제자리 암, 상피내암이다. 암이 상피 아래의 기저막을 뚫고 들어가면 이를 침윤암이라 부른다. 자궁경부암 1기가 시작된 것이다. 1기 초반이면 원추절제술을 한다. 원추, 즉 원뿔 모양으로 자궁경부를 잘라낸다. 서 교수는 "경부는 나중에 피부가 다시 나온다. 다만 재생된 피부의 탄력성이 떨어져, 임신할 사람에게는 원추절제술을 하지 않는다"라고 말했다. 자궁경부가 단단해야 자궁 내 아이를 버틸 수 있기 때문이다.

아기를 가질 경우가 아니라면 자궁경부암은 0기부터 자궁 적출술을 한다. 2기가 넘어가면 수술하지 못한다. 3기 말부터 자궁경부암 환자는 항암치료와 항암방사선 치료를 동시에 한다. 4기 환자는 원격전이 상태이고, 항암치료와 표적치료제를 같이 사용한다. 원격전이는 암이 처음 발생한 장기에서 멀리 떨어진 다른 장기나 림프절로 전이된 상태를 말한다. 자궁경부암 5년 생존율은 1기는 94.4%, 2기는 70.5%, 3기는 39.3%, 4기는 20.9%다. 발병자 연령은 40대가 24.5%로 가장 많았고, 그다음은 50대로 24.1%였다.

조용한 암,
'침묵의 살인자' 난소암

한국에서 난소암은 2021년에 3,221건 발생했고, 사망자는 2023년에 1,379명이었다. 난소암 사망률이 42.7%(2019)로 매우 높다. 자궁경부암(27.4%), 유방암(10.6%)보다 매우 위험하다(2019년 국가암등록사업 연례보고서).

난소암에 관해 물으려고 이주헌 경북대병원 교수(산부인과)를 찾아갔다. 이주헌 교수는 산부인과 교수가 된 이유에 대해 의학전문대학원 3학년 때 병원 실습을 했던 경험이 계기가 되었다고 말했다. "의대생은 3학년이 되면 병원으로 실습을 간다. 그때 첫 실습 스케줄이 산부인과였고, 산부인과 중에서도 산과 실습을 먼저 했다. 실습 첫날 분만을 직접 봤다. 태어나는 아이를 본다는 게 너무나 흥미로웠다. 그래서 산부인과 의사가 되었다."

이주헌 교수는 "부인암 3가지, 즉 자궁경부암, 자궁내막암, 난소암 중에서 자궁경부암은 환자가 줄고 있으나 난소암과 자궁내막암 환자는 늘고 있다"라고 말했다. 자궁경부암은 백신이 개발되면서 환자가 10년 전에 비해 크게 줄었다. 반면에 자궁내막암과 난소암은 선진국형 암이다. 해마다 늘어난다. 평균 수명 증가가 난소암 증가의 가장 큰 원인이다. 미국과 유럽에서 나온 여러 논문에서 난소암 환자를 60세 미만과 60세 이상으로 나누어 비교하니, 60세 이상 환자군에서 난소암 발생률이 유의미하게 높았다. 산부인과학에서 난소암 위험인자로 과거부터 많이 언급하는 것 중 하나가 배란 횟수다. 배란을 많이 할수록 난소암 발생 위험이 높다. 먹고사는 것이 윤택해지면 초경하는 나이가 내려가고 폐경은 늦어지는 경향이 뚜렷해진다. 그 결과 한 여성이 일생 동안 경험하는 배란 횟수가 늘어난다. 최근에는 난소암 발생 위험인자와 관련된 유전자 연구가 활발하다. 이주헌 교수는 "언젠가는 단순한 '배란 횟수와 난소암 발생의 관계'가 아니라 '유전자 돌연변이가 그 관계에 미치는 영향'을 설명해낼 수 있을지도 모른다"라고 말했다.

난소암 치명률이 높은 이유는 진단 당시에 3, 4기가 1, 2기에 비해 많기 때문이다. 난소암의 대략적인 진행 정도를 알 수 있는 병기는 다른 암과 마찬가지로 1기에서 4기로 나뉜다. 1, 2기는 '초기'로 부르고 3, 4기는 '진행성'이라고 한다. 이주헌 교수는 "초기인 1, 2기에 난소암은 뚜렷한 자각 증상이 없다. 그래서 이 시기를 놓치고 뒤늦게 발견되는 경우가 많다"라고 말했다. 3기쯤 되면 배에 물(복수)이 많이 찬다. 4기가 되면 복수뿐 아니라 폐에 물(흉수)이 차기도 한다. 3기는 배 안에 난소암이 퍼진 거고, 4기는 난소암이 몸 안에서 난소 윗부분에 있는 횡격막을 뚫고 폐 쪽으로 번져 들어간 경우다. 횡격막은 복강(배)과 흉곽을 구분하는 가로막이다. 난소암 3기가 되면 증상이 없던 이전과는 달리 복수 때문에 배가 불러온다. 임신이 아닌데도 그런 일이 나타나면 당황해 병원 응급실에 가거나, 산부인과 의원을 찾아간다. 그리고 뜻밖에도 암 진단을 받게 된다. 복수나 흉수가 많이 차면 그 결과로 호흡이 가빠지는 증상이 발생하는데, 이런 증상으로 병원을 찾는 3, 4기 환자들이 많다. 이주헌 교수는 "진단할 당시 기준으로 보면 난소암은 3기 환자가 가장 많다"라고 말했다.

진단받을 때 3기와 4기인 환자가 전체 환자의 80%쯤 된다. 참고로, 유방암의 경우 진단받을 때 3기 혹은 4기인 사람은 37%(미국 자료)쯤 된다.

이주헌 교수는 "난소암 기원에 대한 최근 학설이 있다"라고 말했다. 난소와 나팔관은 느슨하게 인접해 있다. 달리 말하면 그 둘 사이에는 '틈'이 있다. 이 틈에서 가까운 나팔관 또는 난소의 껍질 부분 상피세포에서 난소암이 시작된다는 학설이다. 이 교수 설명을 옮겨본다. "난소암, 나팔관암, 복막암 3개를 뭉뚱그려 난소암이라고 한다. 난소암과 나팔관암의 경우, 난소에서 가까운 나팔관에서

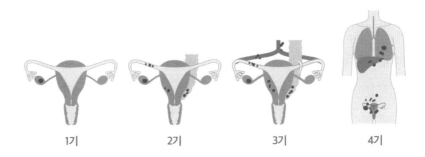

〔그림 8-2〕난소암 진행 단계별 모습. 1기에는 한쪽 난소에 병변이 있고, 2기가 되면 난소에서 시작해 골반 내 장기로 퍼진다. 3기는 암이 골반을 넘어 복강 내로 전이된 상태이고, 림프절이나 간 표면, 장에 전이가 있다. 4기는 복강 이외 장기로 전이가 있는 경우다.

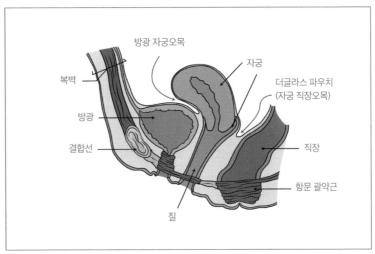

〔그림 8-3〕더글라스 파우치(자궁 직장오목)는 자궁과 직장 사이에 있다. 난소암이 이곳으로 전이했는지를 잘 봐야 한다. 난소암이 배 안에 퍼진 정도를 판단할 때 더글러스 파우치를 초음파로 보는 것이 도움이 된다.

암이 기원한다는 논문이 비교적 최근에 나왔다. 난소와 나팔관 사이에 '틈', 즉 물리적인 공간이 있다 보니, 난소나 나팔관에서 생긴 암세포가 복막 안 공간으로 쉽게 빠져나간다. 그런데 자궁의 뒤편, 즉 자궁과 요추 사이 공간(더글라스 파우치)에는 정상적으로 극소량의 물(복수)이 존재한다. 암세포가 그 복수로 침투하면, 악성 복수가 되어 복강 내를 돌아다니며 곳곳에 전이를 일으키게 된다. 복막암은 복막에 생긴 암인데 흔히 난소암과 같이 취급한다. 치료법도 난소암과 똑같다. 복막암에 걸리면 복막이 자갈밭과 같이 변한다. 우둘투둘해진다."

난소암은 난소의 피질, 즉 겉껍질에서 90% 이상 발생한다. 이주헌 교수는 "난소암이라고 하면 보통은 난소의 상피세포에서 생기는 상피성 난소암을 가리킨다"라고 말했다. 최근에는 난소암 발생과 연관된 특정 유전자의 돌연변이를 많이 찾아냈다. 그중에서 가장 유명한 유전자는 BRCA다.

이주헌 교수는 "난소암 발생과 관련 있는 유전자들이 많이 발견되기는 했지만, 아직 모르는 게 너무 많다"라고 말했다. BRCA 유전자는 1형과 2형이 있는데, 각각에서 나타날 수 있는 돌연변이가 셀 수 없을 정도로 많다. 각각의 돌연변이가 100개는 더 되며, 그것들이 모두 난소암을 일으키지는 않는다. 그중에서 일부가 난소암 발생에 유의미한 영향이 있다고 알려져 있기에 학자들은 이것들을 '병원성 돌연변이'라고 부른다. 그리고 영향이 거의 없다고 알려진 BRCA 유전자 '양성 변이'와, 아직은 의미가 규명되지 않은 '회색지대VUS,

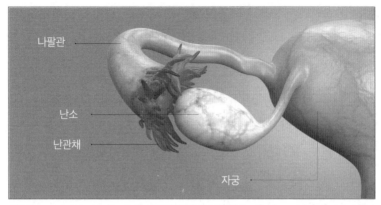

〔그림 8-4〕난소와 나팔관, 그리고 자궁. 가운데 타원 모양이 난소이고, 나팔관이 가깝게 있으며, 나팔관을 따라가면 자궁이 나온다.

Variant of Uncertain Significance'가 있다.

BRCA 유전자의 병원성 돌연변이를 갖고 있는 사람은 인구의 2% 정도로 추산한다. 난소암으로 진단받아 유전자 검사를 했을 때 병원성 돌연변이를 갖고 있는 사람은 20~50%다. 인종적인 차이가 있는데, 유대인의 경우 50%까지 보고되기도 했다. 이주헌 교수는 "한국의 난소암 발생 중 BRCA 병원성 돌연변이가 20%쯤 관여한다고 볼 수도 있겠다. 나머지 80% 환자에 대해서는 이유를 설명하지 못하고 있다"라고 말했다. 이 교수가 구체적인 발병 기전을 설명해 주겠다고 했다.

"세포 핵 안에 DNA가 들어 있다. 이중나선 구조다. BRCA 유전자의 병원성 돌연변이와 관련된 난소암 발생은 DNA 손상복구 시스템과 관련이 있다. 우리 몸의 DNA는 손상을 입는 동시에 수리되고 있다. 에너지가 큰 자외선을 받았다든지 하는 것이 손상의 원인이다. 이런 경우 DNA를 수리하는 시스템이 있고 많은 유전자가 그 과정에 참여한다. 그중에서도 특히 이중나선 구조가 모두 손상되었을 때 복구하는 시스템과 여기에 관여하는 유전자들이 중요하다. BRCA 1형과 2형 모두 이중나선 DNA 복구과정에서 핵심 역할을 한다. BRCA가 단독으로 끊어진 이중나선을 잇는 일을 하는 건 아니고, 이런저런 단백질들이 복합체를 형성해서 팀으로 일한다. 복합체가 전부 몇 개의 단백질인지, 각각의 단백질이 어떤 일을 하는지는 아직 불분명한 부분이 많다."

BRCA 1/2 유전자에 병원성 돌연변이가 있으면, 유전자에 기반해 형성되는 단백질이 온전하게 생산되지 않는다. 상당 부분을 잃어버리고, 예컨대 불완전한 반쪽으로 혹은 극히 일부분만 형성될 수도 있다. 어떤 사람은 BRCA 1에 문제가 있기도 하고, 다른 사람은 BRCA 2에 문제가 있기도 하다. 또 BRCA 1과 2는 멀쩡한데 팀을 이루는 다른 단백질에 문제가 있는 경우가 있다. 수리를 못 하면 어떻게 될까? 그러면 최선이 아니라 차선책을 택한다. 한 가닥이라도 수리하려 한다. 그런데 한 가닥만 수리하다 보면 이중가닥을 복구하는 과정에 비해서 오류가 제법 일어날 수 있다. 이러한 잘못된 DNA 수리 결과가 누적되면 암세포가 될 수도 있다. 그것이 난소의 세포에서 진행되면 난소암이 되고, 유방 세포에서 진행되면 유방암이 된다.

예를 들면, 유방암 검사에서 BRCA 병원성 돌연변이가 있다고 나오는 경우에는 난소암도 발병할 가능성이 있다. 이런 경우 더는 출산을 원하지 않는 여성이라면 난소암을 막기 위해 예방 차원에서 양쪽 난소와 나팔관을 절제하는 수술을 한다.

미국 영화 배우 안젤리나 졸리가 이 수술을 했는데, 한국에도 이런 사람이 있나 싶다. 이주헌 교수는 "최근에 크게 늘었다"라고 말했다. 유방암 치료를 위해 BRCA 유전자 검사를 해서 병원성 돌연변이가 나오면, 산부인과로 환자를 보내온다. 난소암 발생 위험과 유전에 대한 상담을 받아보라고 권한다. 상담 후에 환자가 원한다고 하면, 비록 지금은 문제가 없더라도 예방적으로 양쪽 난소와 나팔관을 절제한다. 이주헌 교수는 "경력이 아직 짧아서 예방적 난소 절제수술을 많이 하지는 못했으나, 그래도 지난해 10건은 한 것 같다"라고 말했다. 주로 50대, 60대가 그런 선택을 했다. 이주헌 교수는 "난소를 절제하면 바로 폐경이 오기 때문에 40대가 절제술을 결심하기는 쉽지 않다"라고 말했다. 여성호르몬이 나오지 않으면 몸에 큰 변화가 오기 때문이다.

표적치료제는 문제가 되는 유전자 돌연변이를 표적으로 삼아 암을 치료한다. BRCA1/2 유전자의 병원성 돌연변이가 있는 경우 DNA를 잘 수선하지 못하고, 두 가닥 중에서 한 가닥만 수리해서 문제가 된다고 했다. 따라서 난소암 환자에게서 아예 한 가닥 수리조차 못하도록 막는다면 암세포에서 일어나게 될 DNA 복구 시스템이 모두 차단되어서, 오히려 난소암 치료 효과와 재발 방지 효과를 얻을 수 있다.

이 원리에 따라 나온 표적치료제가 PARP 억제제다. PARP 억제제는 주로 BRCA 유전자의 병원성 돌연변이에서 좋은 치료 효과를 낸다. '올라파립'이라는 약물이 2016년에 가장 먼저 나왔고, '니라파립'이 그 후에 나왔다. 차별점은 니라파립은 BRCA 유전자가 아닌 경우에서도 일정한 치료 효과를 증명했다는 것이다. 약값은 월 500만 원선이다. 다른 표적치료제로는 '베바시주맙'이 있다. 베바시주맙은 암 덩어리를 먹여 살리는 혈관 생성을 억제한다. PARP 억제제보다 먼저 나온 약이다. 과거에는 베바시주맙을 많이 썼으나, PARP 억제제가 나오면서 요즘은 전보다는 덜 사용한다.

대부분의 한국 내 부인종양센터들은 미국 NCCN(국가종합암네트워크)의 난소암 치료지침에 따라 수술과 항암치료를 수행한다. 이 지침에 따르면 치료는 수술, 항암치료, 항암 이후의 유지 요법으로 이뤄진다. 이것이 통상적인 수순이다. 수술대에 당장 올라갈 수 없을 정도로 암이 퍼져 있으면 항암제를 먼저 투여해, 암 덩어리 크기를 줄인다. 난소암 수술은 흔히 '종양 감축술'이라고 부른다. 암 덩어리를 최대한 제거하는 것이 목표다. 이주헌 교수 이야기를 옮겨본다.

"난소암 수술의 기본 범위는 자궁과 양쪽 난소(나팔관 포함) 절제, 그리고 양쪽 골반과 양쪽 복부 대동맥 주변의 림프절 절제까지다. 장간막 절제도 포함된다. 장간막은 소장과 대장을 덮고 있는 커튼이라고 보면 된다. 이런 경우에 3~4시간 정도 걸린다. 복강 안에 암이 쫙 퍼진 환자가 있다. 소장부터 대장 끝까지 암으로 덮여 있고, 간이나 비장에 전이된 경우도 있다. 이러면 수술하는 데 열몇 시간 걸리기도 한다. 이런 수술을 전공의 시절에 제법 봤다. 그런 경우에는 여러 과에서 들어온다. 간과 담낭, 비장을 담당하는 외과에서 들어와 간이나 비장을 떼고, 대장항문외과에서 와서 장을 뗀 후 장루를 만들어주고 나간다. 암이 퍼진 장기를 최대한 절제하되, 환자가 수술 후 일정 수준의 삶의 질을 확보할 수 있을 정도로 남겨놓는 게 포인트다."

난소암은 개복 수술하는 것이 표준이다. 전이가 안 된 1기 초기에 복강경 수술과 로봇 수술이 얼마나 안전성을 확보할 수 있는지를 산부인과 의사들이 연구 중이다.

이주헌 교수에 따르면, 난소는 건강한 20대, 30대 여성의 경우 직경이 8cm까지 커진다. 폐경 후에는 평균적으로 2~3cm로 작아진다. 사춘기 여성도 난소가 아몬드 모양으로 크기가 작다. 난소 안에는 성숙하지 않은 난포들이 있다. 사춘기 여성은 20~30만 개의 난포를 갖고 있다. 이주헌 교수는 "이들 난포 중에서 한 개가 매월 선택되어 난자로 성숙하는 과정을 거친다. 한 개가 선택되는 메커니즘은 아직 밝혀지지 않았다"라고 말했다. 생명을 만드는 기본적인 메커니즘은 '무지無知의 영역'에 속해 있음을 다시 확인했다. 또한 난소는 여성호르몬 생산 공장이다. 여성호르몬인 에스트로겐과 프로게스테론을 분비해 임신에 최적인 자궁 환경을 만든다.

자궁내막암은
선진국 질환이다

전북대병원 산부인과의 조동휴 교수는 "자궁내막암은 선진국 암이다"라며 "한국인 식습관이 서구화하면서 젊은 여성의 무無배란이 늘고 있다. 폐경 후 여성은 호르몬 치료를 많이 하는데, 이로 인해 자궁내막암 환자가 늘고 있다"라고 말했다. 젊은 여성의 무배란이나, 폐경 전후 여성의 호르몬 치료 모두 '에스트로겐 과잉' 문제를 몸 안에서 일으킬 수 있다. 조 교수는 "에스트로겐 공급이 지나치면 자궁내막에 영향을 준다. 자궁내막 조직이 암으로 바뀔 수 있다"라고 말했다. 통계를 보면, 자궁내막암 발생률이 한국 여성 10만 명 기준, 1999년도에는 3.1명이었으나, 2021년에는 14.6명으로 늘어났다. 20여 년 동안 4배 이상 늘어났다(중앙암등록본부 통계). 조 교수는 "굉장한 증가 추세다. 부인암 전체에서 7위이나, 순위가 빨리 올라갈 것"이라고 말했다. 미국에서는 자궁내막암이 부인암 발생률에서 4위라는 자료가 있다.

자궁 안쪽의 표면에 있는 막이 자궁내막이다. 임신이 되면 수정란이 자궁내막에 자리를 잡고, 발생 과정을 거친다. 가임 여성은 자궁내막 상태가 한 달 주기로 달라진다. 임신 가능기와 그렇지 않은 시기에 따라 자궁내막 두께가 두꺼워졌다가 얇아지는 것을 반복한다. 두꺼워진 내막이 떨어져 나갈 때 출혈하는데, 그것이 생리 월경이다. 내막이 충분히 두꺼운 상태에서 수정란이 착상한다. 내막이 두꺼워졌다는 것은 임신할 수 있는 최적의 환경이 되었음을 의미한다. 내막은 어떤 원리에 의해 두께가 조절되는 것일까? 조 교수는 "이렇게 묻는 기자는 별로 없는데"라면서 의국 사무실 서가에 꽂혀 있는 두툼한 책 한 권을 갖고 왔다. 대한산부인과학회가 펴낸 책《부인과학》이다. 책에 있는 그림 중 하나를 조동휴 교수가 가리키며 설명해준다.

"자궁내막의 두께를 키우고 줄이는 것은, 크게 보면 여성호르몬 2가지다. 에스트로겐과 프로게스테론의 작용이다. 한 달의 생리 주기가 시작하면 뇌하수체에서 난포자극 호르몬과 황체호르몬 분비가 증가한다. 난포자극 호르몬은 난소로 가서 난포들을 자극하고, 그러면 난포는 고농도의 에스트로겐을 분비한다. 에스트로겐은 자궁내막을 서서히 두껍게 한다. 또 뇌하수체에서 황체호르몬 분비가 급증하면 24~36시간 이후 배란이 일어난다. 배란 직후부터 난소는 프로게스테론 호르몬을 본격적으로 분비한다. 자궁내막을 수정란이 자리 잡기에 더 좋은 환경으로 만든다. 수정란이 착상하지 않는 경우에는 난소의 황체가 퇴화하면서 프로게스테론 분비가 급감한다. 자궁내막이 탈락한다. 자궁내막의 겉면이 떨어져 나가면 피가 나온다. 이것이 생리 출혈이다."

얼핏 생각하니, 에스트로겐과 프로게스테론이 하는 일이 비슷해 보인다. 자궁내막을 두껍게 하는 일인 것처럼 보이는데, 그게 아니었다. 조동휴 교수가 설명을 계속했다.

"난소 변화를 기준으로 보면, 에스트로겐이 나오는 시기를 '난포기', 프로게스테론이 분비되는 때를 '황체기'라고 한다. 난포기는 배란 전까지이고, 생리 주기의 전반부다. 난포기에 나오는 에스트로겐은 자궁내막에 작용한다. 자궁내막이 충분히 두꺼워지면, 여성호르몬 축의 조절 작용이 프로게스테론을 집중 분비하는 쪽으로 달라진다. 난소에는 난포가 많다. 그중 하나가 커지고 안에서 난자가 빠져나온다. 난자가 빠져나온 껍데기는 노랗게 변하는데, 이를 '황체'라고 한다. 황체가 프로게스테론을 분비한다. '황체기'가 되어 프로게스테론을 분비하면 자궁내막이 최대로 두꺼워진다. 분비샘들도 늘어난다. 지방과 단백질이 풍부한 분비 물질이 나오고, 수정란이 착상했을 때 수정란에 영양분을 공급하기 위한 혈관이 많이 발달한다. 수정이 되지 않으면 이런 부분들이 내막의 상피세포에서 모두 떨어져 나간다. 생리 출혈을 일으키는데, 이런 과정이 정상적으로 진행되면 자궁내막암은 생기지 않는다. 그렇지 않으면 문제가 된다."

가임기 여성 중에서 배란을 하지 않는 무배란이 적지 않다. 배란을 하지 않으면 프로게스테론 호르몬 분비가 일어나지 않는다. 생리를 하지 않고, 자궁내막이 떨어지지 않는다. 조동휴 교수는 "비만이거나, 다낭성 난소증후군을 갖고 있으면 정상적인 생리 패턴이 진행되지 않는다"라고 말했다. '다낭성 난소증후군'은 난소에 난자주머니(난포)가 너무 많은 경우다. 에스트로겐만 지속적으로 분비해 자궁내막에 에스트로겐만 작용한다. 그러면 자궁내막이 무한정 증식할 수 있다.

문제는 프로게스테론 공급이 뚝 끊어지면서 떨어져나가야 할 자궁내막이 비정상적으로 증식한다는 점이다. 조동휴 교수는 "자궁내막 세포가 에스트로겐에 지속적으로 노출되면서 암세포로 변한다"라고 설명했다. 조동휴 교수는 "10대와 20대의 비만 무배란, 다낭성 난소증후군 환자가 정말 많다"라며 "이것이 자궁내막증식증과 자궁내막암으로 진행된다"고 말했다.

폐경기를 전후해 에스트로겐 분비량이 줄어든다. 에스트로겐이 부족하면 얼굴 화끈거림, 질 건조증과 같은 폐경기 증상이 나타난다. 그래서 여성호르몬제를 쓰는 사람들이 있다. 조동휴 교수는 "에스트로겐은 프로게스테론과 함께 복합적으로 잘 조절하면서 사용해야 한다. 에스트로겐만을 사용한 호르몬 요법의 경우, 암이 될 가능성이 있다"고 말했다. 그는 이어 "일부 건강기능식품이 에스트로겐을 포함하고 있다. 천연 성분이라고 하지만 과용해서는 안 된다"라며 "나를 찾아오는 환자 중에 의사 처방에 따라 호르몬 요법을 받은 게 아니라, 자기 멋대로 호르몬제를 복용한 60대 이상 환자가 적지 않다"라고 말했다.

자궁내막암의 초기 증상은 90% 이상이 질 출혈이다. 젊은 여성의 경우 정상적인 생리 패턴이 아닌 부정 출혈 혹은 생리 과다를 보인다. 폐경 후 출혈의 가장 흔한 원인은 위축성 질염과 위축성 자궁내막염이다. 조동휴 교수는 "폐경 후 출혈이 있으면 암 가능성을 반드시 염두에 둬야 한다"라고 말했다. 왜 '위축성'이라는 표현이 들어갈까? 조 교수는 "폐경 후 난소에서 분비되는 에스트로겐이 부족해지면 질 점막, 자궁내막의 상피세포들이 쭈그러든다"라고 말했다.

분비샘도 줄어들어 분비물이 나오지 않고. 피부 색깔이 빨갛게 변한다. 그래서 '위축성'이라고 한다. 에스트로겐 분비가 줄어들면서 일어나는 변화다.

자궁내막암은 1형과 2형으로 나뉜다. 1형은 젊은 여성에게, 2형은 폐경 이후 여성에게 나타난다. 자궁내막증식증을 동반하는지 여부가 둘을 나누는 기준이다. 1형은 예후가 좋고, 치료도 잘 된다. 2형은 그렇지 않다. 조동휴 교수는 "2형은 발견했을 때 이미 암이 많이 진행된 경우가 많고, 치료 효과도 떨어진다"고 말했다. 1형과 2형은 원인도 다르다. 자궁내막암의 기본 치료 원칙은 자궁과 양측 자궁부속기 절제술이다. 1형 환자 중 임신을 원하는 젊은 여성은 고농도 호르몬 요법을 사용할 수 있다. 에스트로겐을 억제하는 호르몬인 프로게스테론 약물 요법을 처방한다. 2형 환자에게는 자궁을 절제하는 수술 요법을 주로 사용한다. 자궁과 양쪽 난소, 양쪽 나팔관을 잘라낸다. 자궁내막암도 진행 정도에 따라 1기에서 4기로 구분한다. 1기는 암이 자궁내막에 국한된 상태다. 2기는 자궁경부로 암이 퍼진 것을 가리킨다. 3기는 나팔관과 림프절로 암이 퍼져 있는 경우이고, 4기는 몸에서 멀리 떨어져 있는 다른 장기까지 암세포가 퍼진 것을 가리킨다. 조동휴 교수는 "나를 찾아오는 환자의 80~90%는 1기"라고 말했다. 수술적 치료로 문제가 없을 경우 추적 관찰을 하는 경우가 대부분이다.

조동휴 교수는 "초기 암 환자 대부분은 과체중이다. 젊은 사람도 그렇고 나이 먹은 사람도 그렇다"고 말했다. 그는 이어 "과체중이면

체중 조절, 식사 조절을 해야 한다"라고 말했다. 기저질환이 있을 경우 특히 당뇨병은 혈당 조절을 잘해야 하고, 건강기능식품을 함부로 먹지 않아야 한다. 체중 조절만 잘해도 자궁내막암의 재발을 충분히 막을 수 있다. 조 교수는 "생활 습관을 교정해야 한다"라고 강조했다. "과체중이 젊은 여성 중에 그렇게 많냐"라고 물었더니 그는 "그렇다"고 답했다.

글을
마무리하며

부인암 취재, 흥미로웠다. 10대 딸을 둔 한 후배는 자궁경부암 편 원고를 읽고 '재밌게 읽었다'라고 말했다. 사람유두종 바이러스 감염이 성관계, 특히 파트너 수와 관련 있다는 사실은 처음 알았다. 남자고 여자고 마찬가지다. 사람은 많은 파트너와 성관계를 맺는 것이 의학적으로 불리하다는 것을 부인암 취재를 통해 다시 확인했다. 자궁경부암 편은 청소년에게 알려야 할 내용이라고 생각한다. 당신에게 딸이 있다면, 읽어보라고 하길 권한다.

난소암 치료에서 한 명의 용기 있는 선택이 얼마나 큰 변화를 가져올 수 있는지 새삼 놀라웠다. 미국의 한 여배우가 선제적으로 난소 절제술을 받음으로써 전 세계 여성들에게 이런 선택지가 있음을 알린 것은 대단한 일이었다. 이주헌 경북대병원 교수는 한국에서도 안젤리나 졸리와 같은 선택을 하는 여성이 있다고 말했다.

부인암은 비교적 생존율이 높은 암으로, 잘 관리하면 치명적인 위기까지는 가지 않을 가능성이 크다. 모든 환자에게 행운과 희망이 함께하길 진심으로 바란다.

난소암도 방사선 치료가
가능하다

방사선 치료를 받는 암 환자는 해마다 늘어나고 있다. 김경수 서울대병원 교수(방사선종양학과)는 그 이유에 대해 "방사선 치료 기술의 발전, 그리고 암 치료에 있어 방사선 치료가 도움이 되는 상황에 대한 연구가 차곡차곡 쌓인 결과"라고 말했다. 김 교수는 "방사선 치료란 고에너지의 엑스선 혹은 입자선을 이용해서 암세포의 DNA를 망가뜨려 암을 죽이는 것"이라고 말했다. 암세포 안에는 핵이 있고, 핵 안에는 유전물질인 DNA가 있다. 그는 "방사선은 암을 직접 죽일 수 있는 치료법이고, 또 몸속 깊은 곳에 있어 수술이 어려운 부위의 암을 치료할 수 있는 장점이 있다"라고 말했다.

방사선 치료법 개념이 바뀌고 있다. 이전에는 암세포를 잡기 위해 정상 장기를 포함해서 넓은 지역에 방사선을 쪼였다. 멀쩡한 장기가 사정권에 들어가므로 부작용을 우려해 한 번에 많은 방사선 용량을 쬐지 못했다. 대신 오랜 기간, 예컨대 5~6주 동안 거의 매일 치료를 했다. 정상 장기를 피하고 종양에만 쪼이는 새로운 치료법이 나왔다. 한 번에 많은 방사선을 쪼일 수 있다. 치료 횟수(1~4회)와 치료 기간(2주 정도)도 줄었다. 이 치료법을 '체부 정위 방사선 치료(SBRT, Stereotactic Body Radiation Therapy)'라고 한다. 김 교수는 SBRT를 '감마 나이프'에 비교해 설명했다. "감마 나이프는 신경외과에서 뇌종양에 사용하는 방사선 치료다. 동위원소를 이용해서 높은 함량의 방사선을 종양에만 쪼인다. 방사선종양학과가 사용하는 선형가속기 기술이 좋아져서 같은 개념의 방사선 치료를 도입한 게 SBRT다. '체부 정위 방사선 치료'라는 단어의 '체부'는 뇌 이외에 몸의 다른 부위를 뜻한다. SBRT가 모든 상황에서 기존 방사선 치료를 대체할 수 있는 건 아니다. SBRT를 통해서 암 덩어리 크기를 많이 줄일 수 있는 확률이 높아졌다."

부인암에는 크게 자궁경부암, 자궁내막암, 난소암이 있다. 자궁경부암을 먼저 살펴보자. 초기 환자(1기~2기 초)의 경우 수술이 치료법이다. 재발이 우려되면 방사선 치료를 추가로 한다. 2기 말이나 3기면 수술하지 않는다. 항암요법과 방사선 치료를 동시에 진행하며, 완치가 목표다. 이러한 경우 방사선 치료는 2단계로 진행된다. 1단계는 4~5주의 '외부 방사선 치료'다. 선형가속기에서 나오는 엑스선을 환부에 쪼인다. 자궁경부에 있는 암뿐만 아니라 주변 림프절까지 포함해서 한다. 정확히 타격하는 게 중요하다. 타격 범위를 벗어난 장기에는 방사선이 가지 않도록 한다.

'세기 조절 방사선 치료'라는 게 있다. 예전에는 환자 환부의 2차원 사진을 보고 암 덩어리를 공격했다. 입체적으로 환부를 보지 못하므로 치료 범위가 클 수밖에 없었다. 엑스선으로 암세포를 죽이지만, 타깃 인근에 있는 공격하지 않으면 좋을 장기도 공격하는 것이 단점이었다. 이러한 문제를 해결하기 위해 CT를 이용해 내부 장기를 정확히 들여다보며 방사선 치료를 하기 시작했다. 이것이 3차원 방사선 치료다. 여기에서 더 나아간 것이 세기 조절 방사선 치료다. 세기 조절 방사선 치료는 방사선 세기와 각도, 방사선이 나오는 출구를 실시간으로 달리하여, 원하는 표적에 집중한다. 이를 통해 정상 장기를 보호한다. 인근 장기에 불필요하게 방사선이 가는 것을 줄일 수 있어, 방사선 치료에 따른 부작용이 줄었다. 예를 들어 자궁경부암 치료 중인 환자가 예전에는 설사 등으로 고생을 했는데 최근에는 그 정도가 줄었다. 자궁경부암 방사선 치료의 2단계는 '근접 치료'다. 한 주에 두 번씩 2주간 진행하고, 고용량의 방사선을 쪼인다. 김경수 교수의 '근접 치료'에 관한 설명을 옮겨본다.

"근접 치료를 할 때는 자궁경부에 동위원소를 갖다 댄다. 자궁경부에 카데터(긴 플라스틱 관)를 심어놓고, 카데터 안으로 동위원소를 집어넣는다. 동위원소는 이리듐-192를 쓴다. 이리듐은 반감기가 70일 정도이고, 자연 분열하면서 감마선과 베타선을 내놓는다. 감마선, 베타선을 치료 목적으로 자궁경부에 10분 정도 쪼이는 것이다. 동위원소 치료는 인근의 직장이나 방광에 가는 방사선을 최소화할 수 있

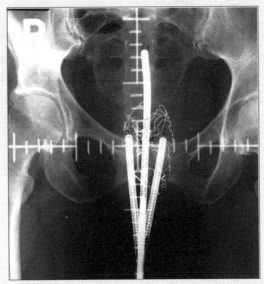

[그림 8-5] 자궁 엑스선 사진. 3가닥의 흰색 물체가 보인다. 긴 물체는 자궁 안으로 들여보낸 카데터이고, 양옆의 물체는 자궁경부에 걸친 카데터다. ⓒ 김경수 교수

다. 자궁경부암을 완치하려면 근접 치료가 필수다."

근접 치료는 역사가 오래됐다. 대학병원은 하고 있으나, 중간 정도 되는 병원은 하지 않거나 했으나 사라지고 있다. 병원이 근접 치료를 위한 동위원소를 갖고 있으려면 환자 수가 어느 정도 확보되어야 하기 때문이다. 김경수 교수는 "부인암 치료에서 근접 치료는 중요하다"라고 했다. 종전에는 근접 치료를 하기 위해 2차원 엑스선 이미지를 봤다면, 요즘은 CT나 MRI로 찍은 3차원 이미지를 갖고 진행한다. 3차원으로 자궁 인근을 볼 수 있다면 목표 지점의 위치와 모양을 정확히 볼 수 있다. 이렇게 하면 목표 지점에 필요한 방사선을 정밀하게 쪼일 수 있다. 방사선 치료의 부작용으로 직장에서 피가 나는 경우가 있다. 자궁경부는 직장과 붙어 있다시피 해서, 방사선이 직장 점막을 파괴할 수 있다. 3차원으로 볼 수 있다면 이런 걸 줄일 수 있다. 김경수 교수는 같은 방사선종양학과 강현철 교수와 함께 2차

원 근접 치료와 3차원 근접 치료의 효과 차이를 비교하는 연구를 하기도 했다.

자궁경부암 치료를 살펴보았으니, 다른 부인암인 자궁내막암에 대한 방사선 치료를 살펴보자. 자궁내막암은 수술 이후에 재발 방지를 위해 방사선 치료를 한다. 병기 기준 1~3기 환자에 대해 방사선 치료를 한다. 방사선 치료 방법은 3가지가 있다. 첫째는 근접 치료다. 근접 치료는 3~5회 정도로 짧게 끝낸다. 둘째는 방사선 치료만 4~5주 동안 한다. 마지막 방법은 항암치료와 방사선 치료를 동시에 하는 것이다. 김경수 교수는 "최근에는 유전자 분석 기법의 발달로 수술 후 재발 방지를 위한 치료법 적용이 좀 더 세밀해지고 있고 그에 관한 연구도 활발하다"라고 말했다.

난소암은 전통적으로 방사선 치료를 하지 않았다. 최근에는 '소수전이암'으로 분류하는 난소암에 대해 방사선 치료를 시도하고 있다. 4기 난소암은 암이 온몸으로 퍼져 있는 상태인데, 4기라도 전이된 곳이 5개 이하이면 소수전이암이라고 한다. 소수전이암은 방사선 치료를 하면 효과가 있다. 김경수 교수는 "여러 암종에서 소수전이암인 경우 방사선 치료를 하면 생존 기간이 길어진다는 사실이 밝혀지고 있다"라고 말했다.

방사선 치료는 치료 목적에 따라 ▲보조 치료 ▲근치 치료 ▲완화 치료로 나눈다. 보조 치료는 수술 전후 암의 재발을 낮추기 위한 목적으로 한다. 방사선 치료를 가장 많이 받는 암 환자가 유방암 환자인데, 유방암 환자가 받는 방사선 치료가 보조 치료다. 또한 직장암 환자가 수술에 앞서 보조 치료로 방사선 치료를 한다. 근치 치료는 수술 없이 방사선 치료 단독으로 하거나, 항암치료와 동시에 진행한다. 완치가 목적이다. 자궁경부암의 경우 2기, 3기 환자는 수술하지 않고 '항암+방사선 치료'를 한다. 이것이 근치 치료다. 완화 치료는 증상을 방사선으로 완화시키는 경우다. 대표적으로 뼈 전이로 인한 통증에 대해 방사선 치료를 한다.

부인암은 여성 생식기에 발생하는 암으로, 자궁경부암, 자궁내막암, 난소암 등이 포함된다. 이 암들은 초기에는 뚜렷한 증상이 없어 정기 검진과 예방이 중요하다.

암 종류	주요 위험 요인	증상과 경고 신호	예방법/치료법
자궁경부암	• HPV 감염 (사람유두종 바이러스) • 흡연, 면역력 저하	• 초기에 증상이 거의 없음 • 진행되면 출혈, 악취 나는 분비물	• HPV 백신 접종 • 정기적인 자궁경부세포검사 • 조기 발견 시 수술 과 방사선 치료
자궁내막암	• 호르몬 불균형 (에스트로겐 과다) • 비만, 당뇨병, 고혈압, 폐경 후	• 비정상 출혈(폐경 이후 출혈 포함) • 생리량 증가, 골반 통증	• 비만 관리, 건강한 생활 습관 • 조기 발견 시 수술로 치료 가능 • 방사선 치료와 항암 치료를 병행
난소암	• 가족력(유전적 요인: BRCA 돌연변이) • 출산 경험 없음, 고령	• 초기 증상이 거의 없음 (침묵의 암) • 복부 팽만감, 소화불량	• 정기적인 초음파 검사 와 종양표지자 검사 • 표적치료제 (PARP 억제제) 활용 • 수술과 항암치료

9장

갑상선암
갑상선암,
왜 생존율이 101%일까?

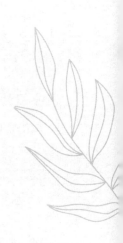

고대 그리스 의사 히포크라테스는 '목의 혹'을 이상한 질환으로 기록했다. 당시 사람들은 이 혹이 악마의 저주라고 믿기도 했지만, 현대 의학은 이를 갑상선암으로 규명했다. 갑상선암은 대부분 증상이 거의 없고, 초음파 검사에서 우연히 발견되는 경우가 많다.

　한국은 전 세계적으로 갑상선암 발생률이 높은 나라로 알려져 있다. 갑상선암은 천천히 진행되며 치료 성과가 가장 좋은 암 중 하나다. 갑상선암을 치료하는 의사들을 만나 갑상선암의 발병 원리와 치료법에 관해 자세히 물었다.

갑상선암 진단을 받으면
더 오래 산다?

의대생이 보는 교과서인 《해리슨 내과학》한글판 목차의 '종양학' 편에 갑상선암이 보이지 않는다. 갑상선암은 한국인에게 가장 흔한 암, 즉 발생률 1위인 암이다. 그런데 미국에서 나온 의학 교과서의 '종양학' 편에 이름조차 보이지 않으니 어떻게 된 일일까? 책 색인을 살펴보니, 갑상선암은 제3권의 '갑상선 질환' 편에 들어가 있다. 갑상선암을 갑상선에서 생길 수 있는 질환 중 하나로 취급하고 있다. 갑상선암의 존재감이 겨우 이 정도였나 해서, 약간 당혹스럽기도 하다. 미국과 한국에서의 갑상선암 '위상'이 다른 것일까?

2024년 말에 나온 2022년 암 발생 통계를 보면 한국의 갑상선암은 발병자 수가 3만 3,914명으로 1위다. 전년도에도, 그 전년도에도 발병률 1위였다. 1999년 국가 암 등록 통계의 갑상선암 발병 관련 자료를 찾아보았다. 당시 발병률 1위 암은 위암(2만 870명)이었고, 갑상선은 발병자 수 3,325명으로 발생 순위가 하위권이었다. 그러던 게 2007년에는 발생률 2위 암이 되었고, 2009년이 되면 발생률 1위가 된다. 2009년에 갑상선암(발생자 수 3만 2,505명)은 위암(발생자 수 3만 40명)을 제쳤다.

갑상선암 발병이 급증한 것일까? 그렇지 않다. 진단이 늘어나면서 우리 시야에 이 질환이 들어온 것이다. 그렇기에 갑상선암 발병자 수 급증과 관련해 과잉 진료 논란이 있었다. 그렇게 위험하지 않은데도 진료를 많이 한다는 비판이 나왔다. 따가운 비판이 나오자 2014년(발생자 3만 1,116명)까지 발생률 1위이던 갑상선암의 발병 순위가 2015년에는 3위(발생자 2만 5,297명)로 내려갔다. 하지만 2019년부터는 '발생률 1위 암'이라는 자리로 돌아왔다.

국가암정보센터 웹사이트에 들어가 보면, 주요 암 발생 현황 페이지에서 '갑상선암 제외'라는 단어를 볼 수 있다. 갑상선암이 발생률에서 1위지만, 갑상선암을 빼고 1위에서 10위까지의 암 순위를 기록해 놓았다. 갑상선암 발생 통계는 그렇게 의미가 크지 않음을 의미한다. 실제 갑상선암 치명률은 높지 않다. 사망자는 2002년 326명이고, 2020년 365명으로 300명대이며, 사망률이 높은 10개 암 리스트에 들어가지 않는다. 또한 5년 상대 생존율(2018~2022)은 100.1%다. 생존율이 100%가 넘는다는 말이 이해되지 않아 놀라웠다. 자료를 찾아보니 100%가 넘는다는 건, 갑상선암 진단을 받은 사람이 갑상선암에 걸리지 않은 일반 인구보다 더 오래 산다는 뜻이다. 암에 걸렸다는 걸 알고 난 후에 환자가 자기 몸을 더 잘 돌본 결과다. 또 갑상선 암 진단을 받은 사람이 원래 국민 평균보다 더 나은 환경에서 살기 때문이라는 분석도 있다. 갑상선암 진단을 받으면 더 오래 산다는 것은 역설적인 이야기가 아닐 수 없다.

갑상선암은 나이에 따라
예후가 달라진다

　이병주 부산대병원 교수는 갑상선암 수술을 하는 이비인후과 의사다. 갑상선암 수술을 5,000건 이상 했다. 이 교수는 "이비인후과 의사 중에서는 수술 횟수가 가장 많지 않을까 생각한다"라고 했다. 그는 이비인후과 교수로서 갑상선암 수술을 한 1.5세대 의사다. 전통적으로 외과에서 갑상선암 수술을 한다. 그는 특별한 일이 없으면 갑상선암 수술을 매주 10~15건 한다. 연 500건 이상이다.

　이병주 교수는 전임의(펠로우) 때는 이비인후과 세부전공으로 '귀'를 전공했다. 그는 몇 년 뒤 다시 '두경부 전임의' 과정을 밟았고, 2001년 부산대병원에 발령받아 일하기 시작했다. 두경부 의사로 일하면서 처음에는 후두암, 설암을 진료했다. 그리고 2005년쯤부터 갑상선암을 본격적으로 수술하기 시작했다. 갑상선암은 원래 부산대병원에서는 이비인후과 진료 영역이 아니었다. 외과 선배들이 갑상선암을 진료하고 수술했다. 그러던 어느 날 내과에서 환자를 이비인후과에 있는 이병주 교수에게 보냈다. 수술을 잘 해줬더니, 이후 어려운 갑상선암 환자를 계속 보냈다. 외과가 반발하지 않았을까? 그는 외과 선배 교수에게 불려가 야단맞기도 했다. 외과 선배는 "왜 니가 이걸 하노"라며 질책했다. 영역을 둘러싼 신경전이 정리되는 데 4~5년 걸렸다. 당시에 대한이비인후과 학회 차원에서 "이제 우리가 갑상선암을 진료해야 한다"는 분위기도 있었다.

이비인후과 진료 영역은 귀, 코, 두경부 세 파트로 나뉜다. 두경부는 '머리와 목 부위'라는 말이다. 2000년 당시 이병주 교수가 '귀' 전공에서 '두경부' 파트로 바꾼 것도 부산대병원이 '두경부' 파트 전공자를 찾기 힘들어서다. 그는 "두경부 파트는 수술이 어렵고, 또 위험하다. 의사들이 두경부 파트를 맡지 않으려고 한다"라며 "요즘 외과나 흉부외과를 기피하는 이유와 똑같다"라고 말했다.

갑상선은 목 주변에 있다. 정확히 목 어디에 있을까? 그림 자료를 찾아봐도 잘 모르겠다. 이 교수는 "목과 가슴이 만나는 곳에서 위쪽으로 손가락 2개 높이 위 지점에 있다"라고 했다. 손으로 만져 봐도 연골만 느껴질 뿐 갑상선 존재는 확인할 수 없다. 부드러운 조직(연부조직)이기 때문에 만져서는 느껴지지 않는다고 했다. 그렇지만 갑상선에 암, 즉 혹이 생기면 딱딱한 것이 만져진다.

'갑상선'이라는 단어는 '갑옷甲 모양狀 샘'이라는 뜻이다. 갑상선의 영어 단어 thyroid는 그리스어 '방패thyreos'와 '모양idos'의 합성어다. 갑상선은 목 앞쪽에 있는 나비 모양의 작은 장기다. 가운데 좁은 부위, 즉 협부가 있고 목 앞의 양쪽으로 나비의 날개처럼 갑상선이 붙어 있다. 크기는 높이 4~5cm, 폭 2~3cm, 두께 2cm쯤이다. 물론 사람마다 다르다.

갑상선은 왜 목에 붙어 있는 것일까? 이병주 교수는 "갑상선은 발생 과정에서 보면 혀뿌리에서 나온다. 혀뿌리에서 내려와서 목의 양쪽으로 뻗어나가면서 만들어진다"라고 설명했다. 개의 경우, 갑상선이 두 쪽으로 완전히 분리되어 있다. 두 덩어리다. 사람은 갑상선 2

개가 '협부'로 이어져 있다. 돼지는 갑상선 2개가 하나로 포개져 한 덩어리다. 그는 "갑상선 수술 장비 개발을 위해 동물실험을 많이 했다. 개와 돼지의 갑상선을 직접 볼 수 있었다. 갑상선 생김새가 종마다 다르다"라고 말했다.

갑상선은 체온과 대사의 항상성을 유지하는 호르몬(T3, T4)을 분비하는 기능을 한다. 갑상선 호르몬이 부족하면 기초대사량이 떨어지는 갑상선 기능저하증이 오고, 갑상선 호르몬이 지나치게 많이 생산되어 몸에 문제가 나타나는 것이 갑상선기능항진증이다. 몸이 가만히 있는데도 뛰는 것과 같은 효과가 나타나, 심박수가 빨라지고 혈압이 오르며 숨이 찰 수 있다.

갑상선에서 호르몬을 만들어내는 세포는 여포세포와 여포곁세포(C세포라고도 한다)다. 여포세포는 갑상선 호르몬을, 여포곁세포는 칼시토닌을 만든다. 여포세포 수십 개가 모여서 공 모양의 갑상선 호르몬 보관창고인 여포follicle 구조를 만든다. 여포세포는 갑상선 호르몬 전구물질인 갑상선글로블린Tg을 만든다. 갑상선글로블린이 갑상선 호르몬이 되려면 아이오딘이 있어야 한다. 아이오딘은 인체에서 만들어지지 않으므로 외부에서 조달해야 한다. 음식으로 들어온 아이오딘을 끌어당겨 갑상선글로블린과 결합시키면 갑상선 호르몬이 된다. 갑상선 호르몬의 하나인 T4는 아이오딘을 4개, T3는 아이오딘을 3개 갖고 있다. 갑상선은 주로 T4를 생산한다. 혈액 속으로 분비되는 건 주로 T4 호르몬이다.

갑상선의 기능 중 하나는 체온 조절 기능이다. 어떻게 체온을 유지하는 것인지 궁금해서 자료를 찾아봤다. 갑상선이 만든 T4는 혈액 속으로 들어가 혈관을 따라 이동하다가 간과 신장에서 T3로 바뀐다. T3는 갑상선 호르몬이 일을 하기 위한 활성 형태이고, 체온 조절 기능을 하기 위해 갈색지방세포, 골격근세포, 간세포, 콩팥의 신세뇨관세포 등으로 이동한다. 이들 세포에서 세포 소기관인 미토콘드리아의 활성화를 촉진하여, 미토콘드리아가 열심히 ATP라는 세포용 배터리를 생산하게 한다. 이 세포 배터리 생산과정에서 전자가 내놓는 에너지 일부가 열로 방출된다. 이 열이 우리 체온을 유지하는 데 기여한다. C세포가 만드는 칼시토닌은 인체 칼슘대사의 항상성을 조절한다. 뼈를 파괴하는 파골세포의 활성을 억제하여 뼈에서 칼슘이 혈액으로 흘러나오는 걸 막아 뼈에 칼슘이 더 많이 축적되도록 하는 것이 칼시토닌이 하는 일 중 하나다. 이를 통해 뼈 건강을 유지한다.

갑상선암은 여포세포(유두암, 여포암)와 칼시토닌 생성 C세포에서 주로 생긴다. 유두갑상선암이 가장 흔하며, 한국에서 최근 발생한 갑상선암의 97%를 차지한다. 암이 유두, 즉 젖꼭지 모양이라서 유두암이라고 불린다. 일반적으로 느리게 자라며, 예후가 좋은 편이다. 다음으로 많은 암은 여포세포에서 생기는 여포갑상선암이다. 이 암은 일반적으로 유두갑상선암보다 약간 공격적이고, 혈관을 침범하는 경향이 있다. 40~50대에서 흔히 생긴다. 또한 갑상선 구조는 피질(겉질)과 수질(속질)로 나눠볼 수 있는데, 수질의 C세포에서 발생하는 것이 수질암이다. 수질암은 전체 갑상선암 발병의 1% 미만이다.

갑상선암은 분화 정도에 따라서도 구분한다. 분화differentiation는 세포 구조와 기능이 특수화하고 성숙해지는 것을 말한다. 분화 정도에 따라 갑상선암을 분화암, 저분화암, 미분화암으로 나눈다. 두려운 건 미분화암 또는 역형성 갑상선암이다. 전체 갑상선암의 1% 미만을 차지하나, 빠르게 성장하며 예후가 좋지 않다. 의사들은 유두암과 여포암이 역형성 갑상선암이 되는 것을 경계해야 한다고 말한다. 세포가 충분히 분화됐으나, 분화가 거꾸로 진행해서 미분화 상태로 돌아가는 것이 역형성 갑상선암이다. 이병주 교수는 "미분화암이나 역행성 암은 빨리 진행한다. 역행성 갑상선암은 평균 생존기간이 6개월 미만이라고 나와 있다"라고 말했다.

갑상선암의 절대 다수를 차지하는 유두갑상선암의 시작은 미세유두갑상선암이다. 암 덩어리 크기가 직경 1cm 미만이면 미세유두암이라고 한다. 미세유두갑상선암의 경우 암의 위치가 나쁘지 않으면 수술하지 않고 관찰하는 경우가 많다. 이를 '적극적 감시'라고 한다. 위치가 나쁘지 않다는 건, 암이 기관 식도의 뒤쪽으로 있거나, 후두신경이 지나가는 근처가 아니거나 하는 경우다.

이병주 교수는 "갑상선암도 다른 암과 마찬가지로 수술해야 한다. 수술이 원칙이다"라고 말했다. 독특한 점 하나는 병기 구분 중하나가 나이 55세를 기준으로 한다는 것이다. 55세 이하이면 모두 갑상선암 1기로 본다. 갑상선암은 나이에 따라 예후가 달라진다. 젊은 사람에 비해 나이 든 사람 예후가 일반적으로 좋지 않다. 갑상선을 모두 떼어내는 것이 전절제이고, 갑상선 두 날개 중에서 한쪽에만 암세포가 있어 그쪽만 잘라내는 것이 반절제다. 이병주 교수는 "과거에는 치료 가이드라인에서 전절제를 하라고 권고했으나, 전절제의 경우 수술 후 합병증이 상대적으로 많다. 요즘은 반절제를 많이 하는 것으로 가이드라인이 변경되었다"라고 말했다.

갑상선 전절제 수술을 하고 나면 병의 재발 위험 정도에 따라 방사성동위원소 치료를 받아야 한다. 갑상선을 제거하고 나면 인체가 갑상선 호르몬을 생산하지 못한다. 이는 갑상선 호르몬제를 평생 복용해서 해결해야 한다. 갑상선 호르몬제는 갑상선이 생산하는 대표적인 2개의 호르몬인 T4(티록신)와 T3(삼요드티로닌)를 보충하는 것이다. 레보티록신(합성 T4), 리오티로닌(합성 T3)이 대표적인 갑상선 약이다.

전절제술을 하고 나면 성대로 가는 후두 신경을 다치거나 부갑상선 기능저하증이 나타날 수 있다. 배우-가수인 엄정화 씨는 방송에 나와 "갑상선 수술을 받은 후 8개월 정도 목소리를 못 냈다. 목소리가 나오지 않을 때의 공포가 엄청났다"라고 말한 적이 있다. 갑상선 수술을 받으면서 후두신경이 손상된 것이다. 이병주 교수에 따르면 수술한 환자의 2~5%에서 신경이 손상된다. 후두신경에는 되돌이 후두신경과 상후두신경 두 종류가 있다. 되돌이 후두신경은 성대를 여닫고, 일상적으로 목소리를 내는 데 작용한다. 평균 2mm 굵기다. 상후두신경은 1mm보다 살짝 굵으며, 고음 발성과 관련 있다. 수술할 때 잘 보이지 않아, 되돌이 후두신경보다 많이 다친다. 상후두신경 손상 빈도는 연구자마다 다르나 20% 이상이라는 조사 결과도 있다. 후두신경은 성대에서 뇌로 연결되어 있다.

이병주 교수가 보여주는 동영상을 보니, 후두신경과 혈관이 흰색으로 보였다. 갑상선암 수술에서 의사가 신경을 찾고 확인하는 기술이 개발되어 있다. 신경탐침으로 후두신경에 전기 자극을 주면 탐침에서 좀 떨어져 있는 후두의 근육이 움직인다. 검사를 하면서 동시에 소리가 나도록 장치가 되어 있다. 수술 중 신경 손상을 줄이기 위해 개발된 이 기술을 '갑상선 수술 중 신경감시술'이라고 한다. 수술 기구를 사용하다가 신경을 찾으려면 수술 기구를 내려놓고 신경탐침을 든다. 그리고 신경탐침을 가져다 대어보고 소리가 나는 부분이 어딘지를 확인한다. 그러면 후두신경 위치를 알 수 있다. 이병주 교수는 이 부분에서 자신만의 혁신을 이뤄냈다. '수술 기구 탈부착 신경탐침'을 개발해 2017년에 특허를 받아냈다. 수술 기구는 쇠라서, 자석이 붙는다. 신경탐침에 자석을 달아서 신경탐침을 가까이 가져가면 수술 기구에 달라붙는다. 이 상태에서 수술을 하다가 기구가 신경 근처에 가면 소리를 낸다. 신경이 있다는 걸 알아차릴 수 있어 주의하면 된다. 수술하다가 기구를 내려놓고 신경 위치 확인을 위해 탐침을 집어드는 불편함을 덜 수 있다. 이를 포함해 그는 모두 4건의 특허를 따냈다. 대단한 열정이다.

이병주 교수는 "요즘은 부갑상선 환자가 많이 늘어나고 있다"라고 말했다. 부갑상선은 갑상선 뒤쪽 표면에 있는 쌀알 크기의 내분비샘이고, 대개 4개가 있다. 칼슘과 인 대사를 조절한다. 갑상선 절제술을 하다가 부갑상선을 손상하거나 실수로 제거할 수 있다. 또한 부갑상선으로 가는 작은 혈관을 자를 수도 있다. 부갑상선이 잘 작동하지 못하면 부갑상선 기능저하증이 나타날 수 있다. 혈액 속에 칼슘이 부족해서 손발 저림, 근육 경련과 같은 증상이 생긴다.

이병주 교수는 "갑상선암은 예후가 매우 좋고 천천히 자란다. 이런 이유로 경과를 보다가 크기가 커질 때 수술을 해도 예후에 영향이 없다고 말하는 연구자도 있다"라며 다음과 같이 설명했다.

"적극적 경과 관찰에 문제가 있다. 갑상선암 환자의 10~20%에서 경과를 지켜보는 도중에 암 크기가 커지고 림프절 전이가 발생한다. 그리고 진행할 암인지, 천천히 자라는 암인지 처음에는 모른다. 특히 젊은 환자에서 암이 빨리 자라는 경향이 있다. 이런 적극적 경과 관찰과 즉각적인 수술의 장단점에 대한 설명 없이 의사들이 바로 수술을 권고할 수 있다. 이 때문에 갑상선암 과잉 수술 얘기가 나왔다. 미세갑상선암에서, 진행할 암인지 아니면 매우 천천히 자라는 암인지를 구분하는 새 진단법이 나온다면 과잉 수술 논란이 많이 줄어들 것으로 보인다."

갑상선을 전부 제거한 환자가
핵의학과 치료 대상

갑상선암 치료는 다른 암과 달리 핵의학과 치료를 받는다. 다른 암에서는 핵의학과 진료 얘기를 들어본 적이 없다. 분당서울대병원 핵의학과로 이원우 교수를 찾아간 건 그 때문이다. 이원우 교수는 핵의학과 과장이다. 분당서울대병원 1동 지하에 '핵의학과'가 있다. 'PET 촬영실' 여러 개가 보인다. PET은 '양전자방출 단층촬영' 기기다.

핵의학과가 환자 치료에 쓰는 물질은 병변을 잘 찾아간다. 암을 찾아가는 물질을 발견하면서 핵의학과의 질병 치료가 시작됐다. 이원우 교수는 "아이오딘(요오드) 동위원소(I-131)가 갑상선암을 잘 찾아간다"면서 갑상선이 아이오딘을 선택적으로 흡수한다는 것이 밝혀진 게 1915년이라고 했다. 아이오딘[1]은 갑상선 호르몬(T4, T3) 생성에 필수적인 원소다. 갑상선은 아이오딘을 혈액 속에서 선택적으로 흡수한다. 아이오딘이 T4에서는 전체 무게의 65%, T3에서는 59%를 차지한다. 전립선암 세포도 아이오딘을 흡수한다.

한국에서는 1960년 갑상선 질환자에게 방사성 아이오딘 치료를 시작했다. 한국인은 아이오딘을 많이 먹는다. 김이나 미역에는 아이오딘-127이 들어 있다. 갑상선암 세포는 아이오딘이라면 아이오딘-127이나 아이오딘-131을 구분하지 않고 흡수한다. 의사가 노리는 건 갑상선암 세포가 아이오딘-127뿐 아니라 아이오딘-131도 흡수하는 것이다. 아이오딘-131은 반감기가 8일이어서 감마선과 베타선을 빨리 낸다. 반감기는 초기 값의 절반이 되는 데 걸리는 시간을 말한다. 이 중에서 베타선을 치료 목적으로 사용하는데, 아이오딘-127에서는 베타선과 같은 방사선이 나오지 않는다. 아이오딘-127은 안정적인 물질이어서, 잘 붕괴하지 않는다. 반감기가 없다. 따라서 치료를 위해서는 체내에 들어 있는 아이오딘-127을 줄여줘야 한다. 그래야 아이오딘-131을 투여했을 때 갑상선이 죽죽 먹어치운다.

이원우 교수는 "아이오딘-131과 아이오딘-127이 체내에서 경쟁하지 않도록 '저요오드 식'을 치료 전에 2주 정도 한다. 이후 아이오딘-131을 투여한다"라고 말했다. 약은 용액 혹은 캡슐 형태로 먹는다. 용액은 기술적으로 다루기 까다로워, 이원우 교수는 주로 캡슐로 처방한다. 한 알 먹으면 끝이다. 용량은 환자 상태에 따라 다르다. 복용량에 따라 나오게 하는 방사선 양에 차이가 날 것이다. 원료는 외국에서 들여오고, 완제품은 한국에서 만든다. 30밀리퀴리 초과면 고용량이고, 이 경우는 환자를 입원시킨다.

분당서울대병원 핵의학과에는 입원 치료병실이 13층에 2개 실이 있다. 고용량 환자를 입원시키는 이유는 몸에서 나오는 방사선 때문이다. 주변 사람들에게 영향을 주지 않기 위해 격리된 병실에 입원시

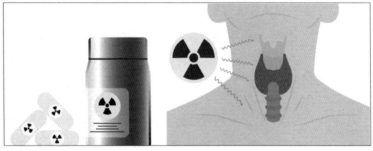

〔그림 9-1〕 아이오딘, 즉 요오드는 갑상선이 좋아하는 물질이다. 갑상선 호르몬 생산을 위해 갑상선은 아이오딘을 혈액 속에서 선택적으로 흡수한다. 갑상선암 치료를 위해 방사선을 내놓는 아이오딘-131이라는 물질을 사용한다. 이 물질은 갑상선에 가면, 베타선을 내놓아 암세포를 파괴한다.

킨다. 병실은 1인실이고, 납으로 차폐되어 있다. 화장실도 안에 있다. 화장실 물도 별도로 배수하고 관이 따로 설치되어 있다. 환자 소변으로 방사성 물질이 나오기 때문이다. 별도의 큰 정화조 3개를 갖춰놓아, 그곳에 환자 오줌을 모아놓고 방사성 물질이 붕괴되길 기다린다. 아이오딘-131의 경우 반감기가 8일이므로 반감기가 네 번 지나가면, 즉 32일 후에는 방사능이 거의 없어진다. 그러면 버릴 수 있다.

이원우 교수는 "갑상선을 전부 제거한 사람이 핵의학과 치료 대상이다"라고 말했다. 갑상선암이 많이 진행되었기에 전부 절제하지 않으면 안 되는 경우다. 수술해도 남아 있는 갑상선의 정상 조직이나, 눈에 보이지 않는 갑상선암 세포도 제거 대상이다. 이들 세포가 내놓는 물질이 갑상선 글로불린이다. 갑상선 글로불린 농도는 갑상선암 수술 후의 경과를 볼 수 있는 종양표지자다. 수술 후 남은 갑상선 조직과 잔존암을 제거해야 하는데, 이러한 치료를 '방사성 아이오딘 제거술'이라고 한다. 이원우 교수는 "남은 갑상선 조직을 다 제거하는 것을 목표로 '방사성 아이오딘 제거술' 치료를 한다"라고 말했다.

갑상선암이 다른 조직이나 장기로 많이 전이된 경우가 있다. 병기로 하면 4기다. 보통 폐나 뼈로 전이된다. 이런 경우에 고용량의 아이오딘 동위원소를 복용하도록 한다. 전이되지 않은 경우에는 보통 100밀리퀴리 이하를 처방하나, 전이된 진행성 갑상선암이라면 때로는 200밀리퀴리 이상의 고용량을 처방한다. 캡슐 한 알을 복용하고 경과를 지켜본다. 반감기가 8일이니, 치료 효과는 몇 달에 걸쳐 나타난다. 이원우 교수는 방사성 아이오딘 치료 효과와 관련해 "굉장히 오래된 치료여서 치료한 경우와 하지 않은 경우에 생존율과 재발률에서 차이가 난다는 건 옛날부터 알려져 있다"라고 말했다.

이원우 교수는 방사성 아이오딘 치료를 받는 환자의 특성에 대해 "나이는 진짜 다양하다. 15살 청소년도 있고 80세 어르신도 있다. 젊은 사람도 많다"라고 말했다. 발병하는 주 연령대가 한정되지 않는다. 성별로는 남자보다 여자가 조금 많고, 30~40대 여자가 좀 많다. 암이 많이 진행한 경우는 고령자에 흔하다.

다른 곳으로 전이된 경우에도 방사성 아이오딘 치료 효과가 있을까? 다른 곳으로 전이된 갑상선암은 여전히 갑상선암의 특징을 갖고 있을까? 이원우 교수는 "좋은 질문이다. 분화가 좋은 경우는 갑상선의 특징을 유지하고 있어 아이오딘을 섭취한다"라고 말했다. 반면에 분화가 안 된 갑상선의 특징을 갖고 있으면 암세포가 아이오딘을 흡수하지 않기에 치료 효과가 제한적이다. 특정 환자의 전이된 갑상선암이 분화가 잘 된 경우인지, 잘 되지 않은 경우인지를 알아야 치료 효과를 기대할 수 있을 것 같다. 이원우 교수는 이와 관련해 "본격적인 치료 전에 소량으로 사전 검사를 한다. 3밀리퀴리의 용량을 환자가 먹게 하고 아이오딘을 잘 흡수했는지를 사진을 찍어 확인한다. 그런 뒤에 본격적인 치료를 할 것인지 여부를 결정한다"라고 말했다.

이원우 교수는 "소량으로 미리 테스트하는 걸 선량 측정dosimetry이라고 한다. 방사성 아이오딘이 목표로 하는 암세포에 얼마나 도달했는지를 정량적으로 보는 것이다"라며 다음과 같이 설명을 이어갔다. "현재의 표준 치료법은 선량 측정을 반드시 권장하지는 않는다.

할 수 있으면 좋다는 정도다. 나는 진행성 갑상선암에서 고용량의 방사성 아이오딘을 환자에게 투여하는 경우에는 선량 측정을 해야 한다는 생각이다. 그래서 시도하고 있다. 환자 데이터가 몇십 명, 몇 백 명 쌓여 있는 건 아니다. 그런 쪽에 관심을 더 갖고 치료하려고 하고 있고, 환자의 경과가 좋은 경우는 아주 효과적이다."

핵의학과가 치료하는 질환은 갑상선암을 넘어 계속 확대되어 왔다. 부신에서 생기는 갈색세포종, 신경내분비종양(호르몬을 만드는 신경내분비계 세포에 생기는 종양)도 이 암들을 잘 찾아가는 물질이 발견되면서 핵의학과가 진료하는 질환이 되었다. 최근에는 전립선 암에 대한 핵의학과 치료법에서 발전이 있었고, 분당서울대병원도 관련 임상시험을 준비하고 있다.

전립선암 공략 원리는 다음과 같다. 전립선암 세포 표면에는 PSMA_{Prostate specific membrane antigen}(전립선 특이막 항원)라는 단백질이 있다. PSMA를 잘 찾아가 그곳에 결합하는 물질이 있는데 그것이 PSMA-617이다. 전립선암 세포를 공략하기 위해 PSMA-617에 방사선동위원소_{Lutetium-177}를 달았다. 전립선암 세포 표면의 PSMA에 PSMA-617이 결합하면 세포 안으로 진입한다. 그 안에서 치료약물인 루테튬 동위원소가 붕괴해 베타선을 방출하면서 암세포를 파괴한다. 약물 이름은 '177Lu-PSMA-617'이다.

갈색세포종에서 표적을 찾아가는 물질은 MIBG(메타요오드벤질구아니딘)이고, MIBG에 실려 가는 치료 물질이 아이오딘-131이다. 뼈에 전이된 전립선암을 치료하는 데는 라듐-223을 사용한다. 표적

물질이 없어도 라듐 동위원소가 칼슘을 좋아해서 뼈를 잘 찾아가고, 치료까지 한다.

글을 마무리하며

갑상선에서 발생하는 질환이 아니었다면 개인적으로 갑상선에 관해 잘 모를 뻔했다. 질환은 그 장기가 무슨 일을 하는지 알려주는 우리 몸의 한 방식이라는 얘기가 옳다는 걸 재확인한다. 《해리슨 내과학》의 갑상선 편을 읽다 보니, 갑상선암은 여자가 남자보다 2배 정도 많다고 나온다. 실제로 한국의 2022년 갑상선암 발생 통계를 찾아보니, 여자가 2만 5,338명으로 남자 8,576명의 3배에 달한다. 여자에게 갑상선암이 많은 이유는 여성호르몬의 작용 때문으로 추정하나, 정확히 규명되지는 않았다. 예후는 남자의 갑상선암이 더 좋지 않다. 이 역시 이유는 잘 모르나, 남자는 조기 진단을 못 하는 경우가 많기 때문이라고들 말한다. 여자보다 갑상선암에 덜 민감해서, 암을 일찍 발견하지 못한다는 것이다. 갑상선 질환은 여성 질환이라는 잘못된 편견이 남자들을 위험에 노출시키고 있다.

한국에서는 갑상선암이 여전히 과잉진료 논란 속에 있다. 암 진단 수가 모든 암종에서 가장 많다는 것은 과잉진료의 가능성을 강하게 시사한다. 갑상선 초음파 검사는 미세갑상선암까지 찾아낼 수 있고, 갑상선 초음파 검사를 많이 하기 때문이다. 암을 찾아내면 수술 치료로 가는 경향이 있다. 불안한 환자가 수술을 선택하고, 일부 의사가 권유하기도 한다. 하지만 앞에서 이야기한 것처럼 수술 대신 적극적으로 관찰하는 방법이 있다. 수술은 불필요한 합병증을 가져올 수도 있기 때문이다. 아는 게 병이라는 말이 갑상선암에서는 일부 유효하다.

영상의학과, 방사선종양학과, 핵의학과는 어떻게 다른가?

영상의학과, 방사선종양학과, 핵의학과. 좀 헷갈린다. 분당서울대병원 핵의학과 이원우 교수를 찾아갔을 때 세 과의 차이를 물었고, 명료한 설명을 들었다. 이원우 교수는 "방사선을 환자 몸 밖에서 쪼이거나 몸 안에서 방사선을 나오게 하는 2가지 방법이 있다"면서 "이 2가지 방법을 질병 치료와 진단을 위해 사용한다"라고 말했다. 그는 이어 "방사선을 외부에서 쪼이는 곳은 방사선종양학과와 영상의학과다. 방사선종양학과는 치료 목적으로, 영상의학과는 진단 목적으로 한다"면서 "또한 핵의학과는 방사성 물질을 환자에게 투여하고 몸에서 나오는 방사선을 치료나 영상 촬영에 활용한다"라고 말했다. 설명이 머리에 쏙쏙 들어온다. 차이점을 좀 더 자세히 살펴보자.

1. 영상의학과

초음파, 엑스선, CT, MRI는 영상의학과 장비들이다. 건강검진 때 초음파는 요로결석과 지방간이 있는지를 확인하는 데 쓰고, 엑스선은 가슴 사진을 찍는 데 사용한다. 몸속을 정밀하게 보는 다른 방법으로 CT, MRI가 있다. CT(컴퓨터 단층촬영)는 뼈와 같이 밀도 높은 조직을 보기 위해, MRI(자기공명영상)는 장기와 같은 부드러운 조직, 즉 연조직을 보기 위해 보통 촬영한다. 촬영은 보통 방사선사가 하고, 영상의학과 교수는 촬영한 이미지를 보면서 질병을 진단한다.

CT와 엑스선 촬영법은 사용하는 방사선이 엑스선으로 똑같다. 엑스선은 평면적인 2차원 이미지만 얻을 수 있으나, CT는 3차원 이미지를 얻을 수 있다는 점이 다르다. 특히 CT는 환자의 신체 단면 이미지, 즉 단층 사진을 촘촘히 얻어낼 수 있

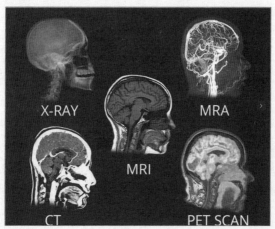

〔그림 9-2〕 뇌영상 이미지들. 엑스선은 머리뼈와 같은 딱딱한 구조를 잘 보여준다. CT는 엑스선 촬영인 점에서 마찬가지이나, 여러 방향에서 사진을 찍고 그것을 3D로 재구성하기에 뇌, 근육 등 부드러운 조직까지도 보여준다. MRI는 부드러운 조직을 CT보다 더 선명하게 보여준다. 위 사진에서 MRA(자기공명혈관영상)는 혈관을 선명하게 보려고 할 때 쓴다. PET으로 머리를 찍는 건 뇌종양 대사 활동을 살펴보고, 종양의 악성도를 평가하는 것이 주요 목적이다. © sdbif.org

다. 예컨대 환자 폐를 일정한 간격으로 찍으면 폐를 자세히 들여다볼 수 있다. 어느 부위에 이상이 있는지를 알 수 있다. 진공영 전북대병원 영상의학과 교수는 CT 영상을 내게 보여주면서 "폐 영상을 보고 폐암 진단 소견을, 촬영을 의뢰한 호흡기내과 의사에게 보낸다"라고 업무 프로세스를 설명해줬다. 영상의학과 의사의 영상 판독을 요즘은 판독 전문 AI가 돕는다. 진공영 교수가 환자의 CT 영상을 컴퓨터에 올리고 판독 전문 AI에게 판독시키니 AI는 순식간에 암이 있는지 없는지, 어떤 상태인지를 양식에 맞춰 보고했다. 진공영 교수는 "AI 판독이 거의 정확하다"라고 말했다.

MRI 촬영 때는 원통 모양의 장비 안으로 사람이 누운 채 들어간다. 원통 모양 장비가 MRI 스캐너다. 스캐너는 강력한 자석이다. 스캐너가 만드는 자기장 속에 놓이면 사람 몸 안에 있는 물속의 수소원자핵(양성자)들이 자기장 방향으로 정렬

한다. 물(H₂O)은 수소(H)와 산소(O)로 구성되는데, 이때 수소원자핵들이 특정 방향으로 늘어선다. 이렇게 수소원자핵이 정렬한 상태에서 몸 밖에서 특정 주파수의 전자기파를 쏘면, 그 전자기파를 수소원자핵들이 받아 '공명'한다. '자기 공명'이라는 장비의 용어가 여기에서 온 것이다. 그리고 전자기파를 비추는 걸 멈추면 수소원자핵은 그간 받아들인 만큼의 에너지를 도로 외부로 내놓는다. 이때 나오는 에너지 크기는 몸의 부위에 따라 다르다. 이 신호 세기를 재구성하면 사람 몸속을 볼 수 있다. 물이 많은 부드러운 조직은 강한 신호를 방출하고, 양성자가 거의 없는 뼈에서는 신호가 적게 나온다. MRI 영상에서 뼈는 어둡게 나오며, 수소 원자가 많은 연조직은 밝게 보인다. 자기장의 세기가 셀수록 MRI 영상의 해상도가 올라간다.

2. 방사선종양학과

방사선으로 종양 치료를 한다. 방사선 치료는 수술, 항암화학요법과 함께 3대 암 치료 방법이다. 2019년 한국의 경우 전체 암 환자의 36.1%가 방사선 치료를 받았다. 서울대병원 방사선종양학과 김경수 교수는 "높은 에너지를 가진 엑스선 혹은 입자선으로 암세포의 DNA를 망가뜨려 암을 죽인다"라며 "방사선은 암을 직접 죽일 수 있는 치료법이고, 몸속 깊은 곳에 있어 수술이 어려운 부위에 있는 암세포도 치료할 수 있다"라고 말했다. 마취를 하지 않고, 입원도 하지 않고 치료할 수 있는 장점이 있다. 요즘 중입자 치료가 새로운 방사선 종양 치료법으로 주목받는다. 이 장비를 운영하는 것이 방사선종양학과다. 세브란스병원이 가장 먼저 중입자 치료를 도입했다. 방사선 치료는 단독으로 하거나, 항암화학요법과 병행하기도 한다. 김경수 서울대병원 교수는 "방사선 치료를 가장 많이 받는 암 환자가 유방암 환자"라며 "유방암 수술 후 재발 위험을 낮추기 위한 목적으로 한다"라고 말했다.

3. 핵의학과

분당서울대병원 지하에 있는 핵의학과에 가니 PET(양전자방출 단층촬영) 촬영실들이 있다. PET 또는 펫스캔은 핵의학과의 영상 장비다. PET는 환자에게 양전자를 방출하는 방사성 의약품을 투여하고, 그 방사성 의약품이 몸의 어느 부위로 간 후에 어디에서 양전자들을 방출하는지 본다. 몸속에 투여한 방사성 의약품은 종류에 따라 신체의 특정 부위에 축적될 수 있다. 예컨대 ^{18}F-FDG는 포도당 대사를 볼 수 있는 방사성 의약품이다. ^{18}F-FDG를 투입하면 포도당 대사가 활발한 신체 장기에 찾아가, 이 물질이 쌓인다. 이 물질은 방사성 동위원소이고, 일정 시간이 지나면 붕괴하면서 양전자를 내놓는다. 양전자는 전자인데 플러스 전기를 띤다. 방출되는 순간 전자(마이너스 전기를 띤다)를 만나 빛으로 변한다. 아인슈타인의 1905년 $E=mc^2$(질량-에너지 등가 원리)에 의해 물질은 빛으로 변하며 에너지를 내놓는다. 특정 신체 부위를 촬영해서 빛이 많이 나온다면, 그 장기가 포도당을 많이 소비하고 있는 증거다. 종양은 대사가 활발해 포도당을 많이 끌어다 쓰기에 이 경우 종양을 의심할 수 있다. 핵의학과가 치료하는 대표적인 암에는 갑상선암, 전립선암이 있다.

갑상선암으로 의심되는 증상

- 목에 혹이 만져짐: 딱딱한 혹이 느껴질 경우 검진이 필요
- 음성 변화: 암이 성대 근처 신경을 자극할 경우 목소리 변화가 나타날 수 있음
- 삼킴 곤란: 혹이 식도 근처를 누를 경우 나타날 수 있음
- 목 주변 불편감: 압박감이나 뻐근한 느낌

갑상선암의 유형

- 유두갑상선암(약 80% 차지): 느리게 자라며 예후가 좋음
- 여포갑상선암: 유두암보다 공격적이며 혈관이나 림프절로 전이될 가능성이 있음. 주로 40대 이상의 여성에게서 발생함
- 수질갑상선암: 유전적 요인이 많으며 갑상선의 C세포에서 발생
- 미분화암: 드물고 매우 공격적이며, 예후가 좋지 않음

진단과 치료

갑상선암 진단은 초음파 검사, 혈액검사(갑상선자극호르몬, 갑상선글로블린), 세침흡인 검사 등을 통해 확진한다. 갑상선암은 다음과 같이 수술과 방사선 요법, 약물 치료로 관리한다.

- 수술: 반절제술(부분 제거) 또는 전절제술(전체 제거)
- 방사선 요법: 수술 후 남은 갑상선 조직을 제거하거나 전이된 암을 치료
- 호르몬 치료제: 수술 후 갑상선 호르몬을 보충하기 위해 복용

10장

혈액암
면역항암제가 바꾸는
치료의 판도

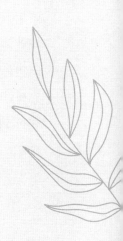

드라마나 영화 때문이라도 우리는 백혈병에 익숙하다. 작가들은 극적인 상황에 백혈병을 많이 활용했다. 원조 격에 해당하는 미국 영화 〈러브 스토리〉(1970)가 있고, 한국 작품 중에는 〈가을동화〉(2000), 〈러브스토리 인 하버드〉(2004), 〈사랑한다면 이들처럼〉(2007)에 백혈병 환자가 주인공으로 나온다. 배우 엄정화가 50대 늦깎이 레지던트로 나온 드라마 〈닥터 차정숙〉(2023)에서는 골수 이식이 등장했다.

백혈병은 비정상적인 백혈구가 지나치게 많아 문제다. 백혈병은 '하얀 피'라는 뜻을 가진 그리스어에서 유래했다. 백혈병 환자의 혈액에는 정상인에 비해 비정상적으로 많은 백혈구가 있어 상대적으로 하얗게 보이며, 이로 인해 백혈병이라는 이름이 붙었다고 전해진다. 혈액암에는 백혈병 외에도 악성림프종, 다발골수종 등 여러 종류가 있다. 내게는 낯선 이름들이다. 혈액암은 혈액세포가 증식하거나 분화하는 과정에서 이상이 생긴 것이다. 혈액세포들을 만들어내는 줄기세포는 조혈모세포이고, 여기서 만들어지는 혈액세포는 10종류다. 혈액세포 종류가 많듯이, 혈액암 종류도 100가지가 넘는다. 그중에서도 한국인에게는 악성림프종, 백혈병, 다발성 골수종이 흔하다. 발병 건수는 악성림프종 6,082건, 백혈병 3,734건, 다발골수종 1,915건이다(국가암센터 2023년 통계). 악성림프종은 림프절에 있는 림프구(T세포, B세포)가 비정상적으로 분화하고, 셀 수 없이 증식하기에 일어난 문제다. 백혈병은 비정상적인 백혈구가 혈액 안을 가득 채운다. 다발골수종은 B세포가 잘못되어 생긴다.

한국인에게 가장 흔한 혈액암, 악성림프종

한국인에게 가장 흔한 혈액암은 악성림프종이다. 신호진 부산대병원 혈액종양내과 교수는 혈액암 환자 1,000명 중 40%가 악성림프종이라고 말했다. 2023년 중앙암등록본부 자료에 따르면 2021년 한국에서는 악성림프종이 6,082건 발생했다. 신 교수는 "림프절에 있는 림프구가 악성화하면 암세포가 되는데, 이게 악성림프종이다"라

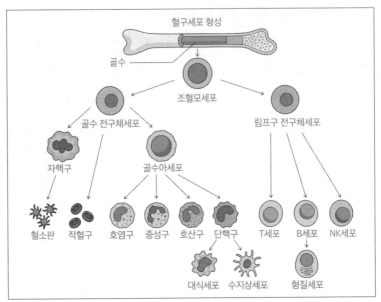

〔그림 10-1〕 혈액세포는 뼈 속의 골수에서 태어난다. 이곳에 줄기세포인 조혈모세포가 있어 베이비 혈액세포를 만들어내며 이들은 적혈구, 백혈구, 혈소판 등 10가지 혈액세포로 자란다. 이들 혈액세포는 골수계 세포와 림프계 세포로 나눠볼 수 있다. 골수에서 태어난다는 점은 같으나, 성장 과정과 성장 후 하는 일의 특징, 활동 범위가 다르다. 가령 림프계 세포들(T세포, B세포, NK세포)은 림프절 등에 주로 머무르며, 면역계에서 후방에 있는 예비군에 해당한다. 골수 계열 혈액세포에는 적혈구, 혈소판이 있다. 이름도 낯선 호중구, 호산구, 호염구, 단핵구도 골수 계열이다. 복잡해서 머리가 아프지만, 천천히 보면 이해하지 못할 게 없다. 내가 만난 혈액내과 의사들이 혈액내과 공부가 어렵다고 말했다. 이제 그 말이 무슨 뜻인지 좀 알 것 같다.

면서 "림프절 말고 다른 조직이나 장기에서도 발생할 수 있다"라고 말했다.

악성림프종은 종류가 대단히 많다. 크게는 호지킨 림프종과 비非 호지킨 림프종으로 나뉜다. 호지킨 림프종이 치료하기가 상대적으로 쉽고, 비호지킨 림프종 환자가 압도적으로 많다. 2021년 악성림프종 발생 6,082건 중 호지킨 림프종은 356건이었고, 나머지는 모두 비호지킨 림프종이었다. 비호지킨 림프종으로 사망한 사람은 2023년 기준 남자가 1,363명, 여자가 947명이었고, 남녀 모두 사망률이 암 중에서 9위였다. 비호지킨 림프종 중에서 가장 많이 발병하는 종류는 미만성 거대B세포 림프종이다. 미만성 거대B세포 림프종은 전체 악성 림프종 발생 건수에서 31%를 차지한다는 연구 결과가 있다.[1]

미만성 거대B세포 림프종이라는 용어가 거대하다. 무엇인지 자세히 살펴보자. 림프종은 문제가 된 암세포에 따라 B세포 림프종과 T세포 림프종으로 나눌 수 있고, 미만성 거대B세포 림프종은 B세포가 문제 되는 사례다. 미만성이란 단어는 또 무엇인가? 신호진 교수는 "미만성이라는 말은 질병이 발생한 조직tissue의 병리학적 특성에서 왔다. 조직 슬라이드를 관찰하면 '암세포가 널리 퍼져 있다diffuse, 미만해 있다'고 해서 그런 이름이 붙었다."라고 말했다. 일반적인 림프종은 림프절의 특정 구역(여포)에 몰려 있으나, 미만성 거대B세포 림프종은 이 구조가 파괴되었다. 이로 인해 암세포들이 림프절 전체에 흩어져 있다. 미만성 거대B세포 림프종을 이루는 암세포는 정상 B세포나 소형 B세포 림프종과 비교했을 때 현저히 크다. 그래서 '거대'라는 이름이 붙었다. 정리하면, '미만성 거대B세포 림프종'은 암세포가 림프절 안에서 흩어져 퍼져 있고, 암세포가 '거대'하며, 기원은 B세포라는 뜻이 되겠다.[2]

악성림프종은 목, 사타구니, 겨드랑이에서 덩어리가 만져진다. 림프절이 부은 거다. 신호진 교수는 "림프절이 부었거나 또는 우연치

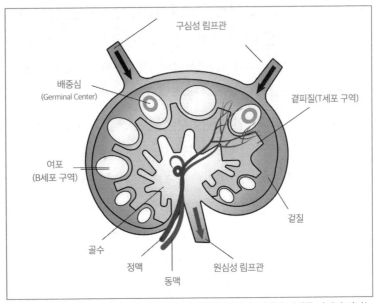

〔그림 10-2〕 림프절은 콩팥과 비슷하게 생겼다. 림프절 각각은 면역계 전체를 나눠서 지키는 관할 경찰서다. 림프절은 겉질과 속질로 나눠볼 수 있다. 겉질은 바깥쪽에 가까운 곳이고, 이 곳에는 T세포와 B세포 구역이 있다. T세포들은 겉피질(paracortex)에 있고, B세포는 여포에서 주로 활동한다. 면역계 최전선(선천면역계)을 지키는 면역 병사들은 외부 침입 증거를 들고 후방에 있는 관할 경찰서로 찾아온다. T세포와 B세포는 그걸 보고 활성화한다. B세포는 '여포' 내부의 배중심(germinal center)에서 형질세포 등으로 바뀐다. 속질에 형질세포들이 모여들고, 이들은 몸 안에서 항체를 대량으로 만든다. 이들은 생성된 항체를 림프액과 혈류로 방출하며 온몸으로 이동한다. 이제 우리 몸은 대규모 면역 전쟁을 개시한다.

않게 CT를 찍었는데, 거기에서 덩어리가 발견되는 경우가 많다"라고 말했다. 덩어리는 작은 경우 1.5cm에서 커지면 10cm를 넘어가기도 한다. T세포, B세포가 과다 증식해 암 덩어리가 됐다. 신호진 교수는 "악성림프종의 발병 원인은 대부분 확실하지 않다. 하지만 면역결핍, 자가면역질환, 방사능 노출이나 바이러스, 헬리코박터균과

관련이 있다"라고 말했다.[3]

악성림프종은 병기를 1~4기까지로 구분하는데, 병기 구분에 'B 증상'이라는 것이 추가로 있다. B증상은 3가지 전신 증상이 있는지를 본다. 이유를 알 수 없는 열이 간헐적 또는 지속적으로 나거나(발열), 밤에 침구가 젖을 만큼 땀이 많이 나고(자면서 땀 흘리는 경우), 최근 6개월간 체중이 10% 이상 원인을 모르게 줄어드는 경우(체중 감소)다. 이 3가지 증상이 있으면 병기 옆에 'B'를 추가해, 가령 3B기로 구분한다. 치료 방향 역시 B증상이 있는지 없는지에 따라 달라질 수 있다. B증상은 오래된 분류다. 요즘은 특정 유전자 변이와 단백질 발현 등 분자생물학적 표지자가 추가로 고려되고, 이에 따라 치료제가 결정된다.

신호진 교수에게 치료받고 있는 악성림프종 환자가 500명은 된다. 고령자가 절반 이상이다. 악성림프종의 5년 생존율은 60%가량 된다. 미만성 거대B세포 림프종의 경우 보통 항암치료를 하고, 일부는 방사선 치료를 추가로 한다. 신호진 교수는 "암을 진단하면 바로 약으로 치료를 시작한다"라고 말했다. 면역항암제가 악성림프종에 사용되고 있다. 리툭시맙(제품명 맙테라)은 단클론항체monoclonal antibody 치료제이고, B세포 림프종 표면의 CD20 항원에 결합해 치료 효과를 낸다. 리툭시맙rituximab은 특정 자가면역질환이나 암 치료에 쓴다. 단클론은 일반적으로 특정 표적(세포, 단백질)에만 결합해서 표적을 공격하거나 중화시키는 특징을 갖고 있어 효과적이다. 리툭시맙이 결합하면 보체(선천면역계의 면역 용사)나 NK세포와 같은 면역세포들이 달려들어 암세포를 파괴한다.

리툭시맙이 들어간 요법이 R-CHOP이다. 미만성 거대B세포 림프종의 표준 1차 치료법이었다. R-CHOP은 5개 치료제를 같이 사용한다. R은 리툭시맙에서 왔고 C, H, O, P도 각각 다른 4개의 약(사이클로포스파미드, 독소루비신, 빈크리스틴, 프레드니손)에서 땄다. 리툭시맙은 항체약이고, 다른 4개는 세포독성항암제다. 그런데 새로운 1차 치료 요법이 나왔다. 이 치료 요법 임상시험에 신호진 교수가 참여했다. 약 이름은 폴라이비(Polivy, 성분명 폴라투주맙[4]베도틴)다. 신호진 교수 이름을 넣고 인터넷 검색을 하면, "혈액암 새 표적치료제 폴라이비… 20년 만에 우월성 입증"이라는 제목의 기사들이 보인다. 약은 스위스 업체 로슈의 자회사 제넨텍이 개발했고, 미국 FDA는 2019년에 사용을 승인했다. 임상시험 3상 연구 결과는 2022년 1월 〈뉴잉글랜드 의학저널〉에 나왔다. 이 학술지는 최상위 의학 학술지이니 여기에 실린 논문의 공동저자로 이름을 올린다는 건 상당한 명예가 된다. 신호진 교수는 공동저자 32명 중 유일한 한국인이다. 폴라이비는 미만성 거대B세포 림프종에 대한 1차 치료 방법을 20년 만에 바꿨다.

폴라이비 임상시험은 'R-CHOP'에 포함된 5개 약물 중 'O'를 빼고 그 자리에 '폴라이비pola'를 집어넣었다. 그래서 이름이 R-CHOP에서 'pola-R-CHP'로 달라졌다. pola-R-CHP 병용요법은 R-CHOP보다 치료 효과가 좋았다. 〈뉴잉글랜드 의학저널〉 논문은 결론에서 "이전에 치료받은 적이 없는 중간 위험 또는 고위험 미만성 거대B세포 림프종 환자 중에서 pola-R-CHP를 투여한 환자들이 질병의 진행, 재발 또는 사망 위험에서 R-CHOP 투여 환자에 비해 낮았다"라고 말한다.

국제 임상시험에 참여한 환자 수는 879명이다. 신호진 교수는 "나는 환자를 9명 등록시켰다"라고 말했다. 한국의 다른 의사들도 환자를 등록했다고 전해지나, 신 교수가 등록한 수에는 못 미쳤다. 9명은 많은 건가 해서 신 교수에게 물었다. 신 교수는 "9명은 많은 숫자다. 예를 들어 세계적으로 환자를 300명 등록해서 임상시험을 진행한다고 하자. 참여하는 기관이 150개는 된다. 기관당 환자 2~3명만 등록할 수 있다. 이러한 상황에서 9명이면 많은 거다"라고 말했다. 특정 환자가 임상시험에 참여하려면 이전에 다른 약으로 치료받은 적이 없는 등 일정 조건을 충족해야 한다. 신호진 교수는 "조건에 맞는 환자가 드물다. 환자 10명을 진료하면 그중에 임상시험에 참여할 수 있는 사람이 한 명 있을까 말까 한다. 그렇기에 환자를 많이 보는 의사여야, 임상시험에 참여할 수 있는 환자를 확보할 수 있다"라고 말했다.

암세포에만 작동하는 표적치료제를
탄생시킨 만성 골수성 백혈병

김인호 서울대병원 교수(혈액종양내과)는 "혈액암은 신약이 많이 쏟아지고 있어서 의사도 항상 공부해야 한다"고 말했다. 그는 "지식의 반감기가 짧다. 현재 지식의 유용성이 5년, 10년 후에는 사라져 버린다"라고 말했다. 김인호 교수는 모든 혈액암 환자를 진료하지만, 그중에서도 만성 골수성 백혈병 전문가다. 백혈병은 '골수성 백혈병'과 '림프구성 백혈병'으로 나눌 수 있고, 병의 진행 속도에 따라 '급성'과 '만성'으로 구분한다.

김인호 교수는 "만성 골수성 백혈병 치료는 내가 교수 됐을 때와 100% 달라졌다"라고 말했다. 그가 서울대병원 내과혈액종양 전임의로 일한 게 2000~2001년이다. 과거에는 조혈모세포 이식이 주된 치료였지만, 요즘은 거의 하지 않는다. 조혈모세포 이식이 완치 가능한 치료법이기는 했지만, 감염, 이식편대숙주질환(조혈모세포 이식 후 환자의 정상세포를 공여자의 면역세포가 공격해 발생하는 자가면역질환)과 같은 이식 합병증이 있을 수 있다. 이식받은 환자 열 명 중 한 명 정도는 사망할 수 있다. 그는 "지난 5년간 만성 골수성 백혈병 환자에 대해 조혈모세포 이식을 한 적이 거의 없다. 동료 교수도 비슷하다"라며 "조혈모세포 이식은 급성 백혈병 환자에게 많이 한다"고 말했다. 조혈모세포 이식을 하지 않게 된 건 좋은 약이 많이 나온 덕분이다. 2000년대 초반에 나온 최초의 표적치료제인 이매티닙(제품명 글리벡)이 치료 풍경을 혁명적으로 바꿨다. 이매티닙은 저분자 화합물이다. 요즘은 2세대, 3세대 표적치료제도 많이 나와 있다.

만성 골수성 백혈병은 순전히 '필라델피아 염색체'가 만들어지면서 발생한다. 필라델피아 염색체라는 이름은 이를 처음 발견한 미국 필라델피아의 의학자 피터 노웰에서 유래했다. 필라델피아 염색체는 사람의 22번 염색체가 짧아지는 구조 변형이 일어난 것이다. 이 병은 천천히 진행한다. 급성 백혈병이 될 수도 있지만, 근래에는 이 매티닙, 다사티닙, 닐로티닙[5] 등의 표적치료제가 사용되면서 그런 경우가 드물어졌다.

김 교수를 찾아오는 요즘 환자들은 증상이 없는 경우도 많다. 즉 정기 검진을 받다가 우연히 백혈구 수치가 지나치게 높아진 걸 알고 찾아오곤 한다. 만성 골수성 백혈병의 증상으로는 피로감, 식욕 감퇴, 체중 감소, 창백한 피부, 밤에 땀이 나는 증세, 비장과 간 비대증으로 인한 복부 팽만감과 복부 통증 등이 있다. 백혈구 수치는 1만 이하(100만분의 1리터 기준)가 정상이다. 만성 골수성 백혈병 초기에는 수치가 1만 정도일 때도 많고, 시간이 지나면서 10만, 20만, 30만으로 올라간다. 혈소판 수치가 높은 사람도 많다. 확진을 위해서는 골수검사를 통해 골수 내 혈액세포의 모양을 관찰하고, 염색체 검사와 분자유전학 검사를 한다. 필라델피아 염색체, BCR/ABL 융합유전자가 발견되면 확진한다. 즉 22번 염색체 안에 BCR/ABL 유전자가 들어 있는지를 보면 된다.

성인의 경우 엉덩이뼈 등 몇 곳에서만 뼈 안에 있는 적색 골수에서 피를 만들어낸다. 골수란 뼈의 중심부에 있는 스폰지 같은 조직으로 우리 몸에 필요한 각종 혈액세포를 만드는 중요한 장기다. 김인호 교수 말을 옮겨 본다. "장골능이라고 엉덩이의 상단 뼈인데 골수검사를 하는 부위다. 바늘을 찔러 골수를 뽑아낸다. 골수검사를 통해 혈액세포의 모양을 보고, 또 유전자 검사를 해서 병을 진단하며 예후를 가늠한다. 만성 골수성 백혈병은 앞에서 말한 대로 특정 염색체 이상으로 발생한다. 그러면 조혈모세포 증식이 활성화하고, 성숙한 골수세포와 미성숙 골수세포의 수가 많아진다. 이렇게 골수세포 수가 많아져서 생기는 질환이 만성 골수성 백혈병이다."

만성 골수성 백혈병은 대개 성인과 노인이 앓는다. 어린이에게서는 거의 발생하지 않는다. 백혈병은 급성 골수성 백혈병, 급성 림프구성 백혈병, 만성 골수성 백혈병, 만성 림프구성 백혈병 4가지로 분류된다. 백혈병의 네 종류는 많이 발생하는 나이대가 모두 다른데, 만성 골수성 백혈병은 50~70대에 많다. 표적치료제가 나와 사망자가 줄어듦에 따라 병으로 인해 사망하지 않고 정상 수명을 다하는 경우가 많이 늘어났다. 김인호 교수는 "만성 골수성 백혈병이 전에는 전체 성인 백혈병 환자 중에서 20~25%였다면, 요즘은 40~50%를 차지한다. 가장 흔한 백혈병이 되었다. 그러니 의사는 환자들을 끝까지 돌봐야 하는 상황이 되었다"라고 말했다. 만성 골수성 백혈병 환자의 경우 현재 5년 생존율이 90% 이상이다. 10년 생존율은 85% 정도이며, 이는 만성 골수성 백혈병이 없는 사람의 생존율과 거의 같다.

2세대 약(다사티닙, 닐로티닙)이 나온 건 2010년 즈음이다. 1세대 약보다 2세대 약의 효능이 더 뛰어남을 입증했다는데, 치료법에 변화가 생긴 걸까? 김인호 교수는 "BCR/ABL 단백질이(인산기를 받아 전달하는) 인산화 효소로 작용하는데, 이 작용을 억제함으로써 암세포

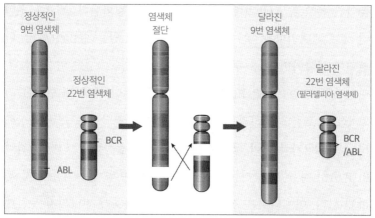

〔그림 10-3〕 필라델피아 유전자. 9번과 22번 염색체 일부가 각기 상대 염색체로 옮겨가서 붙었다. 이런 걸 염색체 전위, 즉 자리바꿈이라고 한다. 22번 염색체가 특히 짧아진다. 필라델피아 유전자는 만성 골수성 백혈병 진단을 위한 유전자 검사에서 볼 수 있는 생체표지자다.

를 공략한다는 전략은 같다"라며 컴퓨터 모니터 화면을 보면서 설명을 이어갔다. "골수세포가 있고, 골수세포 내부의 세포질에 BCR/ABL 단백질이 있다. BCR/ABL은 BCR 단백질과 ABL 단백질이 결합해 있는 구조다. BCR 유전자는 원래 사람 22번 염색체에 있고, ABL 유전자는 9번 염색체에 있다. 그런데 만성 골수성 백혈병에 걸리면 9번 염색체에 있는 ABL 유전자가 22번 염색체로 이동한다. 염색체 차원의 거대한 돌연변이가 일어난 거다. 이렇게 해서 만들어진 22번 염색체를 필라델피아 염색체라고 한다."

BCR/ABL에 기질(Substrate, 효소의 작용을 받아 생화학 반응을 일으키는 분자)이 다가와 결합한다. 그러면 BCR/ABL 단백질의 하단에 움푹

들어간 쪽으로, ATP(아데노신 삼인산)가 와서 결합한다. ATP는 초미니 세포 배터리다. ATP는 인산기를 3개 갖고 있는데, BCR/ABL 단백질에 결합하면 이 중 하나를 '기질'에 준다. 즉 기질을 인산화한다. 인산기를 받은 기질은 BCR/ABL에서 떨어진다. 이후 몇 단계를 거쳐 골수세포를 증폭하라는 신호를 세포핵에 전달한다. 그런데 이매티닙은 ATP가 붙어야 할 자리에 먼저 가서 붙는다. 그러면 기질이 BCR/ABL에 와서 들러붙지 못하고, ATP로부터 인산기를 받지 못하게 한다. 이매티닙은 결국, 암세포 증식 신호가 전달되지 못하게 해서 신호전달 경로를 차단한다. 이것이 이매티닙의 작동 원리다. 1세대 이매티닙이나 2세대 약인 다사티닙, 닐로티닙도 같은 원리다. 다만 두 세대의 약 크기와 모양이 좀 다르고, 부작용에 차이가 있다.

1세대 약 이매티닙을 사용하면 시간이 지나면서 BCR/ABL 단백질의 이매티닙이 결합하는 자리에 추가적인 변형이 일어나 이매티닙이 들러붙지 못하게 된다. 내성이 생긴 거다. 다사티닙이나 닐로티닙은 이매티닙과 모양이 달라, 내성을 극복하고 BCR/ABL에 들러붙을 수 있다. 기질이 인을 건네받는 걸 계속 방해할 수 있다. 그리고 만성 골수성 백혈병의 세포유전학적 관해율에서 1세대 약보다 2세대 약이 우수한 것 또한 입증했다. 그런데 5년, 10년이 지나면서 보니, 1세대 약과 2세대 약으로 치료한 환자의 5년 생존율에서는 차이가 없음이 발견되었다. 이게 무슨 말일까? 1세대보다 2세대 약이 효능이 더 좋다고 했는데? 김인호 교수는 "쉽게 이야기하면 효능은 2세대 약인 다사티닙, 닐로티닙이 좀 좋으나 부작용은 이매티닙이 적은 편이다. 그래서 환자의 생존율에 차이가 없다"라고 말했다.

만성 골수성 백혈병 환자는 대개 평생 표적치료제를 복용해야 한다. 몇 년 먹고 끊는 게 아니다. '불不내약성'이라는 말이 있다. '내약성tolerability'은 약물을 사용한 환자가 부작용과 불편함을 견뎌내는 걸 말하고, 불내약성은 환자가 약을 견뎌내지 못하는 것을 의미한다. 김인호 교수는 "환자가 부작용 때문에 약을 못 먹는 경우가 있다"고 말했다. 효능이 좋음에도 부작용을 견디지 못한 일부 환자가 약을 먹지 않게 되고, 결과적으로 1세대 약이나 2세대 약의 생존율이 같아졌다는 것이다.

약마다 미묘한 부작용 차이가 있다. 따라서 의사는 환자가 원래 갖고 있던 질환에 따라 약 선택을 달리하게 된다. 예컨대 2세대 약제인 다사티닙의 경우 부작용으로 폐에 물이 찰 수 있다. 복용한 지 10년 지나면 40% 환자의 폐에 물이 찬다. 폐질환이 있는 사람에게는 이 약을 1차 치료제로 선택하지 않는다. 2세대 약제인 닐로티닙의 경우 혈관 질환이 발생할 빈도가 높다. 심장과 뇌에 피를 공급하는 혈관이 좁아지는 심혈관질환, 뇌동맥질환, 심지어는 심근경색에 걸릴 가능성이 높다. 닐로티닙을 10년 먹으면 동년배보다 이 같은 혈관 질환을 가질 확률이 10배 높아진다는 통계가 나와 있다. 반면에 1세대 약제인 이매티닙은 흉수 발생이나 심혈관질환, 뇌동맥질환 발생률이 대체로 적다. 70~80대 고령자에게는 약 효능보다는 부작용이 적은 치료를 우선시한다.

김인호 교수는 "내성이 생기는 유전자 변형 중에 가장 나쁜 것이

315번 아미노산 변이"라고 말했다. 이 변이는 BCR/ABL 단백질의 315번 아미노산이 t(트레오닌)에서 i(아이소류신)로 바뀌어 있다. 그래서 T315I 변이라고 불린다. 변이가 있는 부위가 혹처럼 튀어나와 있어, 약이 들러붙지 못한다. 김 교수는 "저항성이 대단히 큰 아미노산 변성이다"라고 말했다. 이 경우에는 3세대 약제인 포나티닙을 쓴다. 이 약은 2012년 미국 FDA의 승인을 받았다. 포나티닙은 부작용 때문에 처음부터 쓰지 않는다. 사용한 지 5년이 되면 환자의 50% 정도가 고혈압을 갖게 된다. 또한 대동맥 폐색이나 말초혈관 폐색과 같은 혈관 폐색 질환이 흔하다. 현재 최첨단 약제는 4세대다. 4세대 약인 애시미닙은 1, 2, 3세대와 작동 기전이 다르다. 전 세대까지의 약이 ATP가 결합하지 못하도록 그 자리를 약물이 차지하는 방식이었다면, 애시미닙은 다른 부위에 결합하여 BCR/ABL 단백질의 전체 구조를 뒤틀어버린다. 그러면 결합 부위가 변형되고, 그 자리에 ATP가 달라붙을 수가 없다. 애시미닙은 이전 세대의 약과 비교하여 부작용도 훨씬 적다. 김인호 교수는 "만성 골수성 백혈병 약이 좋아졌다고 하나, 부작용이 모두 다르기에 약에 대한 깊은 지식을 갖고 환자를 치료해야 한다"라고 강조했다. 그는 이어 "암세포에만 작동하는 표적치료제의 개념을 알려준 질병이 만성 골수성 백혈병이다"라며 "그렇기에 만성 골수성 백혈병 자체가 의학에 기여하는 바가 크다"고 강조했다.

골수에서 일어나는 암세포의 반란,
급성 골수성 백혈병

　화순전남대병원 혈액내과 안재숙 교수는 사정상 만나지 못하고, 1시간 반에 걸쳐 전화로 취재했다. 안재숙 교수는 미국혈액학회 연례학술대회에 가서 2021년과 2022년 연속해서 구연 발표 기회를 가졌다. 가령, 2022년 미국 혈액학회 정기학술대회는 뉴올리언스에서 열렸고 안 교수팀은 이곳에서 15분간 급성 골수성 백혈병 환자 데이터를 발표했다. 혈액암과 관련해 새로운 유전자가 발굴되면 이를 표적으로 하는 치료법이 개발되고, 신약이 나오면 치료 기준이 달라진다. 이에 따라 조혈모세포 이식을 어떤 환자에게는 해야 하고, 어떤 사람에게는 하지 말아야 하는지 기준도 바뀐다. 이렇게 변화하는 치료 가이드라인이 현재 임상에 타당한지를 검증한 결과를 다시 검증하는 연구를 발표했다. 안재숙 교수는 "미국 혈액학회에서 연구 결과를 발표할 때 반응이 아주 좋았다"라고 말했다.

　안재숙 교수에게 혈액암을 보는 의사가 된 이유를 물었더니, 그는 "공부하다 보니 그렇게 됐다"라며 "재미없는 답이죠?"라고 말했다. 혈액내과가 내과에서도 공부가 가장 어렵다고 했다. 예컨대 환자를 보면 한두 시간 내에, 아니면 그 자리에서 치료 방향을 바로 정해야 하는 경우가 적지 않다. 오늘 환자가 왔는데, 내일 결정하면 늦을 수 있다. 무균실에 있는 환자가 갑작스럽게 패혈증에 걸릴 수 있고, 출혈이 갑자기 생길 수도 있다. 또한 급성 골수성 백혈병은 환자가 외래 진료를 받으러 왔을 때 검사해보면 백혈구 수치가 엄청 높은 경우가 있다. 2주 전에 온 50대 남성 환자가 그랬다. 혈액검사가 나오고 치료 결정을 한 지 10여 분이 지나지 않아 환자에게 뇌출혈이 왔고, 결국 사망했다. 백혈구 성분 채집술 치료 동의서를 받고 준비하는 과정에서 그렇게 되어버렸다. 백혈구가 너무 많으면 뇌혈관 출혈이 올 수 있다. 안재숙 교수는 "의사로서 뭔가 할 시간이 반나절만 있었어도 병을 진정시키고 치료를 할 수 있었을 것"이라며 안타까워했다. 그는 "때로는 원치 않는 상황을 맞닥뜨릴 수도 있다"라고 덧붙였다. 치료에 만족하지 못한 환자나 그 가족이 법원을 찾아가면, 법원은 의사에게 관련 사유서를 보내라고 한다. 안재숙 교수는 "나는 법원에까지 가지는 않았으나 사유서는 여러 번 썼다"라고 말했다.

안재숙 교수는 "조혈모세포 이식을 하는 가장 많은 환자군이 급성 골수성 백혈병이다"라고 말했다(앞에서 서울대병원 김인호 교수에게 물은 건 만성 골수성 백혈병이었다). 사망자를 보면, 급성 골수성 백혈병이 혈액암 중에서 가장 많으며, 안 교수가 조혈모세포 이식을 하는 환자는 대부분 급성 골수성 백혈병 혹은 골수형성이상증후군 환자라고 했다. 안 교수에게 급성 골수성 백혈병과 골수 이식에 관해 물었다.

급성 골수성 백혈병은 어떤 질환일까? 안재숙 교수는 "조혈모세포 단계부터 스멀스멀 유전자 돌연변이가 쌓인다. 시간이 지나면서 여러 개의 유전자 돌연변이가 쌓이고, 그 결과 급성 골수성 백혈병이 생긴다고 알려져 있다"라고 말했다. 급성 골수성 백혈병이 많이

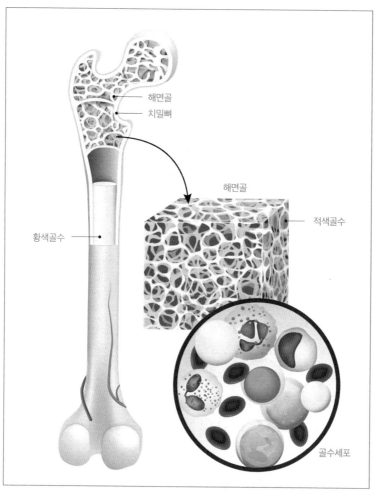

해면골
치밀뼈
해면골
적색골수
황색골수
골수세포

〔그림 10-4〕 골수 해부도. 대퇴골(넙다리뼈)이 엉덩이 골반과 만나는 쪽 가까이에 골수가 많이 들어 있다. 이곳의 해면 조직에서 조혈모세포 채취를 했으나, 요즘은 혈액 속에 들어 있는 조혈모세포를 헌혈실에서 얻어낸다. 골수세포는 적색골수와 황색골수로 나뉜다. 적색골수는 적혈구와 백혈구 등 혈구세포를 열심히 만들어내는 세포다. 황색골수는 지방세포가 들어찼고, 더 이상 조혈작용이 일어나지 않는다. 태아는 모든 뼈에 적색골수가 있으나, 성인의 경우 적색골수가 남아 있는 부분은 골반뼈, 빗장뼈 등 몇 곳에 불과하다. 대퇴골의 경우 주로 뼈끝에서만 조혈작용이 있다.

생기는 연령대가 60세 이상이다. 골수성 백혈병은 골수구계 백혈구(호중구, 호산구, 호염기구)가 악성세포로 변하면서 일어난다.

안 교수에 따르면 급성 골수성 백혈병은 M0~M7형이 있고, 크게 보면 2가지로 분류할 수 있다. 두 그룹은 M3형과 비非M3형이다. M3형이 전체 환자의 15%쯤이고, 나머지는 비M3형이다. M3형은 15번 염색체와 17번 염색체 일부분이 자리바꿈translocation되어 있다(만성 골수성 백혈병에서는 9번과 22번 염색체 간의 자리바꿈이 일어난다). 여기에 쓰는 표적치료제가 고용량 비타민A이고, 항암제를 함께 쓰면 치료가 잘 된다. M3형은 뇌출혈과 같은 자발 출혈이 초기에 잘 생긴다. 그럼에도 예후가 좋다. 안재숙 교수는 "약도 못 써보고 사망하는 환자가 있기는 하나, 처음에 치료가 잘 되면 완치율이 꽤 높다"라고 말했다.

비M3형이 흔히 말하는 급성 골수성 백혈병이라고 이해하면 된다. 항암제나 방사선, 벤젠, 자외선 노출이 발병 원인으로 지목된다. 급성 골수성 백혈병만을 선택적으로 만족스럽게 치료하는 기적의 약은 아직 없다. 그렇기 때문에 진단을 받은 후에 고강도 항암치료를 한다. 항암치료를 1주일 하고, 3주간의 회복 기간을 갖는 식으로 치료를 진행한다. 이때 투여받는 고강도 항암치료를 관해유도 항암치료라고 한다. 치료가 잘 된 후에 골수검사를 하면 현미경에서 정상적인 골수처럼 보이는데, 그러면 완전관해에 도달했다고 한다. 완전관해에 도달한 경우는 백혈병 세포 수가 발병 당시 기준으로 100분의 1 수준으로 떨어져 있다. 즉 진단 시에 1,000억~1조 개의 백혈병 세포가 있었다면, 치료 후 10억~1억 개까지 줄어들었다.

암 치료를 해서 골수가 정상처럼 깨끗해졌다 할지라도 백혈병 세포가 여전히 남아 있기 때문에 추가적인 치료를 해야 한다. 이 경우, 항암제만 사용해도 완치될 것인지, 아니면 재발 위험이 높은 경우인지를 판단해야 한다. 완치율이 50%가 넘을 것으로 보이면 항암제만 쓰고 치료를 마친다. 완치율이 50%가 안 될 것 같으면 조혈모세포 이식을 계획하게 된다. 안재숙 교수는 "이 부분이 주로 내가 연구한 분야다. 누가 이식을 받아야 하고, 누구는 치사율이 높은 이식까지 하지 않아도 되는지 판단 기준을 연구했다"라고 말했다. 안재숙 교수는 "75세 이상 환자는 고강도 항암치료를 견디지 못하기 때문에 이러한 경우에는 저강도 항암치료를 한다"라고 했다. 예전과 다르게 요새는 효과가 탁월한 저강도 항암제가 나와 있어, 많은 환자가 항암치료를 받으면서 좋은 효과를 얻고 있다. 안재숙 교수는 "나이가 치료의 제약이 되는 시대는 지났다"라고 말했다. 또한, 새로운 표적치료제가 지속적으로 임상연구에서 좋은 결과를 보여주고 있어 머지않아 환자에게도 사용할 수 있을 것이라고 했다.

안재숙 교수의 친절한 설명을 오래 들었다. 통화를 시작하고 90분이 조금 더 지나 있었다. 급성 골수성 백혈병을 공부했으니 이제 급성 림프구성 백혈병 이야기를 들으러 대구로 갈 차례다. 급성 골수성 백혈병은 골수구계 백혈구(호중구, 호산구, 호염기구) 질환이나, 급성 림프구성 백혈병은 림프구, 즉 T세포와 B세포 질환이다.

소아암의 최대 적,
급성 림프구성 백혈병

급성 림프구성 백혈병에 관해 묻기 위해 칠곡경북대병원으로 갔다. 문준호 교수(혈액종양내과)를 찾아 병원 6동 12층 연구실을 두드렸다. 문 교수에게 "림프모구의 '모구'가 뭡니까?"라고 물었다. 나는 지금까지 '림프모구'라는 단어를 이 책에서 일부러 쓰지 않았다. 뭉뚱그려서 '림프구'라고 표현했다. 하지만 앞서 내가 만난 의사들은 '림프모구'라는 말을 사용했다. 문 교수에게 물으러 간 급성 림프구성 백혈병도 '급성 림프모구 백혈병'이라고 불린다. 문준호 교수는 "림프구는 완제품이고, 림프모구는 완성 전 단계 상품인 '미성숙 세포'다"라고 설명했다. 림프구는 뼈 안의 골수에 있는 조혈모세포로부터 만들어진다. 조혈모세포는 피를 만드는 어머니 세포다.

조혈모세포가 만드는 혈액세포를 어떻게 분류할 수 있을까? '림프구' 계열과 '골수구' 계열로 분류할 수 있다. 림프구가 기억하기 좀 편하다. T림프구, B림프구, NK세포 3개밖에 안 되기 때문이다. T림프구보다는 T세포, B림프구보다는 B세포라는 말이 내게는 더 편하다. 문준호 교수에게 물어볼 급성 림프모구 백혈병은 '림프구'에 문제가 생긴 경우다. 림프구 계열의 완제품은 T세포, B세포, NK세포인데, 림프모구가 T세포나 B세포로 정상적으로 분화하지 못할 수 있다. 미성숙한 상태에 머물러 있으면 암세포가 된다. '악성림프종도 B세포와 T세포가 암세포가 된 게 아니었나?' 하는 생각이 들 수 있다. 그렇다면 림프구성 백혈병과 악성림프종은 어떻게 다를까? 암세포 위치가 다른 것이 주요 특징 중 하나다. 림프구성 백혈병은 암세포가 골수와 혈액에 있고, 악성림프종은 암세포가 림프절이나 비장에 있다. 둘 다 B세포가 더 문제를 일으키는 건 비슷하다.[6]

2023년 중앙암등록본부에 따르면 2021년에 새로 발생한 림프구성 백혈병 환자는 1,068명이었다. 이는 전체 암 환자의 0.4%다. 한국인에게 많은 질환은 아니다. 성별로 보면 남자 601명, 여자 467명이다. 남자가 좀 더 많다. 나이가 변수다. 문 교수가 보여주는 막대그래프를 보니, 연령대별로 구분해보면 4세 미만 어린이 환자가 가장 많다. 문 교수는 림프구성 백혈병이 15세 미만의 소아에서 많이 발생하며, 성인에서는 40~50대에 많이 발생한다고 했다.

요즘은 세계보건기구 분류를 사용해 급성 림프구성 백혈병을 크게 B세포 질환과 T세포 질환 2가지로 나눈다. B세포 급성 림프구성 백혈병 환자가 전체의 70~75%를 차지하며 나머지 25~30%가 T세포 급성 림프구성 백혈병 환자다. 치료 측면에서 B세포 급성 림프구성 백혈병은 환자가 필라델피아 염색체를 갖고 있는지 여부에 따라 다시 세분한다. 둘로 나뉘는 이유는 치료 성적이 서로 다르기 때문이다. 양성인 경우 치료 성적이 낮고 완치가 잘 되지 않는다. 최근에는 필라델피아 염색체 내의 BCR/ABL1 유전자가 만들어내는 단백질을 표적으로 하는 약이 나와 치료 성적이 향상되고는 있다. 필라델피아 염색체가 있는 환자가 어른의 경우 절반쯤 되고, 어린이는 전체의 3~5%쯤이다.

조혈모세포는 '증식'과 '분화'라는 과정을 통해 혈액세포들로 변한다. 조혈모세포가 분열해서 그 수가 늘어나는 게 '증식'이며, 이후 성숙을 위한 과정이 '분화'다. 필요한 만큼의 혈액세포를 사람이 갖고 있으려면 증식과 분화가 적정해야 한다. 문준호 교수는 "분화와 증식이 조화를 이뤄야 한다. 분화가 되지 않은 미성숙 세포가 과도하게 증식하면 급성 백혈병이 발생한다. 분화는 잘 했으나 증식이 많으면 그것도 암으로 발전할 수 있다"라고 말했다. 잘 분화된 골수구가 과도하게 증식하면서 발생하는 것이 만성 백혈병이다.

왜 림프구가 분화되다가 마는 것이며, 또 증식은 과도하게 많이 하는 것일까? 문준호 교수는 "급성 림프구성 백혈병이 생기는 원인은 정확하게 밝혀지지는 않았다"라고 말했다. 화학 약품이나 방사선 노출, 바이러스 감염이 발병에 영향을 미치며, 유전적인 소인도 일부 있을 수 있다. 다만 그런 부분이 미치는 영향이 미미하고 관련성을 찾기가 쉽지 않다. 다음은 문 교수 설명이다. "혈액이 생성되는 과정에서 조혈모세포는 하루에도 수십 차례 세포 분열과 증식을 반복한다. 이 과정에서 문제가 있는 세포가 생길 수 있다. 이상 세포가 발생하면 제거해야 하는데, 이를 제거하지 못하고 골수에서 암세포로 자라게 되면 백혈병이 생긴다고 알려져 있다. 최근에 유전적인 변화와 그로 인해 백혈병이 생기는 기전을 많이 연구하고 있다. 이를 통해 유전적인 원인이 차츰 밝혀지고 있다. 하지만 특정 유전자가 있다고 해서 반드시 백혈병이 생긴다고 단정 지을 수는 없다."

사람들은 대부분 발병하고 나서 1~2주 사이에 병원을 찾는다. 몸에 심각한 불편함을 느끼고 비교적 빨리 병원에 온다. 백혈병은 암세포가 빨리 자라는 급성 질환이다. 대개 증상은 열이 나거나 두통이 생기거나, 숨이 차거나, 멍이 든다. 골수가 갑자기 정상적인 피를 못 만들다 보니 이런 증상이 돌연 나타난다. 시간을 끌다가 병원에 늦게 오면 위험하다. 백혈구 수치는 정상이 μl당 4000~1만 개다. 하루 자고 나면 백혈구가 2만 개, 하루 더 지나면 4만 개로 늘어날 수 있다. 하루에 배로 늘어난다. 문준호 교수 설명을 다시 옮겨본다. "정상적인 피에는 백혈구는 물론이고 적혈구, 혈소판도 있다. 골수라는 게 한정적인 공간인데, 백혈병 세포가 급증하면 정상적인 백혈구와 적혈구, 혈소판을 만들어낼 수 없다. 그러면 빈혈이 생기게 되고 숨이 차는 증상이 올 수 있다. 혈소판을 못 만들게 되면 멍이 든다든지, 출혈할 수 있다. 또 골수에 백혈구 관련 세포가 너무 많으면 말초 혈액으로 흘러나가게 되고 혈관 안에 늘어난 세포로 인하여 혈액 순환에 장애가 올 수 있다. 뇌혈관이 막히면 두통이 생기거나, 뇌출혈이 올 수 있다. 환자가 병원에 늦게 오면 백혈구 수치가 10만~20만 개가 될 수 있다. 그러면 뇌출혈로 인해 치료도 못 받고 사망하게 된다."

어떤 환자에서는 백혈구 수치가 거꾸로 줄어든다. 10명 중 3명은 백혈구 수치가 올라가는 게 아니라 내려간다. 성숙한 백혈구는 골수를 떠나 말초 혈액으로 나오나, 미성숙 백혈구는 골수 안에 머무르고 나오지 않는다. 미성숙 백혈구가 골수 안에 가득 찬다. 이 경우, 혈액 검사를 하면 백혈구 수치가 낮게 나온다.

급성 림프구성 백혈병은 뇌종양을 동반하는 경우가 많다. 암세포가 뇌에 침투한다. 림프구성 백혈병은 암세포가 골수뿐 아니라 혈액에도 있다. 골수에서 림프모구 백혈병 세포가 말초혈액으로 빠져나오면, 혈액을 타고 온몸을 돌아다닌다. 그러다가 뇌척수액에 들어가기도 한다. 뇌척수액은 뇌와 척수, 뇌실을 채우고 있는 액체다. 뇌에 종양이 생기는 경우는 급성 림프구성 백혈병 환자의 10~15% 정도다. 문준호 교수는 "급성 림프구성 백혈병을 치료할 때는 일반적으로 정맥주사 항암제와, 뇌척수강 내 항암치료를 동시에 한다"라고 말했다. 뇌척수강 내 항암치료는 증상이 없어도 예방적으로 한다. 척수강 내에 주사를 찔러 약을 주입한다. 급성 림프구성 백혈병 어린이의 경우 항암치료만 해도 많이 완치된다. 어린이 환자의 경우 완치율이 80% 정도로 올라왔다. 성인의 경우 5년 완치율이 30~40%에 머무르고 있다. 항암치료를 받으면 80~90%의 환자가 호전되지만, 재발을 반복하는 경우가 많다. 그래서 성인의 경우 조혈모세포 이식을 1차적으로 생각한다. 문준호 교수는 "항암치료를 하다가 안 되는 경우에 골수 이식을 하는 게 아니고, 항암치료 후 대부분 골수 이식을 해야 한다"라고 말했다.

항암치료의 목적은 1차적으로 골수의 암세포를 없애고, 궁극적으로는 골수 이식을 받을 수 있도록 몸을 만드는 것이다. 다양한 항암치료 방법이 있으며, 국내 병원마다 항암치료법이 조금씩 다르다. 미국에서는 텍사스 휴스턴 소재 MD앤더슨 암센터의 Hyper-CVAD 요법이 많이 사용되며, 유럽에도 나라마다 대표적인 항암치료 요법이 있다. 한국에는 KALLA 항암요법이 있다. KALLA 항암요법은 대한혈액학회 산하의 연구회인 성인급성림프모구연구회가 한국 성인 환자의 치료 성적을 높이기 위해 만들었다. 문준호 교수는 성인급성림프모구연구회에서 간사로 일했다.

항암치료를 하면 골수에서 암세포가 없어지는 것을 알 수 있다. 골수에 암세포가 20% 이상이면 백혈병이라고 진단하고, 항암치료 후 골수 내 암세포가 5% 미만이면 암세포가 '관해'되었다고 말한다. 5% 미만이라도 눈에 보이지 않는 암세포가 있을 수 있다. 이를 잔존암이라고 한다. 잔존암을 없애기 위해 '공고 요법(완전관해 후 완치율과

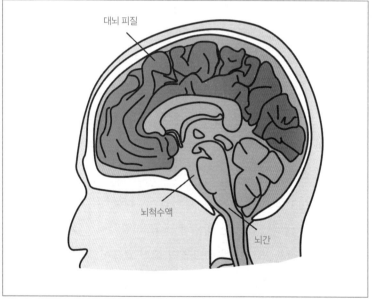

〔그림 10-5〕 뇌척수액은 뇌 속에 가득 차 있다. 뇌는 뇌척수액 속에 떠 있다고 생각할 수 있다. 그래야 뇌를 외부의 물리적인 충격으로부터 보호하는 완충제 기능을 할 수 있다. 뇌척수액은 하루에 500㎖ 정도 생산된다.

장기 생존율을 높이기 위한 재치료)'을 조혈모세포 이식 전에 두세 차례 더 한다. 매회 치료가 한 달 걸리니 전 과정에 두세 달 소요된다. 그리고 골수 이식으로 넘어간다. 골수 이식을 하지 않는다면 항암치료는 모두 8차례 진행한다.

잔존암 검사가 2023년 건강보험 적용 대상이 되어 환자의 비용 부담이 줄어들었다. 문준호 교수는 "관해는 왔지만 잔존암이 있는지를 확인하고, 잔존암을 찾아내는 게 현재로서는 임상에서 치료의 방침을 정하는 데 중요한 부분이다"라고 말했다. 잔존암 검사를 할 때 주로 많이 사용하는 방법은 암세포가 가진 특정한 표면 면역형, 즉 항체를 검사하는 것이다. 문준호 교수는 "요즘에는 검출률이 높아졌다. 차세대 염기서열 분석법NGS으로 잔존암을 확인한다"라고 말했다.

암세포 표면의 단백질(표면 면역형)은 암의 종류와 환자에 따라 다를 수 있다. 그럼에도 많은 사람에게서 공통적으로 나타나는 표면 면역형이 있다.[7] 골수 검사를 통해 치료 전 암세포의 표면 항원 수치를 확인한 후, 항암치료 후에 같은 항원의 변화를 비교해서 치료 효과와 잔류 질환 여부를 평가한다.

급성 림프구성 백혈병 치료 성적은 어른보다 어린이가 훨씬 좋다. 그래서 최근에는 소아용 항암제 조합을 성인에게 맞게 수정하여 도입하는 추세다. 2010년대 중반부터 이런 흐름이 시작됐다. 일반적으로는 소아에게 쓰는 약을 성인에게 동일하게 사용하면 부작용이 높게 나타나 약제를 못 견디는 경우가 많다. 소아와 성인의 신진대사가 다르기 때문으로 추정된다.

문준호 교수는 "항암치료의 반응 평가라는 게 있다. 잔존암 존재까지 확인해야 완전히 관해가 되었다고 판단한다. 이는 골수 이식 여부를 결정하는 데 중요하다"라고 말했다. 잔존암이 없어지면 골수 이식 없이도 완치가 가능하다. 한국에서는 얼마 전 잔존암 검사가 시작됐다. 향후 항암치료 성적을 높이는 데 기여할 것으로 기대한다. 잔존암까지 없애 골수 이식을 하지 않는 것이 혈액내과 의사들의 바람이다. 골수 이식이 위험하기 때문이다. 문준호 교수는 "잔존암이 없으면 이식 안 해도 된다는 연구들이 해외에서 많이 나왔다. 국내에서도 잔존암 검사가 보험 적용이 되었으니, 잔존암 여부에 따라 치료 방향을 결정하는 시기가 올 것"이라고 말했다.

뼛속까지 스며든 암,
다발골수종

다발골수종이라는 혈액암은 낯설다. 정성훈 화순전남대병원 교수(혈액종양내과)에게 다발골수종을 앓은 유명인사가 있는지를 물었다. 정성훈 교수는 "전두환 씨가 다발골수종에 걸려 사망하면서 다발골수종이 사람들에게 알려졌다"라고 말했다. 전 씨는 2021년에 사망했으며, 그의 사망 직후 사인인 다발골수종에 대해 설명하는 몇몇 기사가 인터넷에서 확인된다. 다발골수종은 2023년 발병자가 1,915명이다. 혈액암 중에서는 세 번째로 발병자가 많다.

특이한 건 다발골수종 환자가 급증하고 있다는 점이다. 30년 전과 비교하면 발생자 수가 20배 가까이 된다. 다발골수종이 특별히 새로운 질환으로 발전해서 그런 건 아니고, 고령자가 늘고 있기 때문이다. 그다음으로는 진단 기술이 발전하고 다발골수종에 대한 의사들의 인식이 개선된 덕분이다. 화순전남대병원에는 다발골수종을 보는 의사가 세 명 있다. 새로 찾아오는 다발골수종 환자는 1년에 70명쯤 된다. 환자 수에 비해 의사가 많은 게 아닌가 하는 생각이 들었다. 이에 대해 정성훈 교수는 "다발골수종은 완치가 안 되기에, 만성질환처럼 장기 치료를 해야 한다. 시간이 갈수록 진료해야 할 환자가 쌓인다. 봐야 하는 사람이 늘어난다"라고 설명했다.

다발골수종은 B세포 종양이다. B세포는 면역계에 비상이 걸리면 전투 모드로 변신해 형질세포가 된다. 평소와는 완전히 다른 모습이다. 마블 코믹스의 캐릭터 '헐크'와 비슷하다. 육체적으로 약한 물리학자가 분노가 폭발하면 엄청난 몸의 푸른 괴물로 변신하는 것이 헐크의 설정이다. 그런데 B세포가 형질세포로 변신할 때 잘못되면 악성형질세포가 되고, 이 악성형질세포가 다발골수종의 원인이다. 잘못되는 장소는 '골수'다. 그래서 이 병의 이름이 골수종이다. 다발골수종과 악성림프종을 비교해보면, 악성림프종의 종류에는 B세포와 T세포도 있으나, 다발골수종에서는 B세포가 문제다. 또한 암세포가 되는 장소가 악성림프종은 림프절이고, 다발골수종은 골수다.

왜 '다발multiple'이라는 수식어가 골수종 앞에 붙어 있을까? 정성훈 교수는 "여러 부위에 증상을 일으키기에 이름이 그렇게 된 것 같다"고 말했다. 대표적인 증상이 혈액 속에 칼슘이 많은 고칼슘혈증hyperCalcemia이다. 암세포가 증식한 골수 인근의 뼈가 녹아내린다. 그리고 뼛속 칼슘이 핏속으로 흘러 들어가, 혈중 칼슘 농도가 높아진다. 다음으로는 콩팥기능부전Renal failure, 빈혈Anemia, 골병변Bone lesion이 주요 증상이다. 4가지 증상의 첫 글자를 묶어서 CRAB이라고 한다. 다발골수종이 주로 발병하는 연령대는 70대다. 환자 나이의 중앙값은 69세다. 모든 환자를 한 줄로 세웠을 때 가운데 있는 사람 나이가 중앙값이다.

정성훈 교수를 찾아오는 환자는 주로 허리 골절같이 뼈와 관련된 증상을 갖고 있다. 골다공증이 골절 원인인 줄 알고 병원에 오는 나이든 환자가 많다. 신경외과에서 치료받거나 아니면 수술받으려고 피 검사를 하니 빈혈이 있고, 콩팥 기능이 떨어져 있을 수 있다. 경험 있

림프종(악성림프종), 백혈병, 골수종(다발골수종)의 차이

	악성림프종	백혈병		다발골수종
		골수성 백혈병	림프구성 백혈병	
문제가 되는 혈액세포	주로 B세포가 과다 증식	호중구, 호산구, 호염기구	T세포와 B세포	B세포가 악성형질 세포로 변함
암세포의 발생 위치	림프절	골수	골수와 혈액	골수
증상	목, 사타구니, 겨드랑이에 덩어리가 만져진다	빈혈, 쇠약감	피로, 식욕부진, 발열, 체중 감소	뼈가 아프다. 혈액 속의 칼슘 농도가 높다.

는 1, 2차 병원의 신경외과나 정형외과 의사라면 대학병원으로 진료를 의뢰한다. 정성훈 교수를 찾아온 한 할머니는 1, 2년간 척추 골절을 반복해서 겪었다. 1, 2차 병원의 내과 의사가 피 검사를 하고 나서 척추 골절에 다른 이유가 있다는 판단을 했고, 3차 병원에 가도록 권유했다. 환자는 화순전남대병원을 찾았고 '다발골수종' 진단을 받았다.

발병 원인은 아직 밝혀지지 않았다. 정성훈 교수는 "발병이 고령과 관련된다고는 하나, 정확히 규명되지 않았다"라고 말했다. 유전적인 소인이 없는 건 아니나 드물다. 그는 "보통 70대에 생기는 암을 유전적인 이유라고 보지는 않는다"라고 말했다. 다발골수종은 골수 검사로 진단한다. 골수 중에 악성형질세포가 10%를 넘었으나 앞에서 말한 CRAB 증상이 없으면 '무증상 다발골수종' 단계다. 골수에는 이상이 없으면서도 몸의 뼈와 피부 등에 혹이 생기는 경우가 있다. 암이 된 형질세포, 즉 형질세포종이 혹 안에 들어 있는 것이다. '무증상 다발골수종'에서 나아간 게 다발골수종이다. 골수 검사에서 형질세포종이 나오고 4가지 자각 증상 중 하나라도 있으면 다발골수종으로 진단한다. 이때부터 치료를 시작한다.

다발골수종은 난치병이다. 그럼에도 생존 기간이 올라가고 있고, 수명을 수년 연장하는 놀라운 약이 쏟아지고 있다. 다발골수종으로 선고받은 한국 환자의 5년 생존율은 2000년에 19.8%였으나 2020년에는 50.7%로 올라갔다. 정성훈 교수는 "분위기가 크게 좋아졌으나, 재발된다는 게 문제다"라고 말했다. 의료진과 협력해 치료 후 꾸준한 관리와 생활 습관 개선이 병행되어야 재발을 막을 수 있다.

글을
마무리하며

혈액암들은 조혈모세포에서 시작된다는 공통점이 있지만, 종류가 다양해 전체적인 맥락을 이해하기가 쉽지 않다. 위에서는 한국인에 많은 혈액암 4가지에 집중했다. 악성림프종, 다발골수종, 그리고 백혈병 두 종류(만성 골수성 백혈병, 급성 골수성 백혈병)다. 악성림프종은 한국인에 가장 많은 혈액암이고, 면역세포인 림프구(T세포, B세포)가 암세포가 되는 경우다. 백혈병은 혈액 내에 분화가 잘 되지 않은, 즉 성숙도가 낮은 백혈구가 너무 많아 몸의 면역기능이 망가지는 등의 문제를 일으킨다. 다발골수종은 항체를 생성하는 형질세포가 암세포로 변한 것이 출발점이다.

혈액암을 이해하려면 알아야 할 게 많았다. 조혈모세포가 10가지 혈액과 면역세포로 분화한다는 사실부터, 혈액을 구성하는 혈액세포의 종류까지 모두 이해하기는 쉽지 않았다. 특히 림프구 면역세포인 T세포, B세포, 수지상세포, 대식세포 등은 이름만으로도 낯설고 복잡하게 느껴졌다. 하지만 암과 싸우는 새로운 방법인 면역항암제를 이해하려면 면역세포의 정체를 아는 것이 필수다. 10가지 혈액과 면역세포의 모습을 직접 확인한 것은 흥미로웠다. 또한 골수 이식이 어떻게 실제로 이뤄지고, 어떤 위험을 동반하는지 알게 된 것도 유익했다. 이처럼 상대를 알지 못하면 막연한 두려움을 느끼게 되지만, 그 정체를 알게 되면 두려움이 줄어드는 법이다.

최초의 단클론항체약
리툭시맙

유방암 편에서 살펴봤듯이, HER2 유방암 치료의 신기원을 연 허셉틴(성분명 트라스투주맙)이 단클론항체약이었다. 악성림프종 치료제로 쓰이는 리툭시맙(제품명 리툭산)도 단클론항체약이다. 리툭시맙은 미국 FDA 승인을 받은 최초의 키메라 단클론항체약이다. 미국 생명공학기술업체 바이오젠이 개발했다. 리툭시맙이 미국 FDA 승인을 받은 것은 1997년 11월이어서, 1998년 9월에 승인받은 허셉틴보다 10개월 빠르다.

여기서 키메라(chimeric antibody)는 마우스(실험쥐)에서 얻은 항체의 가변 부위(variable region)에 인간 항체의 불변 부위를 이식하여 개발한 항체. 치료 효능은 높이고 부작용은 줄였다. 항체는 가변 부위와 불변 부위로 구성되는데, 리툭시맙은 불변 부위를 사람 항체, 가변 부위는 마우스 항체로 구성했다. 리툭시맙에 쓸 최초 항체는 마우스 항체에서 만들었다. 이 항체를 실험실에서 대량 배양해서 약제로 쓰려고 했으나 사람 몸이 항체를 외부 물질로 생각해 면역거부 반응을 보였다. 게다가 마우스 항체는 사람 몸에서 빨리 제거되는 단점이 있었다. 그래서 나온 아이디어가 인간 항체와 마우스 항체를 같이 사용하는 키메라 항체 만들기다.

또한 '단클론'이라는 용어는 특정 항원에 특이적으로 결합하는 항체라는 의미를 강조하고 있다. 많은 표적을 겨냥하는 다클론항체약과 다르다. 핀셋으로 집듯이 특정 표적만 정확하게 조준하는 것이 단클론항체약(Monoclonal Antibody, 줄여서 맙(mab))이다.

리툭시맙이 겨냥하는 항원은 B세포 림프종 표면의 CD20이다. 리툭시맙 항체가 CD20 단백질에 결합하면, 우리 몸의 선천 면역계 병사 중 하나인 '보체'들이 달

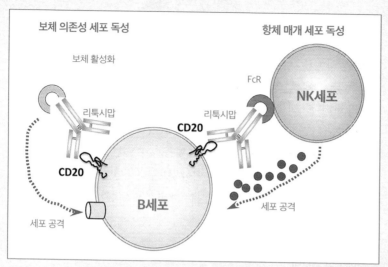

〔그림 10-6〕 리툭시맙의 원리. B세포 표면의 CD20 단백질에 결합한다.
© https://plos.figshare.com

	단클론항체약	항체-약물중합체
악성림프종	리툭시맙	폴라이비
유방암	허셉틴	엔허투

려들어 악성림프종을 공격한다. 면역계인 다른 무서운 킬러인 NK(자연살해)세포가 합세하기도 한다. 또한 암세포에 세포자멸사(Apoptosis, 세포가 스스로 죽음을 선택하는 과정) 명령을 전달해서 악성림프종 세포를 처리할 수도 있다. 3가지가 다 작동하기에 리툭시맙은 효과가 좋다.

항체약은 정상적인 세포에는 피해를 끼치지 않고, '특정 단백질'이라는 표적을 지닌 나쁜 세포만 공격하므로 효과가 높고 부작용이 적다. 항체약은 특정 단백질하고만 선택적으로 결합한다.

혈액암의 종류

혈액암은 크게 백혈병, 악성림프종, 다발골수종으로 나눌 수 있다.

- 악성림프종: 림프절이나 림프계의 세포(T세포, B세포)가 암세포로 변해 생긴다.
- 백혈병: 비정상적인 백혈구가 골수와 혈액을 가득 채우는 암. 크게 만성 골수성 백혈병, 급성 골수성 백혈병, 급성 림프구성 백혈병이 있다.
- 다발골수종: B세포가 변형된 형질세포가 골수에 쌓이면서 뼈와 혈액에 문제를 일으킨다.

혈액암의 치료법

- 항암화학요법: 암세포를 죽이기 위해 항암제를 사용하는 방법이다. 암세포뿐만 아니라 정상 세포도 파괴하지만, 병의 진행을 막고 암세포를 제거하는 데 효과적이다.
- 조혈모세포 이식: 고강도 항암치료나 방사선 치료로 암세포를 제거한 뒤 건강한 조혈모세포를 이식하는 방법이다. 재발 가능성이 높은 환자에게 시행된다.
- 표적치료제: 암세포만을 선택적으로 공격하는 약물이다. 예를 들어 리툭시맙은 B세포 림프종의 특정 항원(CD20)을 표적으로 삼아 암세포를 파괴한다.
- 면역치료: 면역세포가 암세포를 공격하도록 돕는 치료다. 대표적으로 CAR-T 치료법은 환자의 면역세포를 강화해 암을 공격하도록 만든다.

연령과 성별에 따라
권장되는 암 검진

한국에서는 국가 암검진을 통해 연령과 성별에 따라 권장되는 암 검진을 무료 또는 저렴한 비용으로 받을 수 있도록 지원하고 있다. 다음은 10대 암 질환별 정보, 주요 위험 요인, 권장되는 정기 검진 방법 등을 정리한 목록이다(국민건강보험공단, 2025 기준).

폐암

- 발생률: 흡연과 관련 높은 암
- 주요 위험 요인: 흡연, 간접흡연, 대기오염, 석면 노출
- 검진 대상: 54~74세 중 30갑 년 이상의 흡연력을 가진 고위험군(2년에 한 번 국가 암검진-저선량 흉부 CT 검사)

대장암

- 발생률: 세계적으로도 발병률이 높다.
- 주요 위험 요인: 육류 섭취 증가, 섬유질 부족, 가족력, 비만
- 검진 대상: 만 50세 이상(국가 암검진-분변잠혈검사에서 이상이 발견될 경우 1년
  에 한 번씩 대장내시경 검사 시행)

위암

- 발생률: 한국에서 가장 흔한 암 중 하나
- 주요 위험 요인: 짠 음식, 가공육 섭취, 헬리코박터 파일로리 감염, 흡연
- 검진 대상: 40세 이상(2년에 한 번씩 국가 암 검진-위내시경 또는 위장조영검사).
  가족력이 있거나 위염, 헬리코박터 감염 등이 있으면 더 자주 검진할 것을
  권장함

유방암

- 발생률: 여성에게서 가장 흔한 암 중 하나
- 주요 위험 요인: 가족력, 호르몬 변화, 비만
- 검진 대상: 40세 이상 여성(2년에 한 번 국가 암검진: 유방촬영술). 가족력이나
  BRCA 유전자 변이가 있는 경우 더 자주 검진할 것을 권고

전립선암

- 발생률: 고령 남성에서 많이 발생
- 주요 위험 요인: 고령, 가족력, 서구화된 식습관
- 검진 대상: 만 50세 이상의 남성, 특히 가족력이 있는 경우 45세 이상부터
  PSA(전립선 특이항원) 검사를 권고. 국가 암검진에는 포함되지 않음

간암

- 발생률: 한국에서 간염 바이러스 감염률이 높아 주요 암 중 하나임
- 주요 위험 요인: B형 간염, C형 간염, 간경변증, 음주
- 검진 대상: 만 40세 이상 고위험군(B형 간염, C형 간염, 간경변증 등). 6개월마다 국가 암검진(간초음파 검사, 알파태아단백 검사)

췌장암

- 발생률: 비교적 드물지만 치명률이 매우 높음
- 주요 위험 요인: 흡연, 당뇨, 만성 췌장염, 비만
- 검진 대상: 50세 이상 고위험군(가족력, 당뇨병, 만성 췌장염 병력 등). 증상이 없는 경우 조기 발견이 어려우므로, 고위험군에게 정기적인 영상검사(MRI, CT)를 권장함. 국가 암검진에는 포함되지 않음

담낭암과 담도암

- 발생률: 비교적 낮지만 한국에 많음
- 주요 위험 요인: 담석증, 만성 염증, 비만
- 검진 대상: 고위험군(담석증, 만성 담낭염 병력 등)에게 권장되며, 40세 이상에서 정기적인 복부 초음파 검사, 혈액검사를 고려함. 국가 암검진에는 포함되지 않음

자궁경부암

- 발생률: 여성에서 HPV(사람유두종 바이러스) 감염과 밀접한 관련이 있음
- 주요 위험 요인: HPV 감염, 성생활 시작 연령, 다수의 성 파트너
- 검진 대상: 20세 이상 여성(2년에 한 번씩 국가 암검진-자궁경부 세포검사)

난소암

- 발생률: 여성에서 비교적 드물게 발생하지만 치명률이 높은 암
- 주요 위험 요인: 가족력(BRCA 유전자 변이), 불임, 호르몬 대체 요법, 늦은 폐경
- 검진 대상: 50세 이상 또는 고위험군(가족력, BRCA 유전자 변이 보유자 등)은 정기적인 초음파 검사와 CA-125 혈액검사를 권장함. 국가 암검진에는 포함되지 않음

자궁내막암

- 발생률: 폐경 후 여성에서 많이 발생
- 주요 위험 요인: 비만, 호르몬 불균형(에스트로겐 과다), 가족력(린치 증후군)
- 검진 대상: 비정상적인 질 출혈이 있으면 초음파 검사, 자궁내막 조직검사를 권장함. 국가 암검진에는 포함되지 않음

갑상선암

- 발생률: 한국에서 진단율이 특히 높은 암 중 하나
- 주요 위험 요인: 방사선 노출, 가족력
- 검진 대상: 20세 이상의 고위험군(가족력, 방사선 노출 병력 등)에 초음파 검사를 권장함. 권장 주기는 개별 상황에 따라 다르며, 국가 암검진에는 포함되지 않음

백혈병

- 발생률: 소아와 성인 모두에게 발생
- 주요 위험 요인: 방사선 및 화학물질 노출, 유전적 질환(다운증후군 등)
- 검진 대상: 모든 연령대에서 발생 가능하나, 소아(특히 10세 이하)와 고령층

(60세 이상)에서 더 주의가 필요하다. 가족력이 있거나 유전적 이상이 있는 경우 정기적인 혈액검사를 권장한다. 국가 암검진에는 포함되지 않음

악성림프종

- 발생률: 림프계에 발생하며, 호지킨 림프종과 비호지킨 림프종으로 구분함
- 주요 위험 요인: 면역 체계 이상, 바이러스 감염(EBV, HIV)
- 검진 대상: 모든 연령대에서 발생 가능하지만, 40세 이상에서 발병률이 증가함. 고위험군(면역 체계 이상, EBV, HIV 감염 병력 등)은 정기적인 림프절 검사와 영상검사를 권장함. 국가 암검진에는 포함되지 않음

다발성 골수종

- 발생률: 비교적 드문 혈액암으로 고령에서 주로 발생
- 주요 위험 요인: 고령, 방사선 노출, 가족력
- 검진 대상: 50세 이상 고위험군(가족력, 방사선 노출 병력 등)에 대해 혈액검사와 골수검사를 권장함. 국가 암검진에는 포함되지 않음

생활 습관에 따른 암검진 추천

- 흡연자: 폐암, 위암, 대장암 검진을 적극 권장
- 음주자: 간암, 위암 검진을 주기적으로 권장
- 비만: 대장암, 간암 검진을 권장
- 운동 부족 또는 스트레스: 대장암, 위암 검진을 추천

프롤로그: 암, 모르면 더 두려워한다

1. 이가영 기자, 〈조선일보〉 2024년 8월 30일, "세계적 암 전문의 김의신 박사, 한국에서 암 폭증하는 결정적 이유는", https://www.chosun.com/medical/2024/08/30/QPHFQFXTERES7DSUTOV3EO2UKI

1장 · 폐암: 흡연 인구는 줄어드는데 왜 환자 수는 여전할까?

1. 〈연합뉴스〉, "(김길원의 헬스노트) '암 사망률 1위' 폐암, 자각증상 땐 치료 늦는다," https://n.news.naver.com/mnews/article/001/0012615954?sid=103
2. 질병관리청, "2021년 국민건강통계-국민건강영양조사 제8기 3차 연도(2021)."
3. Cecilia Zappa, Shaker A, Mousa, "Non-small cell lung cancer: current treatment and future advances", *Translational Lung Cancer Research*, 5(3), 2006.
4. 싯다르타 무케르지, 《암, 만병의 황제》(까치), 367쪽.
5. 국가암정보센터 웹사이트에 폐암 병기 세부 분류가 나와 있다. 사이트 주소는 다음과 같다. https://www.cancer.go.kr/lay1/program/S1T211C215/cancer/view.do?cancer_seq=5237&menu_seq=5250
6. The National Lung Screening Trial Research Team, "Reduced Lung-Cancer Mortality with Low-Dose Computed Tomographic Screening", *The New England Journal of Medicine*, 365, 395-409(2011).
7. 〈메디칼월드뉴스〉, "담배소송… 흡연과 폐암의 인관관계 공방," 2015년 1월 17일, https://www.medicalworldnews.co.kr/m/view.php?idx=1421493612
8. 흡연과 폐암의 '인과관계'를 언급한 미국 연구들이 있다. Jerome Cornfield, William Haenszel, E. Cuyler Hammond, Abraham M. Lilienfeld, Michael B. Shimkin, Ernst

L. Wynder, "Smoking and lung cancer: recent evidence and a discussion of some questions", *Journal of National Cancer Institute*, 22(1), 173-203(1959). 논문 앞에 나오는 요약 내용은 다음과 같다. "이 보고서는 흡연과 폐암의 관계에 대한 최근의 역학과 실험 결과를 검토하고 흡연, 특히 담배가 기관지 유발성 암종의 증가에 인과관계가 있다는 결론에 대한 몇 가지 비판에 대해 논의한다. 궐련형 흡연자들 사이에서 과도한 폐암 위험의 규모는 너무나 커서 그 결과가 다른 물질이나 특성과 담배 흡연의 간접적인 연관성에서 비롯된 것으로 해석될 수 없는데, 그 이유는 이 가설적인 물질이 적어도 담배 사용만큼 폐암과 강하게 연관되어 있어야 하기 때문이다. 그러한 물질이 발견되거나 제안되지 않았다. 모든 역학적, 실험적 증거의 일관성은 흡연과 인과관계가 있다는 결론을 지지하는 반면, 증거를 다른 가설과 조화시키는 데는 심각한 불일치가 있다. 의심할 여지없이 더 많은 연구가 필요한 분야이며, 물론 모든 폐암의 원인이 한 가지로 설명되는 것은 아니다. 그러나 이미 입수할 수 있는 정보는 공중 보건 조치를 계획하고 활성화하는 데 충분하다."

9. 칠곡경북대병원 내분비대사내과 김민지 교수를 인터뷰한 기사는 다음 웹사이트에서 볼 수 있다. https://www.themedical.kr/news/articleView.html?idxno=1943

2장 · 대장암: 올림픽 때마다 대장내시경과 친해지기

1. Swati G Patel et al., "The rising tide of early-onset colorectal cancer: a comprehensive review of epidemiology, clinical features, biology, risk factors, prevention, and early detection", *Lancet Gastroenterol & Hepatology*, 7(3): 262-274, March 2022.

2. 김선영 기자, "2040 대장암 발생률 한국이 1위", 〈중앙일보〉, 2023년 9월 16일 자, https://www.joongang.co.kr/article/25192931#home

3. Shin A, Jung KW, Jeong SY., "Right Then, Wrong Now: Early-Onset Colorectal Cancer in Korea", *Cancer Research and Treatment*. 55(3): 1058-1060, 2023.

4. 장간막(腸間膜, mesentery)은 배를 감싸고 있는 복막에 붙어 있다. 소장과 대장은 장간막에 의해 고정되어 있다. 장간막은 인간이 발견한 가장 최근의 장기다. 아일랜드의 캘빈 코핀 그룹은 학술지 〈란셋 위장병학·간장학(The Lancet Gastroenterology & Hepatology)〉에 2016년에는 별도의 '장기'로 분류한 바 있다. 가장 늦게 발견된 장기다.

5. 미국 FDA는 2023년 11월에 프루킨티닙(제품명 프루자클라)을, 2024년 여름에는 아

다그라십을 승인했다. 프루킨티닙은 암이 영양분을 조달하기 위해 새로운 혈관을 만드는 걸 방해하는 표적치료제(혈관신생인자 수용체 억제제)다. 아다그라십은 종양유발유전자인 K-RAS 변이를 겨냥하는 표적치료제다.

6. 대한위대장내시경학회 웹사이트에 대장암 병기 구분에 관한 설명이 나와 있다. 일반인을 위한 병기 설명이다. https://giendo.or.kr/LDP1/occ/09.asp

7. 서울대병원에는 완화의료임상윤리센터가 있다. 전에는 호스피스센터라고 했다. 중증질환을 앓고 있는 환자 가족의 고통을 완화하고, 의미 있고 존엄한 삶을 누리도록 돕는다.

8. 나는 수술보조로봇의 도움을 받아 위절제술을 하는 장면을 취재한 적이 있다. 관련 내용은 다음 온라인 기사를 보기 바란다. https://www.themedical.kr/news/articleView.html?idxno=1636

3장 · 위암: 헬리코박터 제균 치료, 위암 발병률을 낮춘다

1. 정현수 교수 말을 듣고 확인하니, 대장에서는 용종을 찾아내는 인공지능이 이미 진료 현장에 투입되어 있다. 닥터앤서와 같은 인공지능이 그중 하나다.

2. 2022년에는 21판이 나왔고, 한글판은 영어책 19판이 번역되어 있다.

3. 노벨재단 엮음, 유영숙 외 옮김, 《당신에게 노벨상을 수여합니다: 노벨생리의학상 1901-2023》(바다출판사, 2024), 598쪽.

4. 강북삼성병원 가정의학과 강재헌 교수가 2024년 2월 4일에 〈한국일보〉에 쓴 글에 관련 내용이 있다. '바이러스가 암을 일으킨다… 전체 암 발생 원인의 10% 넘어'. https://www.hankookilbo.com/News/Read/A2024020409350004026

4장 · 유방암: 발병률은 높지만 충분히 관리 가능한 질환

1. https://acsjournals.onlinelibrary.wiley.com/doi/10.3322/caac.21834

2. 연령 표준화 사망률은 나이 특성과 같은 인구 구조가 다른 집단 간의 사망률을 비교하기 위해 연령 구조가 사망률에 미치는 영향을 제거한 사망률이다. 인구 특성의 영향을 제거하기 위해 OECD 표준 인구 구조로 표준화하고, 이에 근거해서 사망률을 얻어낸다. 연령 표준화 사망률의 단위는 '인구 10만 명당 ○○○명'이다. 한국인의 암 사망률

은 인구 10만 명당 151.8명(2021년 OECD 건강 통계)으로 OECD 회원국가 중에서 5번째로 낮다. 유방암 연령표준화 사망률은 10만 명당 6.4명이다.

3. 난소암은 상피성과 비상피성으로 나눠볼 수 있고, 상피성 난소암이 이 중 90%에 이른다. 상피성 난소암은 난소 표면의 상피세포에서 발생한다.

4. C-erbB-2라는 이름에 이 유전자의 정보가 다 들어 있다. 'C'는 Cellular(세포의)에서 왔고, 정상 세포에 들어 있는 유전자임을 가리킨다. 이 유전자는 정상적인 세포의 성장과 분화, 신호전달, 대사 조절을 위한 물질을 생산한다. 'C'와 대조되는 건 'V'인데, 'V'는 이 유전자의 출처가 바이러스(virus)임을 뜻한다. 예컨대 V-erbB 유전자는 바이러스가 갖고 있는 종양 유전자다. C 다음에 있는 용어 erbB는 무엇인가? erbB는 사람이 갖고 있는 유전자 패밀리를 지칭한다. 가족 구성원은 erbB1, erbB2, erbB3, erbB4인데, 이 중 erbB2가 바로 HER2다. 위에서는 그걸 erbB-2라고 표현했다. 다시 말하면 이걸 갖고 있으면 HER2 유방암에 걸렸을 가능성이 높다는 얘기가 된다.

5장 · 전립선암: 전립선암 수술에 최적화한 로봇 수술

1. 아연 수송 단백질에 대한 자세한 설명이 궁금하면 영어 위키피디아 백과사전에서 볼 수 있다. https://en.wikipedia.org/wiki/Zinc_transporter_ZIP1

2. GnRH 대신에 LHRH라고 하기도 한다. 두 호르몬은 같은 호르몬이다. 역사적인 배경과 기능적인 차이를 강조하기 위해 여전히 LHRH라는 표현을 쓰기도 한다. GnRH는 성선자극 호르몬 2가지(황체형성 호르몬 LH, 난포자극 호르몬 FSH) 모두를 뇌하수체가 방출하도록 자극함을 뜻한다. 반면에 LHRH는 황체형성 호르몬 방출을 자극하는 기능에 초점을 맞춘 이름이다. 시상하부에서 나온 이 호르몬이 황체형성 호르몬을 방출한다는 것이 먼저 밝혀졌고, 이로 인해 LHRH라는 이름으로 먼저 알려졌다. 이후 난포자극 호르몬 방출도 자극한다는 게 확인되어, GnRH라는 이름으로 불리고 있다.

3. 프랑스 마르세이유의 면역학자 피에르 골스타인(Pierre Golstein) 그룹이 1987년 CTLA를 발견했다고 학술지 〈네이처〉에 보고했다. https://www.nature.com/articles/328267a0

6장 · 간암: 간에 좋다는 알부민 주사, 의사 상의 없이 맞아도 될까?

1. 질병관리청 공식학술지 '주간 건강과 질병'에 글이 나왔다. 제목은 "우리나라 rs671(ALDH2) 유전자형 분포와 유전자형별 알코올 영향연구"다. 웹사이트를 검색하면 볼 수 있다. https://www.phwr.org/journal/view.html?pn=vol&uid=533&vmd=Full

2. Mara H. O'Brien et al., "Estrogen Receptor-α Suppresses Liver Carcinogenesis and Establishes Sex-Specific Gene Expression", Cancers(Basel), 13(10): 2355 May 2021.

3. Lian Shi et al., "Role of estrogen in hepatocellular carcinoma: is inflammation the key?", Journal of Translational Medicine, 12, 93(2014).

4. 국가암정보센터가 제공하는 '내가 알고 싶은 암' 페이지에 나와 있는 정보다. https://www.cancer.go.kr/lay1/program/S1T211C223/cancer/view.do?cancer_seq=3317&menu_seq=3324

5. 국립장기조직혈액관리원, "2021년도 장기 등 이식 및 인체 조직 기증 통계연보" 자료.

7장 · 췌담도암: 두려운 암이지만, 수술로 완치 가능성을 높인다

1. Jin-Young Jang et al, "A prospective randomized controlled study comparing outcomes of standard resection and extended resection, including dissection of the nerve plexus and various lymph nodes, in patients with pancreatic head cancer", Annals of Surgery, 259(4): 656-664, 2014.

2. 췌관세포 옆에 있는 선방세포가 암이 되기도 한다. 이를 선방세포암(acinar cell carcinoma)이라고 한다. 선방세포에 K-RAS 유전자 돌연변이가 생기고 췌관세포로 바뀌면 췌장암으로 발전한다. 선방세포암은 드물다.

9장 갑상선암: 갑상선암, 왜 생존율이 101%일까?

1. 산업 자원부 기술 표준원이 그동안 '일본어식, 독일어식'으로 써온 화학 용어 434개를 국제 기준에 맞게 바꾸면서 요오드에서 아이오딘으로 표기가 바뀌었다.

1. 앤소니 파우치 외, 대한내과학회 해리슨내과학 편집위원회 옮김,《해리슨 내과학》19 판(도서출판 MIP, 2017년), 1076쪽.
2. 미만성 거대B세포 림프종은 비호지킨 림프종에 속한다. B세포 림프종은 암세포 모양에 따라 비(非)호지킨 림프종과 호지킨 림프종으로 구분하는데, 비호지킨 림프종이 호지킨 림프종보다 압도적으로 많다. 호지킨 림프종은 올빼미 눈을 닮은 암세포(R-S세포)를 갖고 있다. 호지킨은 이 종양을 1832년에 발견한 영국인 토머스 호지킨(Thomas Hodgkin) 이름에서 따왔다.
3. 헬리코박터균은 위에서 발생하는 림프종(위말트 림프종, Gastric MALT lymphoma)의 주요 원인이라고 알려져 있다.
4. 이름에서 '-투주맙(-tuzumab)'은 표적 항체를 뜻하고, '베도틴'은 암세포를 죽이는 독성 물질을 의미한다. 두 요소가 결합해 암세포만을 정확히 공격한다.
5. 티닙(-tinib)으로 끝나는 약물은 대개 '인산화효소 억제제(tyrosine kinase inhibitor)'다. 세포의 성장 신호를 차단해 암세포의 증식을 막는다.
6. 림프종과 림프구성 백혈병의 차이는 무엇인가를 알아보기 위해 데이너-파버 암 연구소 웹사이트 자료를 확인했다. 문준호 경북대병원 교수를 취재할 때는 이 점을 물어보지 못했다. 내가 쏟아지는 낯선 정보에 파묻혀 허덕였기 때문이다. https://blog.dana-farber.org/insight/2015/10/whats-the-difference-between-lymphoma-and-lymphocytic-leukemia
7. 예를 들면, B세포 계열의 급성 림프구성 백혈병에서는 CD10, CD19, CD21, CD22가 흔히 나타나며, T세포 계열에서는 CD3, CD5, CD7이 많다.

암, 의사에게 자세히 묻다

초판 1쇄 인쇄 2025년 2월 13일
초판 1쇄 발행 2025년 2월 20일

지은이 최준석

펴낸이 오세인 | **펴낸곳** 세종서적(주)

주간 정소연
편집 최정미 | **표지디자인** this_cover | **본문디자인** 김진희
마케팅 조소영 | **경영지원** 홍성우
인쇄 천광인쇄 | **종이** 화인페이퍼

출판등록 1992년 3월 4일 제4-172호
주소　　서울시 광진구 천호대로132길 15, 세종 SMS 빌딩 3층
전화　　(02)775-7012 | 마케팅 (02)775-7011 | 팩스 (02)319-9014

홈페이지 www.sejongbooks.co.kr | 네이버 포스트 post.naver.com/sejongbooks
페이스북 www.facebook.com/sejongbooks | 원고 모집 sejong.edit@gmail.com

ISBN 978-89-8407-860-4　03510